CETTE LUMIÈRE EN NOUS

DE LA MÊME AUTRICE

Devenir, Fayard, 2018 ; Le Livre de Poche, 2020.

CETTE LUMIÈRE EN NOUS

S'ACCOMPLIR EN DES TEMPS INCERTAINS

MICHELLE OBAMA

Traduit de l'anglais (États-Unis)
par Karine Lalechère et Julie Sibony

Flammarion

Cette lumière en nous est une œuvre de non-fiction.
Les noms et les détails concernant certaines personnes mentionnées
dans cet ouvrage ont été modifiés afin de respecter leur vie privée.

Titre original : *The Light We Carry*

Éditeur original : Crown, marque de Random House,
une division de Penguin Random House LLC, New York.

Cette traduction est publiée en accord avec Crown, marque de Random House,
une division de Penguin Random House LLC, New York.

© Michelle Obama, 2022
Tous droits réservés.

L'éditeur tient à remercier pour leur autorisation
de reproduire des textes publiés auparavant :

Brooks Permissions : extrait de « Paul Robeson » de Gwendolyn Brooks.
Reproduit avec l'autorisation de Brooks Permissions.

The Permissions Company, LLC, pour le compte de Copper Canyon Press :
extrait de « A House Called Tomorrow », tiré de *Not Go Away Is My Name*
d'Alberto Ríos. © Alberto Ríos, 2018, 2020. Reproduit avec l'autorisation
de The Permissions Company, LLC, pour le compte de Copper Canyon Press,
coppercanyonpress.org. Tous droits réservés.

Writers House LLC : extrait de *The Hill We Climb* d'Amanda Gorman,
© Amanda Gorman, 2021. Reproduit avec l'autorisation de l'autrice.
Pour la traduction française : *La colline que nous gravissons*,
traduit par Lous and the Yakuza. © Amanda Gorman, 2021 ;
© Librairie Arthème Fayard, 2021, pour la traduction française.

Les crédits photographiques se trouvent page 345.

Pour la traduction française :
© Flammarion, 2022

ISBN : 978-2-0804-1564-6

*À tous ceux qui se servent de leur lumière
pour faire en sorte que d'autres se sentent vus*

Je dédie ce livre à ma mère et à mon père, Marian et Fraser, qui m'ont inculqué les valeurs sur lesquelles je m'appuie depuis longtemps pour m'orienter dans le monde. Leur sagesse frappée au coin du bon sens faisait de notre foyer un espace où je me suis sentie regardée et entendue, où j'ai pu m'exercer à prendre mes propres décisions, et devenir le genre de personne que je voulais être. Ils ont toujours été là pour moi, et leur amour inconditionnel m'a appris, très tôt dans la vie, que j'avais une voix. Je leur suis infiniment reconnaissante d'avoir allumé cette lumière en moi.

Pour un fauteur de troubles parmi tes ascendants,
Cent n'en étaient pas :

Ce ne sont pas les méchants qui gagnent – pas à la fin,
Aussi braillards soient-ils.

Nous ne serions tout simplement pas là
Sinon.

Tu es, foncièrement, une somme de bonté.
Sachant cela, tu n'avances jamais seul.

Tu es le scoop du siècle.
Tu es la bonne nouvelle qui résulte

De tout ce qui précède, même si, bien des jours,
Tu penses le contraire[1].

>   ALBERTO RÍOS,
>   « A HOUSE CALLED TOMORROW »
>   (« UNE MAISON NOMMÉE DEMAIN »)

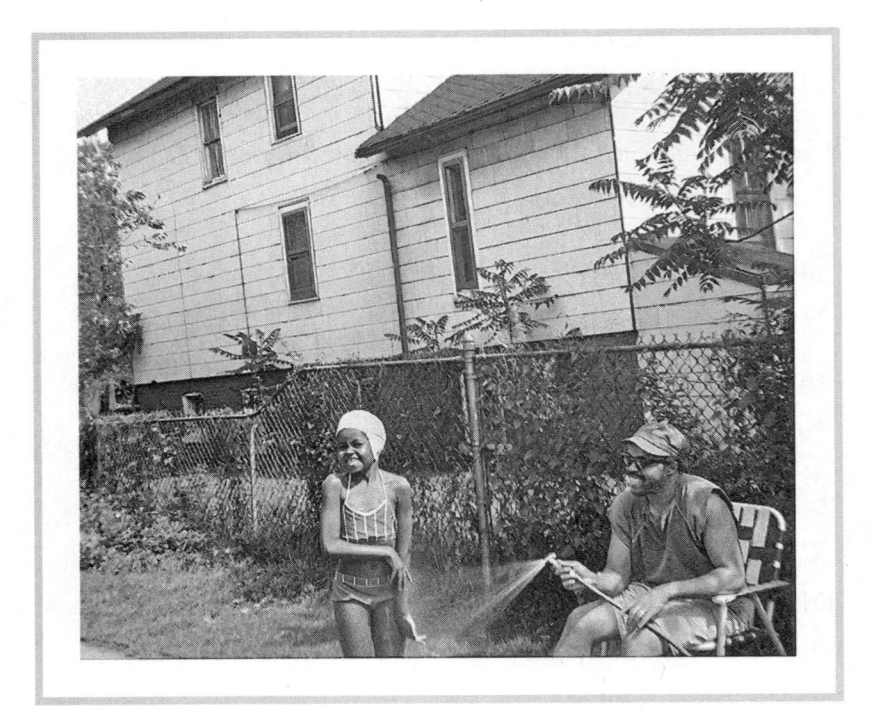

Mon père m'aide à me rafraîchir lors d'un été caniculaire dans le South Side.

INTRODUCTION

À UN MOMENT, dans mon enfance, mon père s'est mis à marcher avec une canne pour assurer son équilibre. Je ne me souviens pas précisément de quand elle est apparue dans notre appartement du South Side de Chicago – je devais avoir 4 ou 5 ans –, mais tout à coup elle était là, fine et solide, faite dans un bois foncé poli. Cette canne était une première concession à la sclérose en plaques dont souffrait mon père et qui le faisait fortement boiter de la jambe gauche. Lentement, sans bruit, et sans doute bien avant son diagnostic, cette maladie avait commencé à lui miner le corps, s'attaquant à son système nerveux central et affaiblissant ses jambes dans toutes ses tâches quotidiennes, qu'il s'agisse de travailler à la station d'épuration des eaux municipale, de gérer le foyer avec ma mère ou d'essayer d'élever dignement ses enfants.

La canne aidait mon père à monter l'escalier jusqu'à notre appartement ou à descendre la rue. Le soir, il la posait contre l'accoudoir de son fauteuil et semblait l'oublier le temps de regarder une émission de sport à la télé, d'écouter du jazz sur la chaîne hi-fi ou que je m'asseye sur ses genoux pour lui raconter comment s'était passée ma journée à l'école. J'étais fascinée par son pommeau incurvé, l'embout en caoutchouc noir à son autre extrémité, le son creux qu'elle faisait quand elle tombait par terre. Parfois, j'essayais de m'en servir ; je clopinais dans le salon en imitant les mouvements de mon père, comme pour me mettre à sa place. Mais j'étais trop petite, et la canne trop grande, si bien que je finissais plutôt par en faire un accessoire de jeu pour mes différents personnages imaginaires.

Au sein de ma famille, cette canne ne signifiait rien de particulier. C'était juste un outil, au même titre que la spatule de ma mère dans la cuisine, ou que le marteau de mon grand-père chaque fois qu'il venait chez nous réparer une étagère ou une tringle à rideaux. Un objet utilitaire, bienveillant, un objet sur lequel s'appuyer quand nécessaire.

Nous ne voulions pas voir que l'état de mon père se dégradait peu à peu, que son corps se retournait silencieusement contre lui. Papa le savait. Maman le savait. Mon grand frère Craig et moi n'étions que des enfants à l'époque, mais les enfants ne sont pas idiots, de sorte que, même si notre père continuait à jouer à la balle avec nous dans le jardin et à assister à nos récitals de piano et autres matchs de base-ball, nous le savions aussi. Nous commencions à comprendre que sa maladie faisait de nous une famille plus vulnérable, moins protégée que les autres. En cas d'urgence, il aurait plus de mal à bondir pour nous sauver d'un incendie ou nous défendre contre un intrus. Nous apprenions que nous n'étions pas entièrement maîtres de notre propre vie.

Et puis, de temps en temps, il arrivait que mon père soit trahi par sa canne. Il calculait mal son pas ou se prenait le pied dans un pli du tapis, et soudain il trébuchait et tombait. Alors, en un instant, comme un arrêt sur image en pleine chute, tout ce que nous espérions ne pas voir nous sautait à la figure : sa vulnérabilité, notre impuissance, les temps incertains et de plus en plus difficiles qui nous attendaient.

Le bruit que fait un homme adulte en heurtant le sol est tonitruant ; c'est un bruit qui ne s'oublie pas. Il secouait notre petit appartement tel un tremblement de terre, et nous précipitait au secours de notre père.

« Fraser, fais attention ! » s'exclamait ma mère, avec l'illusion que ses mots pouvaient empêcher rétroactivement ce qui était déjà arrivé. Craig et moi faisions levier de tout notre poids d'enfants pour aider notre père à se relever, puis nous empressions de ramasser sa canne et ses lunettes là où elles avaient atterri, comme si notre rapidité à le remettre sur pied avait le pouvoir d'effacer le souvenir de sa chute ; comme si nous avions le pouvoir d'arranger quoi que ce soit. Ces incidents suscitaient chez moi de l'inquiétude et de la peur à l'idée de tout ce que nous risquions de perdre, et de la soudaineté avec laquelle ça pouvait arriver.

En général, mon père se contentait d'en rire, minimisant ainsi la gravité de l'événement, nous faisant comprendre que nous avions le droit de sourire ou de plaisanter. Il y avait comme un pacte tacite entre nous : il ne fallait pas s'appesantir sur ces moments. Sous notre toit, le rire était un autre outil fréquemment sollicité.

Maintenant que je suis adulte, voilà ce que je sais de la sclérose en plaques : c'est une maladie qui touche des millions de gens à travers le monde, en piégeant leur système immunitaire de telle façon qu'il se met à les attaquer de l'intérieur, prenant ses alliés pour des ennemis, lui-même pour un intrus. Elle perturbe le système nerveux central, érodant la gaine protectrice autour des fibres nerveuses qu'on appelle les axones, qu'elle laisse dangereusement exposés.

Si la sclérose en plaques faisait souffrir mon père, il n'en parlait jamais. Si les vexations liées à son handicap affectaient son moral, il le montrait rarement. Je ne sais pas s'il lui est arrivé de tomber quand nous n'étions pas là – à la station d'épuration ou en revenant de chez le coiffeur –, mais il serait raisonnable de le penser, au moins quelques fois. Pourtant, les années passaient. Mon père allait au travail, rentrait à la maison, toujours avec le sourire. Peut-être était-ce une forme de déni. Ou peut-être simplement une règle qu'il s'imposait. *Tu tombes, tu te relèves, tu continues.*

Je me rends compte à présent que le handicap de mon père m'a donné très tôt une précieuse leçon sur ce que ça fait d'être différent, de traverser le monde marqué par quelque chose qu'on ne maîtrise pas vraiment. Même si nous y pensions le moins possible, cette différence était toujours présente. Ma famille en portait le poids. On s'inquiétait de choses dont les autres familles n'avaient pas à se soucier. On faisait preuve d'une vigilance dont elles paraissaient pouvoir se passer. Quand on sortait, on évaluait discrètement les obstacles, calculant l'énergie qu'il faudrait à mon père pour traverser un parking ou circuler dans les gradins lors des matchs de basket de Craig. On mesurait les distances et les hauteurs différemment. Comme on voyait différemment les escaliers, les rues verglacées et les trottoirs un peu trop élevés. On jugeait les parcs et les musées au nombre de bancs qu'ils possédaient, d'endroits où un corps fatigué pouvait se reposer. Partout où on allait, on soupesait les risques et on cherchait des petits arrangements pour mon père. On comptait les pas.

Et quand un outil ne fonctionnait plus, son efficacité mise à mal par les progrès de la maladie, on en trouvait un autre, la canne remplacée par une paire de béquilles, les béquilles à leur tour par un scooter électrique adapté et un van spécialement équipé de toutes sortes de leviers et vérins hydrauliques pour compenser ce que son corps n'arrivait plus à faire.

Mon père aimait-il tous ces accessoires et appareils, pensait-il qu'ils résolvaient ses problèmes ? Bien sûr que non. Mais en avait-il besoin ? Absolument. C'est à ça que servent les outils. Ils nous aident à rester debout, à garder l'équilibre, à mieux cohabiter avec l'incertitude. Ils nous aident à gérer les fluctuations de la vie, à nous en sortir quand on a l'impression de perdre le contrôle. Et ils nous aident à continuer à aller de l'avant, même quand on éprouve une gêne, même quand nos fibres sont exposées.

J'ai beaucoup réfléchi à ces questions. À ce qu'on porte sur nos épaules, à ce qui nous maintient debout face à l'incertitude, à la façon dont on peut identifier nos outils et prendre appui dessus, surtout en période de chaos. Et j'ai aussi réfléchi à ce que veut dire la différence. Je suis frappée de voir combien nous sommes à lutter avec ce sentiment d'être différent et, plus généralement, par la place centrale que nos perceptions de la différence continuent d'occuper dans nos débats sur le type de monde dans lequel on veut vivre, le type de gens en qui on a confiance, ceux qu'on glorifie et ceux qu'on abandonne en route.

Ce sont des questions compliquées, bien sûr, avec des réponses compliquées. Et il y a maintes façons de définir ce que signifie « être différent ». Mais une chose mérite d'être dite au nom de tous ceux qui partagent ce sentiment : il n'est pas facile de trouver son chemin dans un monde semé d'obstacles que les autres ne voient pas. Quand vous êtes différent, vous pouvez avoir l'impression de devoir vous orienter avec une carte et des contraintes de navigation distinctes de celles des autres. Voire sans carte du tout. Et votre différence vous précède souvent quand vous arrivez quelque part ; les gens la voient avant de vous voir, vous. Ce qui vous met presque automatiquement au défi de vous surpasser pour faire mentir ces préjugés. Défi épuisant, par définition.

En conséquence – pour une question de survie, en fait –, vous apprenez la vigilance, comme ma famille a dû le faire. Vous vous arrangez pour ménager votre énergie, vous comptez vos pas. Ce qui aboutit à un paradoxe intrinsèque et vertigineux : être différent contraint à la prudence, en même temps que cela exige de l'audace.

VOILÀ PRÉCISÉMENT quel est mon état d'esprit au moment de commencer à travailler sur ce nouveau livre, animée par un sentiment à la fois de prudence et d'audace. Quand j'ai publié *Devenir* en 2018, j'ai été surprise – abasourdie, pour être honnête – par l'accueil reçu. J'y avais mis énormément de moi-même, comme une manière de faire le bilan non seulement de mes années en tant que première dame des États-Unis, mais de ma vie en général. Je partageais dans ce livre les moments joyeux et glamour, mais aussi les épreuves que j'avais traversées – la mort de mon père quand j'avais 27 ans, la perte de ma meilleure amie de fac, les difficultés que Barack et moi avions rencontrées pour concevoir un enfant. Je revisitais certaines expériences déstabilisantes vécues dans ma jeunesse du fait de ma couleur de peau. J'évoquais en toute franchise ma tristesse de quitter la Maison-Blanche – un foyer auquel nous avions fini par nous attacher – et de devoir laisser les fruits du travail acharné de mon mari aux mains d'un successeur insensible et irresponsable.

Exprimer tout cela publiquement m'apparaissait certes un peu risqué, mais c'était aussi un soulagement. Pendant les huit années où j'avais été première dame, j'étais restée attentive et prudente, profondément consciente que les yeux du pays entier étaient braqués sur Barack, nos deux filles et moi, et que, en tant qu'occupants noirs d'une maison historiquement blanche, nous n'aurions pas droit au moindre faux pas. Je devais m'assurer d'utiliser ma tribune pour faire bouger les choses dans le bon sens, que les sujets sur lesquels je travaillais soient correctement mis en œuvre, et qu'ils s'accordent avec le programme présidentiel. Je devais protéger nos enfants et les aider à vivre avec un semblant de normalité, et soutenir Barack alors qu'il paraissait parfois porter le poids du monde sur ses épaules. Je prenais chacune de mes décisions avec un soin extrême, soupesant le moindre risque, évaluant tous les obstacles, faisant mon maximum pour que nos filles et nous ayons une chance d'évoluer comme de vraies personnes, et pas juste des symboles de ce que les gens adoraient ou détestaient dans notre pays. La tension était réelle et permanente, mais elle ne m'était pas étrangère. Une fois de plus, je comptais les pas.

En écrivant *Devenir*, j'ai eu le sentiment d'arrêter enfin de retenir mon souffle. C'était le début d'une nouvelle phase de ma vie, même si je n'avais aucune idée de ce en quoi elle consisterait. C'était aussi le premier projet qui m'appartenait en propre, sans être lié à Barack, à son gouvernement, à nos filles ou à quelque aspect de ma carrière antérieure. J'ai adoré cette indépendance, mais j'ai aussi eu l'impression de m'aventurer seule en territoire inconnu, et je me suis sentie vulnérable comme jamais. Un soir, juste avant la sortie du livre, dans le logement où nous avions emménagé à Washington après avoir quitté la Maison-Blanche, j'ai eu une insomnie en songeant que cette histoire si personnelle, racontée à cœur ouvert, allait bientôt se retrouver sur les rayonnages des librairies et des bibliothèques, traduite dans des dizaines de langues, disséquée par les critiques aux quatre coins du monde. Le lendemain matin, je devais m'envoler pour Chicago et donner ainsi le coup d'envoi d'une tournée internationale d'environ un an qui allait me conduire dans trente et une villes différentes, où je prendrais la parole dans des salles dont la jauge pouvait aller jusqu'à vingt mille personnes. Les yeux rivés sur le plafond, je sentais l'angoisse monter en moi comme une vague, les doutes tourner en boucle dans ma tête. *Est-ce que j'en ai trop dit ? Est-ce que je vais y arriver ? Ou tout faire capoter ? Et ensuite ?*

Il y avait derrière ces interrogations quelque chose de plus profond, de plus primitif, de plus enraciné et d'absolument terrorisant, la question fondamentale sur laquelle reposent tous les autres doutes, cinq mots qui hantent infailliblement même les gens les plus puissants et les plus accomplis que je connaisse, cinq mots qui m'ont poursuivie depuis ma jeunesse dans le South Side de Chicago : *Suis-je à la hauteur ?*

À cet instant, je n'avais pas d'autre réponse que : *Je n'en sais rien.*

C'EST BARACK QUI A FINI par me ramener à la raison. Dans tous mes états, incapable de trouver le sommeil, je suis descendue au rez-de-chaussée, où il était en train de travailler à la lueur de sa lampe de bureau. Il m'a patiemment écoutée lui déverser en long et en large les doutes qui me tenaillaient, lui détailler par le menu chacun des écueils possibles et imaginables. Comme moi, Barack n'avait pas encore eu tout le loisir de se repencher sur le voyage qui avait mené notre famille jusqu'à la Maison-Blanche, ni sur les huit années passées là-bas. Comme moi, il avait ses doutes et ses inquiétudes, ses craintes – bien qu'occasionnelles et irrationnelles – de n'être peut-être pas à la hauteur. Personne ne me comprenait mieux que lui.

Une fois que j'ai eu terminé de décliner la liste exhaustive de mes peurs, il m'a simplement rassurée en me disant que le livre était formidable, et moi aussi. Il m'a rappelé que l'anxiété faisait partie intégrante de tout nouveau projet d'envergure. Puis il m'a prise dans ses bras et a posé son front contre le mien. C'était tout ce dont j'avais besoin.

Je me suis levée le lendemain et je suis partie sur les routes présenter *Devenir*. Et ce fut le début de ce qui allait se révéler une des périodes les plus heureuses et les plus épanouissantes de mon existence. Le livre a reçu d'excellentes critiques et, à ma grande surprise, a atteint des records de ventes dans le monde entier. Au fil de la tournée, j'ai pu me réserver du temps pour rencontrer de petits groupes de lectrices et de lecteurs dans des centres socioculturels, des bibliothèques ou des églises. Découvrir tous les points de convergence entre leurs histoires et la mienne fut l'un des aspects les plus enrichissants de cette aventure. Le soir, c'étaient par dizaines de milliers que les spectateurs se pressaient dans les salles. L'énergie était chaque fois électrique : la musique à fond, les gens qui dansaient dans les gradins, faisaient des selfies et se prenaient dans les bras en attendant que j'entre sur scène. Chaque fois, au cours d'une conversation d'une heure et demie avec un modérateur, je me livrais sans fard. Je n'occultais rien, car je me sentais à l'aise avec l'histoire que j'avais à offrir, acceptée telle que j'étais, telle que les expériences que j'avais vécues m'avaient construite, et j'espérais ainsi aider d'autres gens à se sentir eux-mêmes mieux acceptés.

C'était sympa. C'était joyeux. Mais aussi plus que ça.

Quand je parcourais le public des yeux, je voyais quelque chose qui me confirmait ce que je savais être vrai de mon pays et du monde en général. Je voyais une foule bigarrée, pleine de différences, et qui n'en était que plus belle. Ces salles étaient des endroits où la diversité était reconnue et célébrée comme une force. Je voyais des personnes de tous les âges, de toutes les couleurs de peau, de tous les sexes, de toutes les origines ethniques, de toutes les identités, de tous les looks vestimentaires possibles ; des gens qui riaient, applaudissaient, pleuraient, partageaient. Je pense sincèrement que beaucoup d'entre eux étaient là pour des raisons qui allaient bien au-delà de ma personne ou de mon livre.

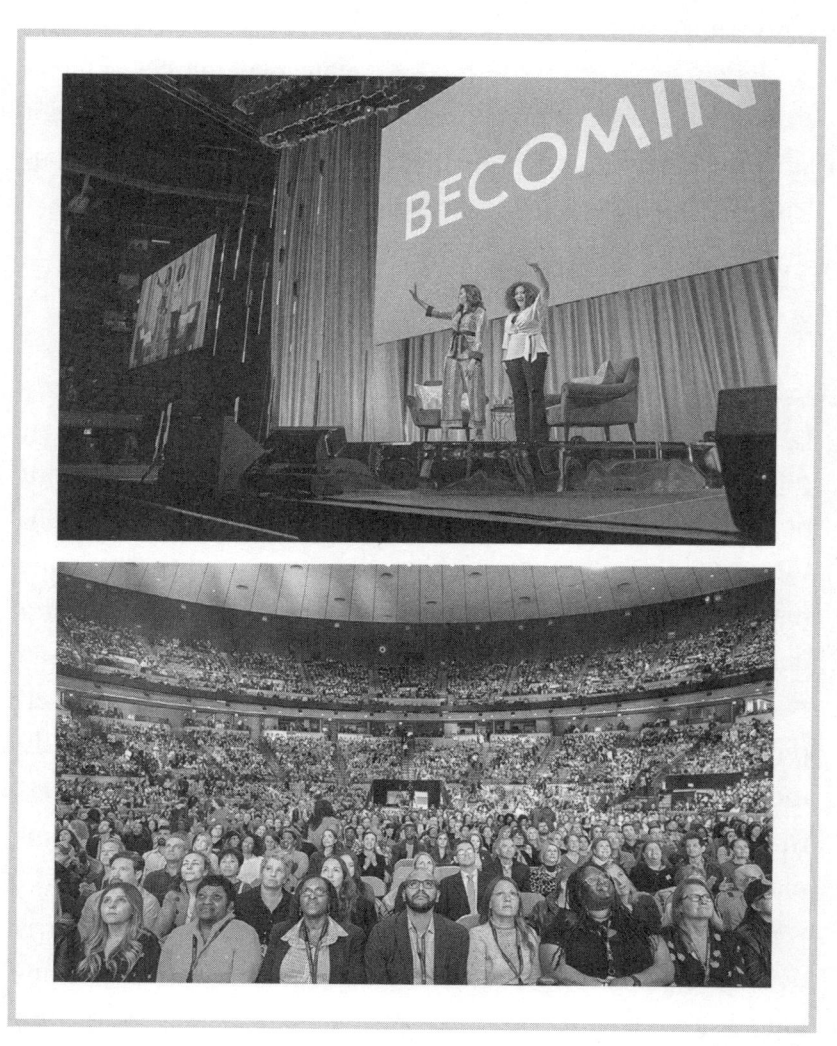

La tournée promotionnelle de *Devenir* a été l'une des expériences les plus marquantes de ma vie.

J'avais l'intuition qu'ils étaient venus, au moins en partie, pour se sentir moins seuls face au monde, pour retrouver un sentiment d'appartenance perdu. Leur présence – l'énergie, la chaleur et la diversité qui se dégageaient de ces salles – contribuait à raconter une certaine histoire. Ces gens étaient là, il me semble, parce que c'était bon – c'était même fabuleux – de mêler nos différences dans le collectif.

JE DOUTE QUE QUICONQUE, à l'époque, ait pu anticiper le bouleversement qui était sur le point de se produire. Qui aurait pu prévoir que le type même d'expérience collective dont nous nous réjouissions lors de ces événements serait bientôt en voie de disparition ? Qui se doutait qu'une pandémie mondiale nous obligerait du jour au lendemain à renoncer à des choses aussi simples qu'une embrassade, un sourire non masqué ou une interaction spontanée avec des inconnus, et, pire encore, qu'elle inaugurerait dans toutes les régions du monde une longue période de souffrance, de deuil et d'incertitude ? Et, si on l'avait su, aurait-on fait les choses différemment ? Je n'en ai aucune idée.

Ce que je sais, en revanche, c'est que nous sommes ressortis de cette épreuve chancelants et déstabilisés. Elle a rendu davantage de gens parmi nous prudents, vigilants, isolés. Beaucoup ont découvert pour la première fois ce que des millions et des millions d'autres éprouvaient au quotidien depuis toujours, à savoir une impression de déséquilibre, de perte de contrôle et de profonde inquiétude quant à l'avenir. Au cours des deux dernières années, nous avons connu des périodes d'isolement sans précédent, des deuils incommensurables et un sentiment général d'incertitude extrêmement difficile à vivre.

Si la pandémie est venue bousculer sans ménagement nos habitudes, elle a aussi laissé intacts d'autres maux plus anciens, plus profondément enracinés. Nous avons vu des hommes noirs non armés continuer à se faire tuer par la police – alors qu'ils sortaient d'une supérette, qu'ils allaient chez le coiffeur, ou au cours d'un contrôle routier de routine. Nous avons vu d'abjects crimes haineux commis contre des Américains d'origine asiatique et des membres de la communauté LGBTQ+. Nous avons vu l'intolérance et le sectarisme se banaliser, et des autocrates assoiffés de pouvoir renforcer leur emprise sur le monde. Aux États-Unis, nous avons vu un président en exercice regarder, les bras croisés, la police asperger de gaz lacrymogène des milliers de gens venus manifester pacifiquement devant la Maison-Blanche, simplement pour réclamer moins de haine et davantage de justice. Et, après que les Américains se furent mobilisés en masse pour exprimer nettement, par un vote régulier, leur refus d'accorder un second mandat à ce président, nous avons vu une foule d'émeutiers en colère prendre d'assaut le bâtiment le plus sacré de notre démocratie, étrangement persuadés de pouvoir « rendre sa grandeur » à notre pays en enfonçant des portes et en urinant sur la moquette du bureau de Nancy Pelosi.

Ai-je éprouvé de la colère ? Oui.

Et même du découragement ? Parfois aussi, oui.

Suis-je ébranlée chaque fois que je vois la rage et le fanatisme se camoufler derrière un slogan populiste sur la « grandeur » de l'Amérique ? Oui, et pas qu'un peu.

Mais suis-je seule dans mon cas ? Non, heureusement. Presque tous les jours, j'entends parler de gens, un peu partout, qui essaient de slalomer entre ces obstacles, qui jaugent leurs forces, qui s'appuient sur leurs proches et font de leur mieux pour vivre avec audace dans le monde tel qu'il est. Je discute souvent avec des personnes qui se débattent avec la sensation d'être différentes, qui se sentent sous-estimées ou invisibles, épuisées par leurs efforts pour se surpasser, découragées par l'impression que leur lumière faiblit. J'ai rencontré des jeunes du monde entier qui s'efforcent de trouver leur voix et de créer un espace où ils puissent être pleinement eux-mêmes, aussi bien au travail que dans leurs relations personnelles. Ils se posent mille questions : comment construire des liens qui aient du sens ? Quand et comment prendre la parole pour dénoncer un problème ? Que signifie « s'élever » quand on se sent au plus bas ?

Beaucoup des gens qui se confient à moi essaient de définir leur rôle au sein d'institutions, de traditions et de structures qui n'ont pas été conçues pour eux, tout en restant attentifs aux terrains minés et aux frontières, souvent floues et difficiles à repérer. Or le prix à payer quand on ne parvient pas à éviter ce genre d'obstacles peut être dévastateur. C'est un exercice hautement périlleux et déroutant.

On me demande souvent des réponses et des solutions. Depuis la parution de mon précédent livre, j'ai entendu de nombreuses histoires et répondu au pied levé à de nombreuses interrogations, au gré de mes conversations avec des gens de tous horizons sur la manière de gérer l'injustice et l'incertitude. On m'a demandé si par hasard je n'aurais pas dans mon chapeau une formule pour résoudre ce genre de problèmes, quelque chose pour aider à y voir plus clair, pour que l'effort à fournir soit moins dur. Croyez-moi, je sais à quel point ce serait utile. J'adorerais pouvoir énumérer une série de mesures claires et précises pour vous aider à dépasser vos incertitudes et à atteindre plus vite les objectifs que vous vous êtes fixés. J'aimerais que ce soit aussi simple. Si j'avais une formule, je la dévoilerais illico. Mais n'oubliez pas que, moi aussi, il m'arrive de ne pas réussir à trouver le sommeil parce que je me demande si je suis à la hauteur. Comme tout le monde, j'ai mes propres obstacles à surmonter. Et puis, ces sommets que nous sommes tant à espérer conquérir... j'en ai gravi un certain nombre à ce stade de ma vie, et je peux vous dire que le doute, l'incertitude et l'injustice n'en sont pas absents. Au contraire, même, ils prospèrent à ces altitudes.

Le fait est qu'il n'existe pas de formule. Il n'y a pas de magicien caché derrière le rideau. Je ne crois pas qu'il y ait de solutions toutes faites ni de réponses concises aux grands défis de la vie. Par essence, l'expérience humaine s'y soustrait. Nos cœurs sont trop complexes, nos histoires trop confuses.

CE QUE JE PEUX PROPOSER, en revanche, c'est de vous ouvrir ma propre boîte à outils. Ce livre vous montrera ce que j'y entrepose, et dans quel but ; ce que j'utilise tant professionnellement que personnellement pour m'aider à préserver mon équilibre et mon assurance, ce qui me permet de continuer à avancer même dans les moments de grande angoisse et de stress. Certains de mes outils sont des habitudes et des pratiques ; d'autres sont véritablement des objets physiques ;

et le reste consiste en une panoplie d'attitudes et de convictions issues de mon parcours et de mes expériences personnels, de mon propre « devenir » toujours en cours. Ce livre ne prétend pas être un mode d'emploi. Vous y trouverez plutôt une série de réflexions honnêtes sur ce que la vie m'a enseigné jusqu'ici, sur les béquilles qui m'aident à tenir. Je vous présenterai certaines des personnes qui me maintiennent debout et partagerai avec vous les leçons que j'ai apprises auprès de femmes exceptionnelles pour faire face à l'injustice et à l'incertitude. Je vous parlerai des choses qui continuent de temps en temps à me mettre par terre, et de celles sur lesquelles je m'appuie pour me relever. Je vous confierai aussi certaines attitudes dont je me suis débarrassée avec le temps, ayant fini par comprendre qu'il fallait faire le tri entre outils et défenses, les premiers étant bien plus utiles que les secondes.

Naturellement, tous les outils ne sont pas bénéfiques dans toutes les situations, ni de façon uniforme pour tout le monde. Ce qui est solide et efficace pour vous ne le sera peut-être pas entre les mains de votre patron, de votre mère ou de votre partenaire. Une spatule de cuisine ne vous aidera pas à changer un pneu ; un cric ne vous aidera pas à faire cuire un œuf (mais n'hésitez pas à me prouver le contraire !). Les outils évoluent au fil du temps, selon les phases de la vie. Ce qui fonctionne à un moment peut ne pas fonctionner à un autre. Mais je crois vraiment qu'il vaut la peine d'apprendre à repérer les habitudes qui nous permettent de rester centrés et les pieds sur terre, par opposition à celles qui provoquent de l'angoisse ou bien nourrissent notre insécurité. Mon espoir est que vous trouviez de quoi piocher dans tout ça – en gardant ce qui vous est utile et en écartant le reste –, de façon à identifier, assembler et affiner votre propre boîte à outils.

Enfin, j'aimerais examiner certaines idées sur le pouvoir et la réussite, en les reformulant pour vous faire prendre conscience de tout ce qui est à votre portée et vous encourager à développer vos propres points forts. Je suis convaincue que nous avons chacun en nous une forme de lumière intérieure, quelque chose qui nous est entièrement personnel, une flamme qui mérite d'être protégée. Quand on est capable de voir et de reconnaître sa propre lumière, on trouve le courage de l'utiliser. Quand on apprend à stimuler ce qu'il y a d'unique chez les gens autour de nous, on devient plus à même de construire des communautés bienveillantes et de faire bouger les choses dans le bon sens. Dans la première partie de ce livre, j'évoquerai le processus qui permet de puiser de la force et de la lumière en soi. La deuxième partie abordera nos relations aux autres et la notion de bien-être affectif, tandis que la troisième a pour but d'ouvrir une discussion sur les manières de mieux nous approprier, protéger et renforcer notre lumière, notamment dans les périodes difficiles.

Au fil de ces pages, il sera question de trouver son pouvoir personnel, un pouvoir collectif et le pouvoir de surmonter les sentiments de doute et d'impuissance. Je ne dis pas que tout ça est facile et qu'il n'y a pas des dizaines d'obstacles en travers du chemin. Rappelez-vous que tout ce que je sais, tous les différents outils auxquels j'ai recours sont le fruit d'années d'expérimentations, de tentatives répétées et de réévaluations. J'ai passé des décennies à apprendre de mes erreurs, à faire des ajustements et à modifier mon cap en cours de route. Ce n'est que lentement que j'en suis arrivée là où j'en suis aujourd'hui.

Si vous êtes un lecteur jeune, souvenez-vous d'être patient avec vous-même. Vous êtes au début d'un long et intéressant voyage, qui ne sera pas toujours confortable. Il vous faudra des années pour collecter les données sur qui vous êtes et la façon dont vous fonctionnez, et c'est seulement pas à pas que vous trouverez votre chemin vers une plus grande assurance et affirmation de vous-même. Progressivement, vous commencerez à découvrir et à utiliser votre lumière.

J'ai appris que l'estime de soi et la vulnérabilité n'étaient pas incompatibles, bien au contraire, et que les êtres humains avaient tous au moins une chose en commun : nous aspirons à mieux, en toute circonstance et à tout prix. On devient plus audacieux dans la lumière. Connaître sa lumière, c'est se connaître soi-même ; c'est porter un regard lucide sur sa propre histoire. La connaissance de soi engendre la confiance en soi, qui nous permet d'être plus sereins et de prendre du recul. C'est ainsi que nous pouvons nouer des relations authentiques avec les autres. Et c'est, pour moi, la base de tout. La lumière se transmet. Une famille forte donne de la force à d'autres familles. Une communauté engagée éveille chez les autres le désir de s'impliquer. Tel est le pouvoir de la lumière qui est en nous.

À L'ORIGINE, j'avais conçu ce livre pour proposer un accompagnement aux lecteurs qui traversaient de grands bouleversements ; un ouvrage que j'espérais utile et réconfortant pour quiconque entamait une nouvelle phase de sa vie, qu'il s'agisse de la fin des études, d'un divorce, d'un changement de carrière ou d'un diagnostic médical, de la naissance d'un enfant ou de la mort d'un proche. Mon idée était de poser sur ces événements marquants un regard extérieur, d'examiner les défis de la peur et de l'incertitude avec la distance d'une survivante, comme quelqu'un qui, à l'approche de la soixantaine, a réussi à se sortir saine et sauve de toutes les tempêtes.

C'était bien naïf de ma part, évidemment.

Car ces dernières années nous ont tous plongés dans une violente tempête qui nous a à peine laissé le temps de respirer. Ça ne ressemble à rien de ce que la plupart d'entre nous avons jamais vécu, puisque, parmi les gens de mon âge ou plus jeunes, rares sont ceux qui avaient déjà connu une pandémie mondiale, des bombardements sur l'Europe ou un temps où les femmes étaient privées du droit fondamental de prendre des décisions informées concernant leur propre corps. Nous avons été relativement protégés. Dorénavant, nous le sommes moins. L'incertitude continue à s'insinuer dans presque tous les domaines de nos vies, revêtant des aspects aussi massifs que la menace d'une guerre nucléaire, et aussi intimes que le son de votre enfant qui se met à tousser. Nos institutions ont été ébranlées, nos systèmes ont failli ; les gens qui travaillent dans la santé et l'éducation ont subi une pression inimaginable. On recense chez les jeunes adultes des taux inédits de solitude, d'anxiété et de dépression[1].

Nous avons du mal à savoir qui et que croire, où placer notre confiance. Et la douleur ne s'estompera sans doute pas de sitôt. Les chercheurs estiment que plus de 7,9 millions d'enfants dans le monde ont perdu un adulte qui veillait à leur éducation, une mère, un père ou un grand-parent, morts du Covid-19[2]. Aux États-Unis, le virus a privé plus de deux cent cinquante mille enfants – la plupart issus de minorités – d'un des adultes qui s'occupaient d'eux. Il est quasiment impossible d'anticiper l'impact que cela pourra avoir – tous ces piliers, ces soutiens, désormais disparus.

Il risque de s'écouler un certain temps avant qu'on retombe sur nos pieds. Ces pertes auront des répercussions pendant encore des années. Il y aura de nouvelles secousses à répétition. Le monde restera à la fois beau et abîmé. Les incertitudes ne s'en iront pas comme ça.

Mais, quand l'équilibre est inatteignable, nous sommes tenus de nous adapter. Dans mon précédent livre, je racontais comment mon propre parcours m'avait appris qu'il y a peu de points fixes dans la vie ; que les jalons traditionnels que nous voyons comme des objectifs ultimes ne sont en vérité guère plus que ça, des jalons sur un chemin bien plus long. Nous-mêmes sommes sans cesse en mouvement, en progrès. Nous évoluons perpétuellement. Nous continuons à apprendre même quand nous sommes las d'apprendre, à changer même quand le changement nous épuise. Il y a peu de résultats garantis. Jour après jour, nous sommes contraints de devenir une nouvelle version de nous-mêmes.

Alors que nous sommes toujours confrontés aux menaces de la pandémie, à des problèmes d'injustice et d'instabilité, à l'inquiétude face à un avenir incertain, je me demande s'il n'est pas temps d'arrêter d'essayer de savoir « quand ça va finir », et plutôt de commencer à se poser des questions plus pragmatiques sur la façon de rester debout au milieu des défis et des changements : comment s'adapter ? Comment se sentir plus à l'aise, moins paralysé, face à l'incertitude ? Quels outils avons-nous pour nous aider ? Où trouver des soutiens ? Comment créer de la sécurité et de la stabilité pour les autres ? Et si nous unissions nos forces, que pourrions-nous réussir à surmonter ensemble ?

Comme je l'ai déjà dit, je n'ai pas toutes les réponses, mais j'aimerais au moins engager la conversation. Cela vaut la peine de se poser collectivement ces questions. J'aimerais ouvrir la possibilité d'un dialogue plus large, plus général. J'ai la conviction que c'est comme ça que nous parviendrons à mieux tenir sur nos deux jambes.

PREMIÈRE PARTIE

Rien ne peut faire pâlir la lumière qui vient de l'intérieur[1].

MAYA ANGELOU

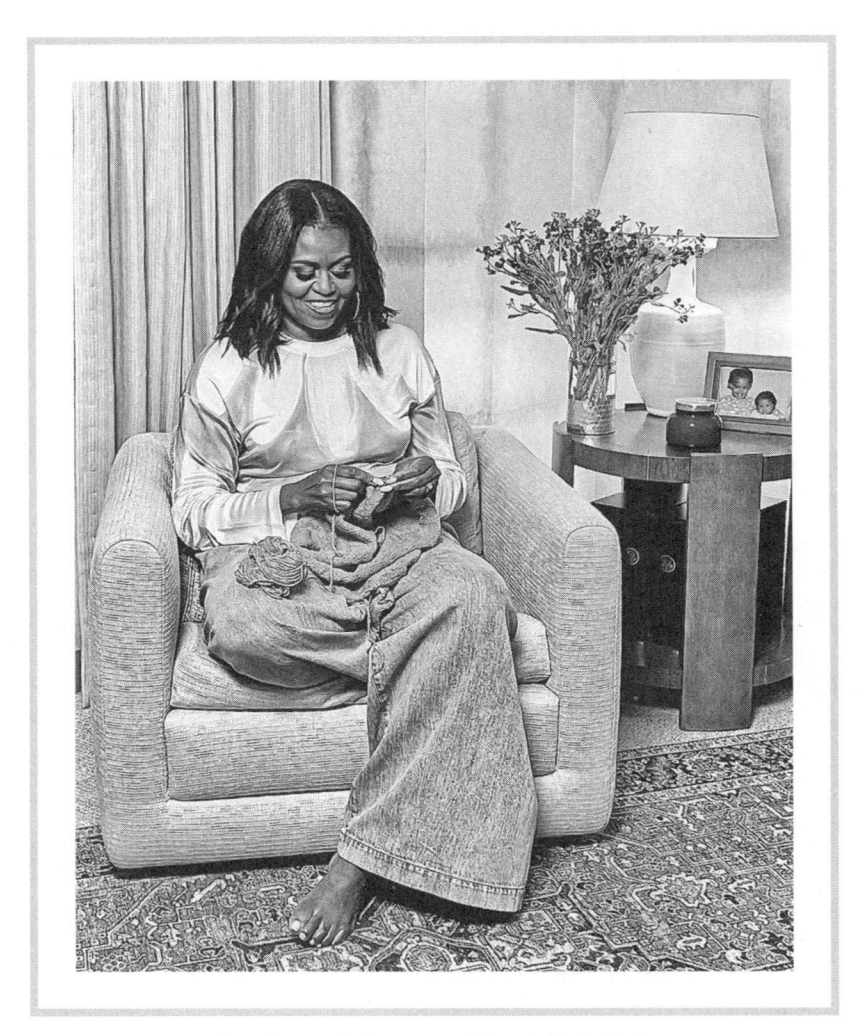

Le tricot a été mon antidote à l'anxiété.

CHAPITRE UN
LA VERTU DES PETITES CHOSES

PARFOIS, C'EST À L'USAGE qu'on reconnaît un outil. Et parfois, l'outil en apparence le plus anodin peut nous aider à franchir un cap difficile. Je l'ai découvert il y a deux ans, lorsque j'ai commandé des aiguilles à tricoter sur un coup de tête.

C'était pendant les premières semaines de la pandémie, une période particulièrement stressante. J'étais à la maison, à Washington, et je faisais des achats en ligne à tout-va, stockant aussi bien des jeux de société et des fournitures de dessin que de la nourriture et du papier toilette, ne sachant à quoi il fallait se préparer. Je n'en menais pas large, consciente que l'achat compulsif était une réaction on ne peut plus américaine face à l'incertitude. Mais je tâchais toutefois de me faire à l'idée que nous étions passés de la « vie normale » à une situation d'urgence mondiale en l'espace de ce qui semblait un instant. Je tâchais toutefois de me faire à l'idée que des centaines de millions de personnes étaient soudain en danger. Et que l'attitude la plus utile et la plus sûre était de rester sagement à la maison.

Jour après jour, j'étais rivée aux informations, frappée par l'injustice criante de notre monde. Elle était manifeste dans les gros titres, les pertes d'emploi, le nombre de décès, les quartiers où les sirènes hurlaient sans répit. Je lisais des articles au sujet de soignants qui hésitaient à rentrer chez eux après le travail, de peur de contaminer leur famille. Je regardais des reportages montrant des camions de la morgue garés dans les rues de la ville, des salles de concert converties en hôpitaux de campagne.

Nous ne savions pas grand-chose et nous vivions dans la peur. La situation semblait grave. Les conséquences potentiellement dévastatrices.

La situation était grave. Les conséquences *étaient* dévastatrices.

Il était difficile de ne pas se sentir submergé.

J'ai passé les premiers jours au téléphone pour prendre des nouvelles de mes proches, et m'assurer que ma mère de plus de 80 ans, qui vivait seule à Chicago, pouvait se procurer des vivres sans se mettre en danger. Nos filles sont rentrées de la fac, toutes les deux perturbées par les événements et un peu réticentes à l'idée de devoir quitter leurs amis. Je les ai serrées dans mes bras et je leur ai promis que c'était temporaire, que bientôt elles pourraient de nouveau aller à des soirées étudiantes, se tracasser au sujet de leur partiel de sociologie et manger des ramens dans leur chambre universitaire. Je le disais un peu pour me persuader. Et parce que je sais que ça fait partie du rôle de parent : afficher un minimum de certitude, même quand vous vous sentez flageolant, même quand rendre vos enfants à leurs amis est loin, très loin d'être la première de vos préoccupations. Aussi inquiet soit-on, on exprime à voix haute sa vision la plus optimiste de la situation.

Petit à petit, notre famille s'est installée dans une routine paisible, gravitant autour de dîners plus longs que d'habitude. Nous faisions le point sur les informations, comparions nos observations à propos de ce que nous avions lu et entendu : les statistiques les plus sombres du jour ou l'incohérence alarmante de la communication de la Maison-Blanche, notre ancien foyer. Nous essayions les jeux de société que j'avais achetés, faisions des puzzles et regardions des films, pelotonnés sur le canapé. Chaque fois que l'occasion de rire se présentait, nous la saisissions. Sinon, tout ça était trop terrifiant.

Sasha et Malia étudiaient en ligne. Barack écrivait ses Mémoires présidentiels, conscient que les électeurs américains auraient bientôt à décider si Donald Trump devait rester à la tête du pays. De mon côté, je me concentrais sur une initiative que j'avais contribué à lancer en 2018, When We All Vote (« Quand nous votons tous »), visant à augmenter la participation électorale. À la demande du maire, j'ai collaboré à Stay Home D.C. (« Rester à la maison à Washington D.C. »), une campagne municipale, qui, comme son nom l'indique, incitait les habitants à se confiner chez eux et à se faire tester en cas de symptômes. J'ai enregistré des messages de soutien destinés aux soignants des urgences à bout de force. Et, dans le but de soulager un tout petit peu le fardeau des parents, j'ai créé une série hebdomadaire de vidéos où je lisais des histoires aux enfants.

Cela paraissait insuffisant.

C'était clairement insuffisant.

Je pense que nous étions nombreux à nous débattre avec cette réalité : quoi que l'on fasse, ce ne serait jamais assez. Il y avait trop de manques à combler, trop de trous à boucher. Face à l'ampleur de la pandémie, nos efforts semblaient une goutte d'eau dans l'océan.

Je suis consciente de ma chance et de ma situation privilégiée. Je sais bien que devoir rester sur la touche alors que sévit une catastrophe mondiale n'a rien d'une épreuve, surtout quand on songe à ce que certains ont enduré pendant cette crise. Nous avons fait comme des milliers d'autres familles. Au nom de la sécurité du plus grand nombre, nous avons obéi aux instructions qu'on nous avait données : nous nous sommes calfeutrés à la maison en attendant que la tempête passe.

CETTE PÉRIODE D'INACTION et d'isolement forcés n'a pas été simple pour moi, et je sais que je n'étais pas la seule dans ce cas. C'était comme si une trappe s'était ouverte, libérant un maelström d'inquiétudes plus ou moins rationnelles sur lesquelles je n'avais aucune prise.

Jusque-là, j'avais toujours été très occupée – je m'étais débrouillée pour le rester –, en partie, je suppose, pour avoir le sentiment de contrôler un tant soit peu ma vie. À la maison comme au travail, j'étais une adepte des listes, des projets et des plans stratégiques. C'était ma feuille de route, un moyen de savoir où j'allais, dans le but d'être aussi efficace que possible. J'ai tendance à être obsessionnelle lorsqu'il s'agit d'avancer et de mesurer les progrès accomplis. Peut-être suis-je née ainsi. Peut-être cette propension est-elle due à l'éducation que j'ai reçue. Mes parents croyaient dur comme fer que mon frère Craig et moi-même avions la capacité d'accomplir de grandes choses, mais il n'était pas question pour eux de faire le boulot à notre place. Ils estimaient que c'était à nous de trouver notre voie. Il est probable que mon zèle tienne aussi à mes origines : dans notre quartier ouvrier, les occasions vous tombaient rarement du ciel. Il fallait aller les chercher. Et souvent travailler d'arrache-pied pour les saisir.

Par chance, travailler d'arrache-pied ne me posait aucun problème. J'ai passé des années focalisée sur mes résultats. Chaque fois que j'arrivais quelque part, je me mettais à l'épreuve. J'arborais mon assiduité comme un gage de valeur. Je mesurais mes progrès en chiffres – ma moyenne scolaire, mon classement –, et c'était gratifiant. Lorsque j'ai été embauchée par un cabinet spécialisé dans le droit des sociétés au quarante-septième étage d'un gratte-ciel de Chicago, j'ai appris à caser le maximum d'heures facturables par jour, par semaine, par mois. Ma vie est devenue un décompte soigneux de ces heures, qui augmentaient à mesure que mon bonheur s'étiolait.

Les passe-temps, ce n'était pas mon truc. Il m'arrivait d'apercevoir des gens – surtout des femmes – qui tricotaient à l'aéroport, dans les amphis d'université ou dans le bus quand je me rendais au travail. Mais je ne m'y intéressais pas plus qu'à la couture ou au crochet. J'étais trop occupée à compter mes heures et à évaluer mes résultats.

C'était là, pourtant, enfoui dans mon ADN. Il se trouve en effet que je descends d'une longue lignée de couturières. Selon ma mère, toutes les femmes de sa famille ont appris à manier le fil et l'aiguille, à coudre, crocheter et tricoter. Ce n'était pas tant une passion qu'une nécessité : la couture était un rempart contre la pauvreté. Si on était capable de coudre des vêtements ou de les raccommoder, on était sûr de toujours avoir un gagne-pain. Quand on ne pouvait pas compter sur grand-chose dans la vie, on avait ses deux mains.

Mon arrière-grand-mère maternelle, Annie Lawson – que j'appelais « Mamaw » –, vivait à Birmingham, dans l'Alabama. Elle avait perdu son mari très tôt, mais elle était parvenue à subvenir à ses besoins et à ceux de ses deux enfants en bas âge, notamment grâce aux petits travaux de couture. C'était ce qui leur permettait de manger à leur faim. Pour des raisons similaires, les hommes de la famille pratiquaient la menuiserie et la cordonnerie. La famille élargie vivait sous un même toit, et partageait ses ressources et ses revenus. Ma mère a ainsi grandi dans un foyer avec ses deux parents, six frères et sœurs et, pendant quelques années, Mamaw qui avait quitté Birmingham pour Chicago, où elle a continué à coudre, principalement pour des Blancs aisés. « On ne connaissait pas l'abondance, se souvient ma mère, mais on savait qu'on aurait toujours quelque chose dans l'assiette. »

L'été, Mamaw emballait sa Singer et se rendait en car à plusieurs heures au nord de la ville, où l'une des familles qui l'employaient possédait une résidence secondaire au bord d'un lac. Elle restait sur place quelques jours. Personne chez nous ne parvenait à se représenter la vie là-bas – un lieu où les voiliers voguaient sur l'eau, où les enfants portaient des vêtements en lin et où les vacances duraient plusieurs mois – mais il était évident qu'il faisait chaud, que la Singer était lourde et que Mamaw n'était plus toute jeune.

C'était une expédition pénible, et lorsqu'il la voyait partir, son fils, mon grand-père Purnell Shields – celui que nous surnommerions plus tard « Southside » –, secouait la tête, se demandant à voix haute pourquoi des gens qui avaient les moyens d'entretenir une maison de vacances ne pouvaient pas acheter une machine à coudre qu'ils laisseraient sur place, afin d'éviter à Mamaw de trimballer la sienne. Bien sûr, il n'était pas envisageable de poser la question poliment aux intéressés. De toute façon, il connaissait la réponse : ce n'était pas qu'ils ne *pouvaient* pas, c'était qu'ils ne voulaient pas, ou, selon toute probabilité, que l'idée ne leur était jamais venue à l'esprit. Mamaw faisait donc plusieurs allers et retours avec sa Singer au cours de l'été.

Cet épisode est resté gravé dans la mémoire de ma mère. Elle le raconte sans chercher à donner de leçon, mais, à travers ce récit, elle nous rappelle sobrement ce que notre famille, ce que les nôtres ont enduré afin que nous puissions en arriver là où nous en sommes aujourd'hui : tout ce qu'il leur a fallu réparer, servir, raccommoder et porter, uniquement pour garder la tête hors de l'eau.

Je n'étais pas consciente de tout ça, plus jeune, mais je sentais instinctivement le poids de cette histoire sur mes épaules. Elle était là, dans mon application forcenée, dans le sentiment que j'avais une responsabilité envers ma famille. Que je devais aller plus loin, en faire plus, accepter moins de compromis. Et je pense que ma mère sentait ce poids, elle aussi. Le jour où mon père a décrété que Craig et moi devrions apprendre à ravauder nos chaussettes, elle a aussitôt mis son veto : « Je veux qu'ils se concentrent sur leurs études, pas sur leurs chaussettes, Fraser. Comme ça, plus tard, ils pourront s'offrir toutes les chaussettes dont ils auront besoin. »

On pourrait dire que j'ai grandi avec cet objectif en tête, que j'en ai fait le but de ma vie : acheter des chaussettes au lieu de les raccommoder. J'ai toujours repoussé les limites de la réussite, changeant de carrière non pas une, mais plusieurs fois. J'ai tourné le dos au culte des heures facturables pour des emplois qui m'ont rapprochée de ma communauté, mais je n'ai pas levé le pied pour autant. Je suis devenue maman, une source de joie immense, qui a toutefois introduit de nouvelles variables dans la course d'obstacles que j'avais l'impression de disputer chaque jour. Comme beaucoup de mères, j'ai appris à planifier, organiser, trier, économiser. J'avais mémorisé le plan des rayons des supermarchés discount et des magasins de puériculture pour ne pas perdre de temps. Je mettais au point des systèmes et des processus efficaces – pour notre famille, mon travail, ma santé physique et mentale –, les améliorant et les adaptant à mesure que les filles grandissaient, que la carrière politique de Barack empiétait sur tout le reste, et que je continuais d'avancer de mon côté, m'efforçant de tenir le compte de mes propres réussites.

Si j'éprouvais un doute, un chagrin ou un sentiment inclassable, je le rangeais tout en haut d'une étagère de mon esprit, me disant que j'y reviendrais plus tard, quand j'aurais le temps.

Être constamment débordé a ses avantages. J'ai pu le constater pendant les huit années que nous avons passées à la Maison-Blanche, où les responsabilités – d'agir, de réagir, de représenter, de commenter, de réconforter – nous accordaient rarement de répit. Je me suis accoutumée à évoluer dans le domaine du grand : grands sujets, grands événements, grandes foules, grands résultats. Et qui dit grand dit souvent très occupé. Ce rythme effréné ne nous laissait guère, à Barack et à moi-même – sans parler de ceux qui travaillaient à nos côtés –, le loisir de nous appesantir sur le négatif. Nous formions une équipe efficace qui ne pouvait se permettre aucun errement. D'une certaine manière, cette situation facilitait les choses. Elle nous aidait à voir loin et large, et à rester optimistes. Être occupé est un outil, en un sens. Une armure. Si on vous décoche des flèches, vous n'y prêtez pas attention : vous n'avez tout simplement pas le temps.

CEPENDANT, LES PREMIERS MOIS de la pandémie ont tout remis en question. Ils ont fait voler en éclats l'organisation de mes journées. Les listes, les emplois du temps, les plans stratégiques sur lesquels je m'étais toujours appuyée ont été balayés par les annulations, les reports et les « peut-être » géants. Quand des amis téléphonaient, c'était pour parler de ce qui les angoissait. Tous les projets s'accompagnaient d'un astérisque. L'avenir lui-même semblait marqué d'un astérisque. Cela me rappelait ce que je ressentais enfant, lorsque mon père trébuchait, trahissant sa vulnérabilité : ces fractions de seconde qui nous laissent entrevoir la précarité de toute chose.

J'avais l'impression de revenir en arrière. Moi qui pensais que ma vie était sur des rails, je me sentais de nouveau désorientée, désemparée. Comme si j'errais dans une ville dont les panneaux et les monuments avaient disparu. Dois-je tourner à droite ou à gauche ? Où est le centre ? J'avais perdu mes repères. Et, en même temps, une partie de mon armure.

Je me rends compte à présent que c'est précisément ce que font les tempêtes. Elles ouvrent des brèches et font éclater les tuyaux. Elles démolissent les bâtiments et inondent les routes que nous avons l'habitude d'emprunter. Elles arrachent les panneaux et nous laissent au milieu d'un paysage méconnaissable. Alors, la seule solution est de se frayer un nouveau chemin pour avancer.

C'est plus clair avec le recul, mais, sur le moment, je ne voyais pas au-delà de la tempête.

L'inquiétude et l'isolement m'ont incitée à me replier sur moi-même, à me livrer à un travail d'introspection. J'ai redécouvert toutes les questions sans réponse que j'avais mises de côté, tous les doutes que j'avais rangés dans un coin de ma tête. Et, maintenant qu'ils étaient déballés, je ne pouvais pas les remettre sur les étagères. Ça ne rentrait plus. Tout semblait en chantier. L'ordre que j'appréciais tant avait cédé la place à une désagréable sensation d'encombrement. Si certaines questions étaient très spécifiques – *La fac de droit valait-elle les emprunts que j'avais contractés ? Avais-je eu tort de prendre mes distances dans une histoire d'amitié compliquée ?* –, d'autres étaient plus vastes et plus déprimantes. J'étais hantée par le fait que notre pays avait désigné Donald Trump pour succéder à Barack Obama. *Que fallait-il en conclure ?*

Barack et moi avions toujours misé sur l'espoir et le travail. Nous avions choisi d'ignorer le mauvais pour nous concentrer sur le bon, de croire que la plupart des gens avaient des objectifs communs, et que, pas à pas, il était possible d'accomplir des progrès mesurables. C'est une vision qui peut paraître laborieuse et optimiste, mais nous y étions dévoués. Nous y avions consacré notre vie. Et elle avait mené notre famille noire laborieuse et optimiste à la Maison-Blanche. En chemin, nous avions croisé des millions d'Américains qui semblaient partager ce point de vue. Pendant huit ans, nous avions essayé de porter haut ces principes, conscients que nous étions arrivés là malgré – et peut-être en réaction à – l'intolérance et les préjugés profondément ancrés dans la société américaine. Il nous paraissait évident que notre présence à la Maison-Blanche disait quelque chose de ce qui était possible, et nous avons persisté, nous efforçant d'incarner ces valeurs d'espoir et de travail.

Qu'il s'agisse ou non d'un rejet direct de ce que nous représentions, le résultat des élections de 2016 a fait mal. Il fait toujours mal. J'ai été bouleversée d'entendre l'homme qui avait remplacé mon mari à la tête de l'État prononcer ouvertement et sans honte des injures racistes, légitimer l'égoïsme et la haine, refuser de condamner des suprémacistes blancs et de soutenir des citoyens qui manifestaient contre les discriminations raciales. J'ai été choquée de l'entendre assimiler la différence à une menace. Il ne s'agissait pas d'une simple défaite politique. Nous avions affaire à quelque chose de plus abject.

Ces réflexions s'accompagnaient d'une série de pensées démoralisantes. *Ce que nous avions accompli n'était pas suffisant. Nous-mêmes n'étions pas la hauteur. Les problèmes étaient trop grands. Les trous trop béants, impossibles à boucher.*

Je sais que les commentateurs et les historiens continueront à avancer des théories sur les résultats de cette élection, distribuant les bons et les mauvais points, passant au crible les personnalités, l'économie, la fragmentation des médias, les trolls et les bots, le racisme, la misogynie, la désinformation, la désillusion, les disparités, le balancier de l'histoire : tout ce qui nous a conduits là. Ils s'efforceront de construire un récit cohérent, et j'ai dans l'idée que ces questions vont occuper les esprits pendant encore un moment. Mais, début 2020, alors que j'étais confinée chez moi, je ne voyais aucune logique à tout cela. Uniquement un président dont l'absence d'intégrité se traduisait par un taux de mortalité national galopant. Et dont les scores dans les sondages ne plongeaient pas pour autant.

Je poursuivais les actions que j'avais entreprises – je prenais la parole dans le cadre de campagnes d'inscription sur les listes électorales, je soutenais des bonnes causes, j'écoutais les gens en souffrance, mais, dans le fond, j'avais du mal à retrouver en moi cet espoir qui m'avait portée jusque-là, et à croire que je pouvais être d'une quelconque utilité. J'avais été contactée par le Parti démocrate pour prononcer un discours à la convention nationale qui devait se tenir à la mi-août, mais je n'avais pas encore accepté. Chaque fois que j'y pensais, je me sentais coincée, submergée par la frustration et la peine que j'éprouvais en songeant à ce que notre pays avait déjà perdu. Je ne voyais pas ce que je pourrais dire. Le découragement s'emparait de moi, la torpeur engourdissait mon esprit. J'avais jusque-là été épargnée par la dépression, mais cela y ressemblait, sous une forme atténuée. J'avais du mal à rester optimiste ou à envisager raisonnablement l'avenir. Pire encore, je flirtais avec le cynisme, tentée de conclure que j'étais impuissante, que face à l'ampleur des problèmes, il n'y avait rien à faire. C'était la pensée la plus difficile à combattre : j'avais l'impression que rien ne pouvait être réparé ni mené à son terme. *Alors, à quoi bon ?*

J'AVAIS LE MORAL au plus bas, lorsque j'ai sorti la paire d'aiguilles à tricoter pour débutant que j'avais commandée en ligne. Je luttais contre le découragement – contre le sentiment de ne pas être à la hauteur –, quand j'ai déroulé quelques centimètres de l'épaisse laine grise que j'avais achetée et l'ai passée autour de l'aiguille pour la première fois. Je l'ai fixée avec un minuscule nœud coulant, puis j'ai fait une deuxième boucle.

Je m'étais également offert deux manuels de tricot, mais, quand je les feuilletais, j'avais du mal à faire coïncider les schémas sur la page et les mouvements de mes mains. Je suis donc allée faire un tour sur YouTube, où j'ai trouvé (bien évidemment) une mine de tutoriels et un réseau mondial d'adeptes, qui mettaient à disposition des heures d'instructions patientes, de trucs et d'astuces. Seule sur mon canapé, toujours préoccupée, j'ai regardé des inconnues tricoter. J'ai commencé à les imiter. Mes mains suivaient les leurs. Une maille à l'endroit, une maille à l'envers. Une maille à l'endroit, une maille à l'envers. Au bout d'un moment, il s'est produit un phénomène intéressant. Tandis que j'étais concentrée sur ma tâche, la tension qui accaparait mon esprit s'est un peu relâchée.

Jusque-là, j'étais toujours partie du principe que mon cerveau était seul maître à bord, que c'était lui qui dictait les ordres et que le corps suivait. Je n'avais jamais songé à laisser les choses se faire dans l'autre sens. C'est pourtant ce qui s'est passé ce jour-là. Le flux s'est inversé. Mon cerveau en ébullition s'est retrouvé relégué sur la banquette arrière, ce qui a permis à mes mains de prendre le volant. Ainsi, mon attention s'est détournée de ce qui me rongeait, juste assez pour m'apporter un peu de répit. Chaque fois que je m'emparais des aiguilles, je sentais les rôles se redistribuer, mes doigts prendre la direction des opérations, et mon esprit suivre.

Je m'étais consacrée à une activité plus modeste que ma peur et ma colère, plus modeste que le sentiment d'impuissance qui m'oppressait. Quelque chose dans la répétition de ce geste minuscule et précis, et dans le doux cliquetis des aiguilles, détournait mon cerveau de ses préoccupations, l'emmenait sur une nouvelle route qui s'éloignait de la ville dévastée pour gravir une colline paisible, d'où je voyais les choses avec plus de clarté, d'où je distinguais certains points de repère. Je reconnaissais mon beau pays. Je reconnaissais la bonté et la grâce des hommes et des femmes qui aidaient leurs voisins, saluaient les sacrifices des travailleurs essentiels, et s'occupaient de leurs enfants. Je voyais les foules défiler dans les rues, déterminées à ne pas laisser la mort d'un Noir passer encore une fois inaperçue. Il y avait la possibilité d'un changement à la tête du pays, si les électeurs se mobilisaient. Et il y avait mon espoir, qui pointait à l'horizon.

C'est de ce poste d'observation paisible que j'ai pu voir au-delà de ma peine et de ma frustration, que j'ai retrouvé ma foi en l'être humain, la conviction que nous étions capables de nous adapter, de changer les choses et de surmonter les épreuves. Mes pensées se sont tournées vers mon père, vers mon grand-père Southside, vers Mamaw et vers nos ancêtres avant eux. J'ai songé à tout ce qu'ils avaient dû réparer, raccommoder et porter sur leurs épaules. Ils persévéraient parce qu'ils croyaient que leurs enfants et les enfants de leurs enfants auraient une vie meilleure. Comment ne pas faire honneur à leur lutte, à leurs sacrifices ? Comment ne pas continuer de tailler, petit à petit, dans la masse des injustices au cœur de la société américaine ?

APRÈS CETTE PANNE d'inspiration, je savais enfin de quoi je voulais parler à la convention nationale du Parti démocrate. J'ai couché mes pensées par écrit, je les ai affinées, puis, début août, j'ai enregistré mon discours dans un petit local loué pour l'occasion, entourée d'une équipe réduite. J'ai fixé l'objectif noir de la caméra et j'ai dit ce que j'avais à dire à mon pays. J'ai évoqué avec tristesse et passion ce que nous avions perdu et ce que nous pouvions encore retrouver. Aussi sobrement que possible, j'ai expliqué que Donald Trump n'était pas à la hauteur des défis qui attendaient la nation et le monde. J'ai souligné l'importance de l'empathie, rappelé qu'il fallait faire reculer la haine et l'intolérance, et j'ai exhorté chacun à voter.

C'était un message relativement simple. Pourtant, j'avais l'impression de n'avoir jamais prononcé un discours d'une telle intensité.

C'était également la première fois que je faisais une allocution majeure sans public. Autrement dit, sans estrade ni tonnerre d'applaudissements, sans confettis tombant du plafond, sans personne à étreindre à la fin. À l'image de l'année 2020, c'était une expérience étrange et un peu solitaire. Malgré tout, lorsque je suis allée me coucher ce soir-là, je savais que j'avais réussi à m'arracher à la prostration pour faire face. Peut-être plus que jamais auparavant, j'avais connu le genre de clarté volcanique qu'on éprouve quand on parle depuis le centre de son être.

LE PLUS ÉTONNANT, c'est que je ne suis pas sûre que j'y serais parvenue sans cette période d'inactivité forcée et le calme que le tricot m'avait apporté. Pour penser grand, il fallait que je me concentre sur quelque chose de minuscule. Fragilisée par l'extrême gravité de ce que nous vivions, j'avais besoin que mes mains me rappellent l'existence de choses simples et réalisables. Et ça s'est révélé déterminant.

Désormais, je tricote quand je parle à ma mère au téléphone, pendant les réunions Zoom avec mon équipe, et les après-midi d'été, lorsque des amis viennent passer un moment sur notre terrasse. Tricoter devant la télévision rend les informations un peu moins stressantes, comble les heures de solitude et m'aide à envisager l'avenir plus posément.

Je ne suis pas en train de vous expliquer que le tricot est la panacée. Ça ne mettra pas fin au racisme, n'éradiquera pas un virus, ne vaincra pas la dépression. Ça ne fera pas advenir un monde plus juste, ne ralentira pas le réchauffement climatique, ne résoudra aucune crise majeure. Le tricot est une toute petite chose.

Si petite qu'elle paraît dérisoire.

Et c'est là que réside son intérêt.

Parfois, il est plus facile d'aborder les grands problèmes si l'on place délibérément en regard quelque chose de minuscule. Quand je suis dépassée par les événements, quand tout me semble effrayant et insurmontable, quand ce que je ressens, ce que je pense ou ce que je vois me submerge, alors je choisis de me concentrer sur une tâche infime. Les jours où mon cerveau est obnubilé par la catastrophe et la tragédie, les jours où je suis paralysée à l'idée que rien de ce que je ferai ne sera jamais suffisant, où je me sens fébrile, je prends mon tricot et laisse mes mains nous sortir tranquillement du marasme.

Lorsqu'on entame un nouvel ouvrage, on dit qu'on « monte les mailles ». À la fin, on les « rabat ». Je trouve ces deux actions incroyablement gratifiantes ; ce sont les serre-livres d'un projet que l'on peut mener à son terme. Elles me procurent un sentiment d'achèvement, dans un monde chaotique et inabouti.

Chaque fois que vous vous sentez désemparé, face à des circonstances qui vous dépassent, essayez de vous tourner de l'autre côté, vers le petit. Cherchez une occupation qui vous aidera à prendre du recul, une poche de satisfaction où vous pourrez vous réfugier de temps à autre. Et je ne parle pas de rester passivement assis devant la télévision ou de pianoter sur son téléphone. Trouvez un passe-temps actif, quelque chose qui sollicite votre esprit, mais également votre corps. Immergez-vous dans cette activité. Et pardonnez-vous de vous abriter quelques instants de la tempête.

Peut-être, vous aussi, êtes-vous dur avec vous-même. Chaque problème vous paraît urgent. Vous avez de grandes ambitions, des projets audacieux, et pas une seconde à perdre. Il n'y a aucun mal à cela, au contraire. Mais, de temps en temps, offrez-vous la satisfaction d'une réussite minuscule. Parfois il faut savoir faire un pas de côté, laisser reposer son cerveau, lui permettre d'oublier les questions ardues et les pensées usantes. Parce que les problèmes majeurs seront toujours là, en grande partie irrésolus, en attente de remèdes. Les manques seront toujours criants, les solutions lentes à se mettre en place.

Alors, faites une pause et offrez-vous une petite victoire. Autorisez-vous à être productif dans un domaine annexe, à vous impliquer dans une activité sans rapport direct avec vos objectifs plus nobles et vos idéaux. Donnez-vous une tâche que vous pourrez accomplir de bout en bout, et consacrez-vous-y totalement, même si vous êtes seul à en tirer un profit immédiat. Vous pouvez consacrer un après-midi à repeindre votre salle de bains, à faire du pain, du *nail art* ou des bijoux. Vous pouvez prendre deux heures pour réaliser méticuleusement la recette de poulet frit de votre mère, ou en passer dix à construire une maquette de Notre-Dame de Paris dans votre sous-sol. Faites-vous ce présent : occupez-vous pleinement à quelque chose.

APRÈS NOTRE DÉPART de la Maison-Blanche, j'ai participé à la mise en place d'un programme appelé Girls Opportunity Alliance, qui soutient des adolescentes et des initiatives citoyennes œuvrant en faveur de l'instruction des filles à travers le monde. Fin 2021, dans le cadre de ce programme, j'ai rencontré un groupe de lycéennes venant du South Side et du West Side de Chicago. Certaines n'avaient pas plus de 14 ans. Nous étions une douzaine, assises en cercle, à bavarder, un jeudi après les cours. Je me reconnaissais en elles – j'avais grandi dans les mêmes rues, fréquenté les mêmes écoles, rencontré les mêmes problèmes – et j'espérais qu'elles aussi pourraient se reconnaître en moi.

Comme beaucoup de jeunes, elles avaient dû suivre plus d'une année de scolarité à distance, et elles en étaient encore perturbées. Certaines évoquaient des proches morts du Covid. L'une d'elles expliquait qu'elle sentait que quelque chose s'était cassé chez ses camarades. Une autre contenait à grand-peine ses sanglots : son frère avait été tué récemment, victime de la violence par arme à feu. Presque toutes se disaient stressées. Il allait falloir rattraper le temps perdu, retrouver un élan brisé : tout ce que ces mois de tristesse et d'immobilisme leur avaient coûté, tout ce qu'ils avaient pris à leur famille, à leur quartier. On percevait des manques réels, d'énormes défis à relever.

« Je suis frustrée parce que j'ai été privée de la moitié de mon année de seconde et de toute mon année de première, dit l'une.

– On se sentait complètement isolés, renchérit une autre.

– Très vite, ça a été épuisant », ajouta une troisième.

La première reprit la parole. Elle s'appelait Deonna. Elle avait d'épaisses tresses et les joues rondes. D'entrée de jeu, elle avait annoncé joyeusement au groupe qu'elle aimait cuisiner et parler. Le plus dur, pendant la pandémie, selon elle, c'était qu'elle était cantonnée à son environnement immédiat, à la portion de rue dans laquelle elle vivait. « On n'a pas tant d'occasions de sortir du quartier, d'explorer, de voir autre chose. Autour de nous, il n'y a pas grand-chose à part les fusillades, la drogue, les jeux de dés et les gangs. Qu'est-ce qu'on est censés apprendre ? »

Cette jeune fille s'occupait de sa grand-mère, travaillait à temps partiel, s'efforçait d'éviter les fauteurs de trouble et de finir le lycée afin d'étudier les arts culinaires à l'université. Elle était *fatiguée*.

« J'ai l'impression que tout me tombe dessus en même temps. Mais je sais que je peux le faire, dit-elle avec un petit haussement d'épaules et un entrain retrouvé, alors ça va, c'est pas le stress non plus... » Deonna jeta un coup d'œil au reste du groupe – aux autres filles qui hochaient la tête – puis se résolut à un dernier aveu : « Sauf que si. »

Autour d'elle, tout le monde sourit et opina de plus belle.

Je voyais très bien ce dont elle parlait, ce qui suscitait notre acquiescement. Ce mouvement de yoyo intérieur qui fait qu'une journée peut sembler dure et pas si dure à la fois, un problème insoluble, puis gérable, et deux heures plus tard de nouveau insurmontable. Tout dépend de notre situation, mais aussi de notre humeur, de notre attitude, de notre façon de l'aborder – autant d'éléments qui peuvent changer en l'espace d'un instant. Il suffit d'un rien pour nous remonter le moral ou le démolir : un rayon de soleil, l'aspect de nos cheveux, si on a bien dormi, ce qu'on a mangé, si on a mangé tout court, si on a croisé un regard bienveillant. Et il y a les facteurs qu'on ne formule pas toujours à haute voix : les conditions sociales, résultat de générations d'oppression structurelle. Qu'on veuille l'admettre ou non, ça compte aussi.

Quand il s'agit de parler de sa souffrance et d'évoquer ses déconvenues, on tend à se montrer extrêmement prudent, de peur de donner l'impression qu'on s'apitoie sur son sort, surtout si on est une jeune Afro-Américaine ambitieuse, résolue à franchir les obstacles hérités du passé. Parce qu'on ne veut pas projeter une mauvaise image de soi, et parce qu'on n'a pas de temps à perdre. On se sent d'autant plus coupable de se plaindre qu'on sait qu'on ne s'en sort pas si mal, par rapport à d'autres. Alors, que fait-on ? On affiche sa force, et on dissimule le reste – ses vulnérabilités, ses craintes – bien soigneusement. Mais, au fond de soi, le moral oscille constamment entre « je gère » et « c'est trop ».

Comme dirait Deonna : c'est pas le stress, sauf que si.

Parmi les jeunes filles que j'ai rencontrées à Chicago ce jour-là, beaucoup ont exprimé des inquiétudes plus générales. Elles se reprochaient de ne pas en faire davantage – pour leur famille, leur quartier, notre pays, la planète, tout ce qui ne va pas dans le monde. Elles étaient conscientes des grands problèmes, mais se sentaient désemparées et un peu paralysées, honteuses de leur impuissance. Bien sûr, nous avons de la chance d'avoir des jeunes de 15 ou 16 ans qui font preuve d'autant de maturité, de compassion et d'intérêt, mais c'est un fardeau énorme à porter au quotidien quand on va encore au lycée. Comment ne pas être écrasé par ce poids ?

Je reçois régulièrement des lettres et des e-mails empreints d'un caractère d'urgence, où il est question de grands idéaux et de beaux sentiments. Un nombre impressionnant de ces messages contiennent l'une de ces déclarations, voire les deux à la fois :

Je veux faire quelque chose d'utile.
Je veux changer le monde.

Ces courriers sont exubérants, bourrés de bonnes intentions. Ils viennent souvent de jeunes qui expriment une forme de souffrance en songeant à tout ce qu'ils souhaiteraient corriger dans le monde, à tout ce qu'ils désireraient accomplir. Et, de préférence, tout de suite, ce qui bien sûr est propre à la jeunesse et à la passion. Environ une semaine après le meurtre de George Floyd, en 2020, j'ai reçu un message d'une adolescente appelée Iman. « Je veux changer le système *maintenant*, tout le système, déclarait-elle. J'éprouve le besoin urgent de tout réparer. » Elle ajoutait alors qu'elle n'avait que 15 ans.

Une autre adolescente, Tiffany, m'a écrit récemment de Floride pour me confier son rêve : « Je veux régner sur le monde par la musique, la danse et le théâtre. Je veux régner comme Beyoncé, mais en plus grand. » Elle se sentait investie d'une mission. Elle souhaitait que ses parents, ses grands-parents et ses ancêtres soient fiers d'elle. « Je veux tout », clamait-elle. Avant d'ajouter : « Mais parfois ma santé mentale fait obstacle. »

Voici ce que je répondrais à Tiffany et à tous ceux, jeunes ou moins jeunes, qui se cherchent un but dans la vie et désirent accomplir de grandes choses, poussés par un sentiment d'urgence : *Oui, c'est vrai. Quand on veut être utile, quand on veut changer le monde, notre santé mentale fait parfois obstacle.*

Parce que c'est son rôle. La santé repose sur l'équilibre. L'équilibre repose sur la santé. Nous devons prendre soin de notre psychisme, y être vigilants.

À chaque instant, l'esprit s'efforce tant bien que mal de faire les ajustements nécessaires, alors que nous sommes tiraillés entre nos passions, nos aspirations et nos rêves d'un côté, et nos blessures, nos limites et nos peurs de l'autre. Parfois, il donne un coup de frein pour nous ralentir. Il envoie des signaux de détresse s'il perçoit un problème – si on va trop vite ou si on travaille à un rythme insoutenable, si on est pris dans une spirale morbide ou si on manifeste des comportements dangereux. Ne négligez pas ce que vous ressentez. Prêtez attention aux avertissements que vous adressent votre corps et votre esprit. Et n'ayez pas honte de demander de l'aide si vous perdez pied, ou si quelqu'un de votre entourage est en souffrance. Il existe des structures et des spécialistes pour vous épauler. Nous sommes nombreux à nous tourner vers des professionnels en cas de besoin : psychothérapeutes, psychologues scolaires, lignes d'écoute, médecins. Surtout, gardez en tête que vous n'êtes pas seul.

Vous avez le droit de ralentir le rythme, de souffler, de parler de vos difficultés. Vous avez le droit de donner la priorité à votre bien-être, de vous reposer et de vous ressourcer régulièrement. Si on veut changer le monde, ce n'est pas plus mal de faire les choses par étapes, de ne pas se focaliser sur le « tout ou rien ». Ainsi, on risque moins de se sentir submergé, épuisé ou découragé.

Il ne s'agit pas de capituler. C'est quand le mieux devient l'ennemi du bien qu'on s'expose à la défaite. Quand, devant l'ampleur de la tâche, on baisse les bras avant même d'avoir commencé. Quand les problèmes paraissent tellement écrasants qu'on néglige les étapes intermédiaires, ce qui dépend de nous. N'oubliez pas d'accorder la priorité à ce que *vous* pouvez faire, ne serait-ce que pour recharger vos batteries et vous ouvrir à de nouvelles possibilités. Il peut s'agir de terminer le lycée. D'être particulièrement attentif à vos finances pour améliorer vos perspectives. De construire des relations enrichissantes avec des personnes qui vous soutiendront tout au long de votre vie. Gardez en tête que résoudre de grands problèmes ou atteindre l'excellence prend souvent des années. Je suppose que Tiffany essayait de me dire que, parfois, elle n'avait pas l'énergie ni la passion nécessaires pour régner sur le monde et surpasser Beyoncé. Et je ne serais pas autrement surprise si l'élan puissant qui pousse Iman à vouloir « changer le système *maintenant* » connaissait lui aussi des ratés, à l'occasion.

Voilà pourquoi il est utile d'allier des objectifs modestes à d'autres, plus ambitieux. Les entreprises plus humbles nous aident à préserver notre bonheur quand nos idéaux menacent de le dévorer. Et si on se sent bien, on est plus à même d'agir. Les études montrent que plus on est heureux, plus on est enclin à s'attaquer aux grands problèmes de la société[2]. Raison de plus pour ne pas hésiter à mettre autant d'énergie dans son bien-être que dans la défense de ses convictions les plus farouches. S'autoriser à célébrer des petites victoires et reconnaître leur importance permet de comprendre la nature progressive du changement : un vote peut contribuer à faire évoluer notre démocratie, élever un enfant pour qu'il devienne un adulte équilibré peut contribuer à changer une nation, envoyer une fillette à l'école peut améliorer le quotidien d'un village.

À la Maison-Blanche, au printemps, nous faisions un potager sur la pelouse sud, employant la technique dite des

« trois sœurs », qui consiste à associer les cultures de maïs, de haricots et de courge. C'est une tradition amérindienne ingénieuse, utilisée depuis des siècles, qui repose sur l'idée que chaque plante a quelque chose de vital à apporter aux autres. Le maïs, qui pousse en hauteur, sert de tuteur naturel aux haricots. Les haricots enrichissent le sol en azote, favorisant le développement de ses voisins, et les larges feuilles de la courge forment un tapis qui maintient la terre humide et empêche les mauvaises herbes de tout envahir. Chaque plante croît à son rythme, les légumes arrivent à maturité à des périodes différentes, mais leur association crée un système de protection mutuelle bénéfique. Le grand et le petit travaillent main dans la main. Ce n'est pas l'un ou l'autre, mais le maïs, les haricots et la courge combinés qui produisent une bonne récolte. L'équilibre provient de cet accord.

Aujourd'hui, j'ai tendance à envisager ma vie, et plus généralement l'humanité, en ces termes. Nous devons partager avantages et protection. Notre équilibre repose sur cet idéal, sur la richesse des combinaisons. Si je perçois un déséquilibre, si je ne me sens pas soutenue, si j'ai l'impression d'être submergée, j'essaie de faire le bilan de ce que contient mon jardin. Qu'ai-je planté ? Qu'ai-je besoin d'ajouter ? Qu'est-ce qui nourrit mon sol ? Qu'est-ce qui empêche les mauvaises herbes de tout envahir ? Est-ce que je cultive le petit et le grand à la fois ?

C'est devenu une précieuse habitude, un autre outil sur lequel je m'appuie : j'ai appris à reconnaître et à apprécier les moments d'équilibre – où je suis plus solide, plus concentrée, plus lucide –, et à réfléchir à ce qui m'a permis d'atteindre cet état. J'ai constaté que, lorsqu'on est capable de s'examiner, on est plus apte à détecter les dérèglements et à prendre les mesures nécessaires. On apprend à repérer les avertissements que nous envoie notre corps et à réagir avant qu'il ne soit trop tard. Ai-je été cassante avec quelqu'un que j'aime ? Suis-je inquiète au sujet de quelque chose qui échappe à mon contrôle ? Mes peurs sont-elles en train d'obscurcir mon jugement ?

Une fois que j'ai identifié le déséquilibre, je passe en revue les remèdes à ma disposition et j'essaie différentes approches. Souvent, il suffit de pas grand-chose. Dans certains cas, j'ai simplement besoin d'aller faire un tour, d'une séance de sport pour me défouler ou d'une bonne nuit de sommeil. Ou de me secouer et de faire mon lit. Ou encore de prendre une douche et de m'habiller avec soin. Parfois, la solution est d'avoir une longue conversation avec une amie. Ou de m'isoler et de coucher par écrit mes pensées. D'autres fois, c'est de m'atteler à quelque chose – un projet, une interaction particulière – que je repoussais. Aider les autres permet aussi de s'aider soi-même, en faisant ne serait-ce qu'un geste qui facilitera ou ensoleillera la journée de quelqu'un. Et il y a des moments où tout ce dont j'ai besoin, c'est d'un éclat de rire pour repartir du bon pied.

Alors que je discutais avec ce groupe de lycéennes de Chicago, je leur ai demandé ce qu'elles avaient fait pour contrebalancer les deuils, l'inactivité forcée et le stress pendant la pandémie, quelles étaient les petites choses qui les avaient soulagées. D'une certaine manière, je m'efforçais de les aider à mettre des mots sur leurs déséquilibres et à identifier les outils susceptibles de les rasséréner. Petit à petit, nous nous sommes éloignées des grands problèmes et des questions existentielles que nous avions commencé par évoquer. L'atmosphère s'est allégée. Les réponses fusaient. Les rires aussi. Deux jeunes filles ont expliqué que la danse et la musique leur avaient permis de tenir le coup. Pour d'autres, c'était le sport. Une lycéenne du nom de Logan a déclaré fièrement avoir appris par cœur les paroles de toutes les chansons de la comédie musicale *Hamilton*, juste comme ça.

Ce sont ces pas de côté qui nous aident à dénouer les nœuds les plus importants. Ce sont les « juste comme ça » qui nourrissent notre sol. J'ai également constaté que les petites victoires avaient tendance à s'accumuler. Une impulsion en entraîne une autre, les rééquilibrages s'enchaînent. En s'essayant à un exercice nouveau, même s'il s'agit d'une tâche en apparence minuscule, on peut progressivement s'orienter vers des actions plus significatives.

Addison, une adolescente de 14 ans, nous en a offert un exemple, ce jour-là. Au début de la pandémie, pendant les mois les plus difficiles, elle réalisait des vidéos destinées à des proches coincés chez eux. De fil en aiguille, elle a monté un business plan pour finalement lancer sa propre société de production. De son côté, Madison, bouleversée par la mort de George Floyd, a commencé à participer à des collectes de nourriture et à des campagnes de nettoyage de quartier. Peu à peu, elle s'est aperçue qu'elle se sentait plus sereine, plus en prise avec la réalité. Kourtney, elle, nous a avoué avoir passé des mois avachie chez elle avant de se rendre compte qu'elle avait besoin de « sortir de sa boîte et de faire quelque chose ». Elle s'était donc présentée aux élections d'une association d'élèves (virtuellement) et elle avait perdu. « Mais j'ai essayé », claironnait-elle, fière d'avoir tenté sa chance.

Malgré l'échec, sa campagne lui avait redonné confiance en elle. Depuis, elle a créé un groupe de jeunes travaillant sur des projets bénévoles dans son quartier.

Telle est la force des petites choses. Quand les étapes intermédiaires comptent, quand se concentrer sur ce qu'on a devant soi nous permet de souffler, quand on peut terminer rapidement ce qu'on a commencé, alors « c'est trop » s'éloigne, et « je gère » paraît à notre portée.

Et, ainsi, on continue de s'accomplir.

LORSQU'ON SE LANCE dans une nouvelle entreprise, on ne voit pas toujours où l'on va. Il faut accepter de ne pas savoir exactement ce qui va se passer. C'est pareil quand on tricote. On monte sa première maille, puis on s'appuie sur un diagramme : une série de symboles, de lettres et de chiffres ésotériques aux yeux du néophyte. La grille indique quel type de maille tricoter et dans quel ordre, mais il faut en général un moment avant que le résultat n'apparaisse, qu'un motif n'émerge. En attendant, on suit les instructions pas à pas, maille après maille. En un sens, c'est une activité qui repose sur la confiance.

De ce point de vue, les petites choses ne sont pas aussi insignifiantes qu'on pourrait le croire. Justement parce qu'elles éprouvent notre confiance. Elles nous rappellent ce qui est possible. En menant à bien des projets plus modestes, on affirme : *Je peux*. On affirme : *C'est important pour moi*. On ne renonce pas.

Quand on tricote, comme souvent dans la vie en général, la seule manière d'obtenir une réponse à ses interrogations, c'est une maille à la fois. Une maille et une autre et encore une autre, jusqu'à la fin du rang. Ensuite, on fait le deuxième rang au-dessus du premier, puis le troisième et le quatrième. Enfin, à force d'efforts et de patience, on entrevoit le résultat. Quelque chose prend forme.

Peut-être est-ce un minuscule bonnet vert que vous voulez offrir à une amie pour la naissance de son bébé. Ou un pull à col rond tout doux pour votre époux frileux né à Hawaï. Ou un dos nu en alpaga à brides torsadées qui rend magnifiquement sur la peau brune de votre fille de 19 ans, tandis qu'elle s'empare des clés de la voiture avec un grand sourire et file en coup de vent, partant à l'assaut de ce monde chaotique et inabouti.

Alors, pendant une minute ou deux, vous voyez que ça compte – que vous êtes à la hauteur.

Peut-être avez-vous fait progresser les choses.

J'aime à le croire, en tout cas.

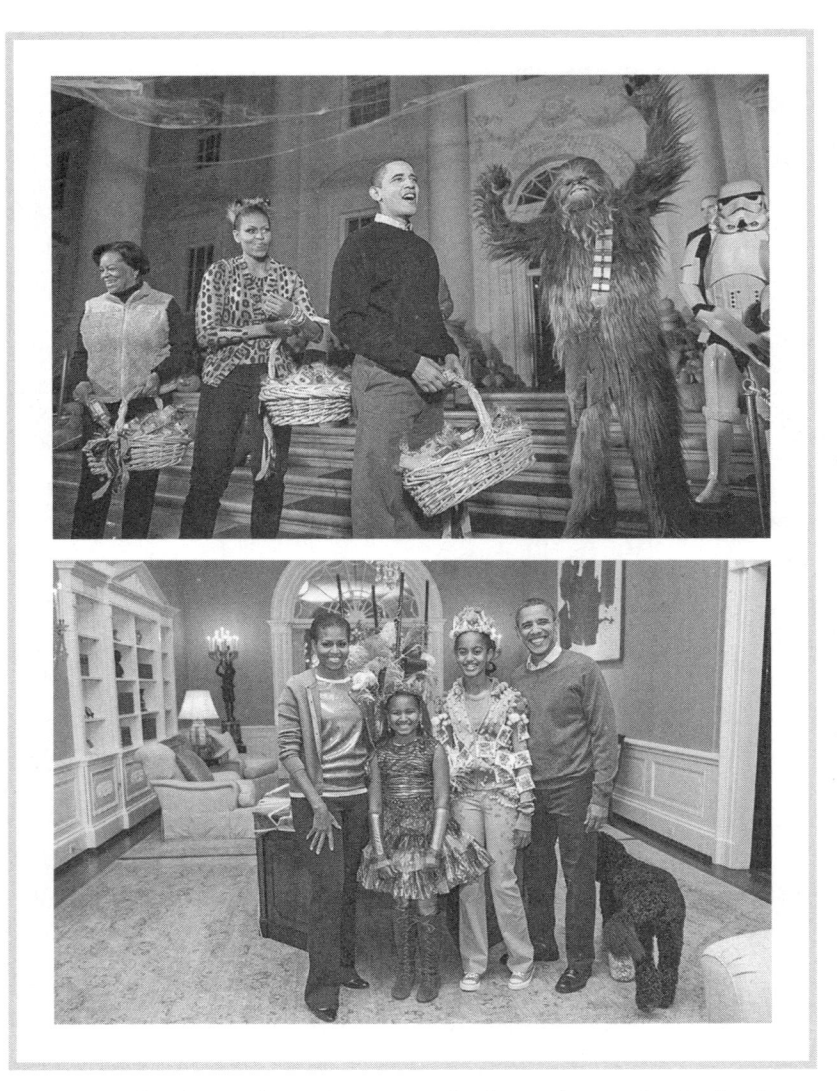

EN HAUT : Chewbacca, le personnage poilu de *La Guerre des étoiles*, à côté de Barack, a fait si peur à Sasha qu'elle s'est terrée dans sa chambre jusqu'à ce qu'on lui ait juré qu'il avait quitté la fête de Halloween. EN BAS : Toute la famille à la fête de Halloween de la Maison-Blanche l'année suivante. Chewbacca n'a pas été réinvité.

CHAPITRE DEUX
DÉCODER LA PEUR

ENFANT, MON FRÈRE Craig adorait tout ce qui faisait peur. Rien ne semblait l'ébranler. Le soir, dans l'appartement d'Euclid Avenue, allongé dans la chambre que nous partagions, il écoutait pour s'endormir une émission de radio consacrée aux histoires de fantôme. À travers la mince cloison qui divisait la chambre en deux, j'entendais la voix de baryton de l'animateur parler de cimetières et de zombies, de greniers sombres et de capitaines de navire morts, ses récits ponctués d'effets sonores discordants : grincements de portes, gloussements et hurlements de terreur.

« Éteins ! criais-je de mon lit. Je ne veux pas entendre ça ! »

Peine perdue. Une fois sur deux, il dormait déjà.

Craig avait aussi une émission télévisée fétiche, « Creature Features », qui rediffusait des films d'épouvante cultes le samedi soir. Parfois, bêtement, je suivais le programme avec lui. Emmitouflés dans une couverture sur le canapé, nous regardions captivés des classiques tels que *Le Loup-Garou*, *Dracula* ou *La Fiancée de Frankenstein*. Enfin, en ce qui me concerne, j'étais plus captive que captivée. Ces films, je les sentais jusque dans la moelle de mes os. J'avais le cœur qui battait à tout rompre quand les cercueils s'ouvraient en grinçant, quand les cadavres étaient exhumés par les profanateurs de tombes. Je sanglotais de terreur lorsque les momies revenaient à la vie.

Mon frère, lui, était ravi. Ces films le fascinaient, mais avaient aussi sur lui un étrange effet soporifique. À l'apparition du générique de fin, souvent, il dormait profondément.

Craig et moi regardions les mêmes films, côte à côte sur le canapé, mais nous ne vivions clairement pas la même chose. C'était lié à la façon dont chacun interprétait les images. À l'époque, je n'avais aucun filtre : je ne voyais que des monstres et j'éprouvais une peur sans mélange. Craig, de deux ans mon aîné, avait plus de discernement. Il était capable de relativiser. Ce qui lui permettait d'apprécier les films de monstres, d'avoir le frisson sans que la terreur prenne le pas sur le plaisir. Il était capable de décoder ce qu'il voyait : des acteurs en costume de monstre. Ils étaient de l'autre côté de l'écran de télévision, et lui en sécurité sur le canapé, quoi qu'en pense sa petite sœur terrorisée.

Pour lui, ce n'était rien ; pour moi, c'était cauchemardesque.

Pourtant, j'y revenais toujours : chaque semaine ou presque, je me blottissais contre Craig sur le canapé pour suivre un nouvel épisode de « Creature Features ». En partie parce que j'adorais mon grand frère et que j'étais un vrai pot de colle, mais aussi, je crois, parce que j'espérais apprendre à être plus à l'aise avec ma peur.

DÉCODER LA PEUR

JE N'AI JAMAIS ATTRAPÉ le virus des films d'épouvante. Aujourd'hui encore, je n'éprouve aucun intérêt pour ce genre de sensations fortes. En revanche, avec l'âge, j'ai découvert qu'il était salutaire d'affronter directement sa peur et son anxiété, et j'ai appris à faire face dans les situations qui m'effraient.

J'ai eu la chance de grandir dans un environnement relativement stable et sûr, entourée de gens en qui je pouvais avoir confiance, et je suis consciente que cela m'a donné certains repères. J'avais une idée assez nette de ce qu'étaient la sécurité et la stabilité, un avantage dont tout le monde ne bénéficie pas. Il y a beaucoup de peurs auxquelles je n'ai jamais été confrontées, d'expériences qui me sont étrangères. Je n'ai pas subi de violences sexuelles, par exemple. Je n'ai jamais vécu dans une zone de guerre. Ma sécurité physique a parfois été menacée, mais, par bonheur, je n'ai jamais été agressée. Pourtant, je suis une Noire aux États-Unis. Une femme dans une société patriarcale. Et je suis une personnalité publique, ce qui m'expose à la critique et au jugement, mais également à la colère et à la haine. Je lutte parfois pour dominer ma peur. J'éprouve une conscience du danger dont je me passerais volontiers. Comme nombre d'entre vous, je dois m'armer de courage quand j'apparais en public, quand j'exprime mes opinions, ou quand je me lance dans un nouveau projet.

Je parle ici surtout de peurs abstraites : peur du ridicule ou du rejet, peur qu'une situation tourne mal, que quelqu'un soit blessé. J'ai aussi appris que le risque était inhérent à la condition humaine – qui que l'on soit, quoi que l'on fasse et où que l'on vive, on est exposé à des risques. Ils revêtent différentes formes, peuvent être plus ou moins importants, mais personne n'est immunisé. Qui peut évoluer dans le monde sans être conscient des périls qui nous guettent ? Qui est indifférent à la mort, aux accidents et à l'échec ? Nous analysons constamment nos peurs, en nous efforçant de distinguer les vraies urgences de celles qui sont fabriquées. C'est particulièrement compliqué dans un environnement médiatique où la peur est trop souvent utilisée pour faire vendre. Ainsi, en janvier 2022, à la suite de la hausse des crimes avec violence, Fox News a fait défiler des bandeaux clamant : LES SCÈNES D'APOCALYPSE SE MULTIPLIENT DANS LES VILLES AMÉRICAINES, et C'EST L'EFFONDREMENT DE LA CIVILISATION EN TEMPS RÉEL[3], créant de toutes pièces une Amérique de film d'épouvante. Si c'était vrai, il n'y aurait plus rien à faire. Plus personne n'oserait mettre le nez dehors, et nous n'aurions aucune chance de voir 2023.

Pourtant nous agissons, nous sortons, et 2023 sera bientôt là.

Néanmoins, il ne faut pas se voiler la face. Oui, nous vivons une époque difficile. Et oui, même les informations provenant de sources sérieuses peuvent être extrêmement préoccupantes. Mais, quand la peur nous empêche d'agir, quand elle nous prive de tout espoir et de toute capacité d'action, alors nous courons réellement au désastre. C'est pourquoi il est essentiel d'être attentif à la façon dont nous évaluons nos inquiétudes et d'apprendre à les analyser. J'estime que les choix que nous opérons sous le coup de la peur jouent un rôle déterminant dans notre vie.

Le but n'est pas de l'éliminer. J'ai rencontré beaucoup de gens courageux au cours de mon existence, des héros du quotidien aussi bien que des géants de la trempe d'une Maya Angelou ou d'un Nelson Mandela, qui, de loin, peuvent sembler totalement impavides. J'ai parlé – et vécu! – avec des chefs d'État qui prennent régulièrement des décisions cruciales, susceptibles de mettre des vies en péril et d'en sauver d'autres. Je connais des musiciens et des comédiens capables de dévoiler leur âme devant des foules immenses, des activistes qui risquent leur liberté et leur vie pour défendre les droits d'autrui, et des artistes dont la créativité est nourrie par une audace folle. Je ne pense pas m'avancer beaucoup en affirmant qu'aucun d'entre eux ne prétendrait ignorer la peur. C'est plutôt, me semble-t-il, qu'ils sont capables de vivre avec le danger, de garder la tête froide et de rester lucides en sa présence. Ils ont appris à être à l'aise avec leur peur.

Qu'est-ce que j'entends par-là ? L'idée est simple. Il s'agit d'entretenir une relation raisonnable avec sa peur, de trouver un moyen pour que l'inquiétude soit un guide, et non un frein. D'accepter la présence inévitable des zombies et des monstres pour les affronter plus rationnellement, et de se fier à son jugement face aux menaces réelles ou supposées. Quand on y parvient, on n'est jamais totalement détendu ni totalement sous l'empire de la peur. On apprend à vivre dans une zone intermédiaire, lucide et conscient, sans être paralysé.

L'un de mes plus anciens souvenirs d'enfance remonte à un spectacle de Noël organisé à l'église par ma grand-tante Robbie, auquel elle m'avait proposé de participer. J'avais environ 4 ans, et j'étais aux anges, parce que j'allais porter une jolie robe de velours rouge et des souliers vernis. Tout ce que l'on me demandait, c'était de virevolter devant un sapin de Noël. Lorsque je suis arrivée à la répétition, cependant, je me suis retrouvée confrontée à un obstacle inattendu.

Robbie et un bataillon de paroissiennes zélées avaient décoré la scène de paillettes et d'accessoires. L'arbre était entouré de paquets cadeaux et d'animaux en peluche géants presque aussi grands que moi. Pire, tout près de l'endroit où j'étais censée me tenir se trouvait une inquiétante tortue verte à la tête étrangement inclinée, avec de gros yeux en feutre noir. La vue de cette tortue a fait retentir une série d'alarmes dans mon cerveau. J'ignore pourquoi, mais elle me pétrifiait. J'ai secoué la tête énergiquement, retenant mes larmes, et refusé tout net de monter sur scène.

Nos peurs d'enfant peuvent nous paraître ridicules rétrospectivement, et les miennes ne font pas exception. Souvent, ce sont des réactions instinctives face à l'inconnu, à ce que nous ne sommes pas encore capables de comprendre : *D'où viennent ces explosions et ces grésillements dans le ciel ? Qu'est-ce qui se cache dans l'espace tout noir sous mon lit ? Qui est cette personne qui ne ressemble pas à celles que je vois habituellement ?* Et ces questions en recèlent d'autres, qui guident notre réaction : *Cette chose inconnue va-t-elle me faire du mal ? Pourquoi devrais-je lui faire confiance ? Vaudrait-il mieux crier et partir en courant ?*

Sasha frémit encore au souvenir de notre première fête de Halloween à la Maison-Blanche. Nous avions ouvert nos portes à des familles de militaires et à des centaines d'autres personnes. Il y avait des petits-fours, des gens en costumes et des spectacles. Dans la mesure où la moyenne d'âge était inférieure à 10 ans, nous avions évité les déguisements sinistres ou effrayants. Tout le monde était là pour s'amuser. Seulement, j'avais eu l'idée calamiteuse et presque impardonnable d'inviter à la fête quelques personnages de *La Guerre des étoiles*.

Lorsqu'elle a découvert Chewbacca le Wookiee, Sasha a éclaté en gros sanglots que rien ne semblait pouvoir calmer. À croire que j'avais convié Satan en personne. Peu importe si l'homme en combinaison poilue était la douceur et la gentillesse incarnées, et si aucun autre enfant ne semblait perturbé par sa présence. Ma petite fille si hardie habituellement a eu une crise de panique. Elle a passé les deux heures suivantes tapie dans sa chambre à l'étage et n'est redescendue qu'après s'être fait jurer à plusieurs reprises que Chewbacca avait quitté les lieux.

Chewbacca était sa tortue à elle. Dans un cas comme dans l'autre, c'étaient à nos yeux des intrus qui remettaient en question l'idée que nous nous faisions du monde.

QUAND ON Y RÉFLÉCHIT, la peur obéit souvent à ce mécanisme. C'est une réaction instinctive face au désordre, à la différence, à l'irruption d'un élément nouveau ou intimidant. Dans certaines circonstances, c'est une réponse parfaitement rationnelle, et dans d'autres pas du tout. C'est pourquoi la manière dont on apprend à la gérer est primordiale.

Le jour du spectacle de Noël, je me rappelle avoir été placée devant un choix cornélien. Robbie, qui n'était pas du genre à s'en laisser conter et qui avait d'autres acteurs à faire répéter, n'avait pas le temps de me dorloter. Je pouvais soit accepter les peluches autour du sapin et faire mon numéro dans ma jolie robe rouge, soit m'asseoir sur les genoux de ma mère et regarder le spectacle se dérouler sans moi. Si j'ai bonne mémoire, Robbie m'a exposé l'alternative avec un haussement d'épaules : c'était à moi de voir. Et d'assumer les conséquences de mon choix. Je pouvais monter sur scène ou rester dans la salle. Ça ne changeait rien pour elle. Elle n'allait pas enlever cette tortue inoffensive pour me rassurer.

Je suppose que je devais beaucoup aimer cette robe et avoir très envie de m'exhiber sur scène, car, pour finir (après avoir pleuré et boudé encore un peu), j'ai pris mon courage à deux mains et je me suis approchée du sapin, le cœur battant. Aujourd'hui, je me rends compte que l'intransigeance de Robbie m'a rendu service. Elle m'a donné la possibilité de peser le pour et le contre, et d'évaluer la rationalité de ma peur. J'ignore si c'était délibéré de sa part ou si elle avait tout simplement d'autres chats à fouetter. En tout cas, elle m'a laissée apprendre par moi-même.

Lorsque je me suis glissée à ma place, à côté du sapin, je me suis aperçue que la tortue n'était pas aussi monstrueuse que je l'avais cru au premier abord. Ses yeux n'étaient pas aussi cruels, de près. Je la voyais telle qu'elle était : un objet doux, inerte et inoffensif – presque mignon. Il n'y avait aucun danger, uniquement la nouveauté. Mon jeune cerveau a alors examiné la peur que j'éprouvais à l'idée de monter sur cette scène inconnue. C'était une sensation inconfortable, certes, mais qui diminuait à mesure que je me familiarisais avec les lieux. Une fois acclimatée, j'ai retrouvé ma légèreté, et je me suis sentie libre de danser.

Je ne m'en suis d'ailleurs pas privée. Le jour de la représentation, j'ai tourbillonné avec une telle ardeur – faisant voler ma robe, le visage béat levé vers le ciel – que mes parents en ont pleuré de rire. Cette répétition s'est révélée une expérience salutaire, qui me servirait bien au-delà de ma participation au spectacle de Noël. C'était la première fois que j'avais l'occasion d'utiliser ma raison pour passer outre à ma peur.

NOUS SOMMES NOMBREUX, je pense, à reproduire ce processus psychologique régulièrement au cours de notre vie, à considérer la tortue, hésitant à monter sur scène. La peur a des effets physiologiques non négligeables. Elle nous secoue comme une décharge électrique, met le corps en état d'alerte. Elle s'empare souvent de nous face à des situations, des personnes ou des émotions nouvelles. L'anxiété, sa proche cousine, est plus diffuse, et peut-être encore plus puissante, car elle est capable de mettre nos nerfs à rude épreuve alors qu'il n'y a aucun danger immédiat, simplement parce que nous imaginons le pire et redoutons ce qui *pourrait* arriver. À l'âge adulte, les questions restent au fond les mêmes : *Suis-je en sécurité ? Quels sont les risques ? Puis-je me permettre d'élargir un peu mon monde en acceptant quelque chose de nouveau ?*

La nouveauté, bien sûr, exige un cran de prudence supplémentaire. Mais on a parfois tendance à trop s'écouter. Il est facile d'accorder une importance démesurée à un frisson de panique ou à une bouffée d'anxiété. On préfère reculer, ne pas se mouiller, et se priver d'une expérience potentiellement enrichissante.

Les réactions à la peur, au stress et à tout ce qui nous intimide d'une manière générale deviennent plus nuancées avec le temps. Si on ne s'enfuit plus en hurlant, il existe mille façons de battre en retraite. Là où l'enfant crie, l'adulte adopte une stratégie d'évitement. On n'ose pas demander une promotion au travail. On reste dans son coin au lieu d'aller se présenter à une personne qu'on admire. On ne s'inscrit pas à un cours de crainte d'être pris en défaut ; on ne se lance pas dans un débat avec quelqu'un dont on ne connaît pas déjà les opinions politiques ou religieuses. Pourtant, en esquivant la prise de risque, en se préservant de l'inquiétude et de l'inconfort, on laisse peut-être aussi passer des occasions. Quand on s'accroche uniquement à ce qu'on connaît, notre monde rétrécit. On se prive de la possibilité de grandir.

Je pense qu'il est toujours utile de se demander : ai-je peur parce que je suis véritablement en danger, ou uniquement parce que je suis face à l'inconnu ?

Décoder sa peur signifie prendre le temps d'interroger ses réactions, de réfléchir à ce que l'on fuit et à ce vers quoi on a envie d'aller. Surtout, il est utile de se demander *pourquoi* on avance ou on fait marche arrière.

La relation qu'on entretient avec sa peur a aussi des conséquences sur des questions sociétales plus vastes. Quand on évite la nouveauté et la différence, sans remettre en question ses pulsions, on est plus enclin à rechercher et à privilégier le familier. On préfère par exemple vivre dans un quartier où les gens nous ressemblent, se réfugier dans un certain conformisme par facilité. Le problème, c'est que, à force, la moindre différence nous semble menaçante. On a plus de mal à accepter les choses – ou les gens – qu'on ne reconnaît pas immédiatement.

Si la peur est une réaction à la nouveauté, alors on peut se demander si l'intolérance n'est pas souvent une réaction à la peur : pourquoi avez-vous traversé la rue à la vue d'un garçon noir vêtu d'un sweat à capuche ? Pourquoi avez-vous mis votre maison en vente après qu'une famille d'immigrants a emménagé à côté ? Pourquoi vous sentez-vous menacé quand deux hommes s'embrassent dans la rue ?

JE CROIS N'AVOIR JAMAIS été aussi anxieuse que le jour où Barack m'a annoncé qu'il désirait se présenter à l'élection présidentielle. L'idée me terrifiait. Pire encore, pendant les quelques semaines où nous en avons discuté par intermittence, fin 2006, il m'a clairement fait savoir que sa décision dépendait de moi. Il m'aimait, il avait besoin de moi et nous formions une équipe. Autrement dit, si j'estimais l'entreprise trop dangereuse, si je pensais qu'elle pèserait trop sur notre famille, il arrêtait tout.

Je n'avais qu'à dire non. Et, croyez-moi, en dépit des encouragements que Barack recevait de toute part, j'étais très tentée d'enterrer le projet. Cependant je savais que, avant de répondre, je lui devais – je nous devais – de réfléchir honnêtement à ce qui motivait mon choix. Je ne pouvais pas fonder une telle décision sur mon affolement initial. Je devais opérer un tri entre mes doutes légitimes et mes inquiétudes irrationnelles. Pendant une quinzaine de jours, j'ai laissé trotter dans ma tête cette idée saugrenue et effrayante. Elle m'accompagnait au bureau et à la salle de sport. Elle était là lorsque je bordais les filles et que j'allais me coucher à côté de mon mari.

Je comprenais pourquoi Barack voulait se présenter, et je ne doutais pas qu'il ferait un excellent président. Mais, personnellement, je n'étais pas attirée par la vie politique.

J'aimais mon métier. Je souhaitais offrir à Sasha et à Malia une enfance stable et paisible. Je n'avais aucun goût pour le bouleversement et l'imprévu, et je savais qu'une campagne électorale ne manquerait ni de l'un ni de l'autre. Accepter qu'il se présente, c'était aussi accepter que notre famille soit jugée. Jugée sans concession. Quand vous êtes candidat à la présidence des États-Unis, vous demandez ni plus ni moins son approbation à chaque électeur.

C'était terrifiant, je ne vous le cache pas.

Refuser serait un véritable soulagement. Si je disais non, notre vie ne changerait pas. Nous resterions confortablement installés dans notre maison, dans notre ville, et nous continuerions à faire le même travail, entourés de nos amis. Pas de changement d'école, pas de changement de domicile, pas de changement du tout.

Et c'était précisément ce qui se cachait derrière ma peur, ce que je cherchais à éviter : le changement. Je souhaitais éviter l'inconfort, l'incertitude, la perte de contrôle. Je ne voulais pas que mon mari se présente à l'élection présidentielle parce que je ne pouvais pas prévoir – je ne pouvais même pas imaginer – ce qui nous attendait. Certains de mes doutes étaient légitimes, bien entendu, mais qu'est-ce qui m'inquiétait réellement ? La nouveauté.

Le comprendre m'a aidée à y voir plus clair. Peu à peu, l'idée m'a paru moins saugrenue, moins effrayante. Une fois démêlé l'écheveau de mes appréhensions, celles-ci sont devenues moins paralysantes. Je m'entraînais à affronter la nouveauté depuis des années, depuis cette fameuse rencontre avec la tortue sur la scène de tante Robbie. Et Barack aussi. Après tout, ensemble, nous avions déjà vécu une multitude de changements. Adolescents, nous avions quitté la sécurité du toit familial pour partir à l'université. Nous avions embrassé de nouvelles carrières. Nous avions été les seuls Noirs dans la salle plus d'une fois, et nous avions survécu. Barack avait connu des victoires et des défaites électorales. Nous avions surmonté la stérilité, perdu des parents, élevé des enfants en bas âge. L'incertitude nous avait-elle causé de l'anxiété ? La nouveauté avait-elle créé de l'inconfort ? Et comment ! Pourtant, indiscutablement, nous nous étions révélés plus compétents et plus adaptables à chaque étape. En réalité, nous étions bien entraînés, en matière de changement.

Voilà pourquoi j'ai revu ma position.

C'est étrange de penser que ma peur aurait pu modifier le cours de l'histoire.

Mais je ne me suis pas dérobée. J'ai dit oui.

Surtout, je ne voulais pas vivre avec l'autre terme de l'alternative. Je ne voulais pas que ma famille se retrouve le soir à la table du dîner pour parler des chemins qui n'avaient pas été pris et de ce qui aurait pu être. Je ne voulais pas devoir dire un jour à mes filles que leur père aurait pu devenir président des États-Unis, que, à un moment de sa vie, suffisamment de personnes croyaient en lui, que lui-même était prêt à se lancer dans cette folle entreprise, mais que j'avais tué le rêve dans l'œuf, soi-disant pour le bien de tous, alors que, dans le fond, je protégeais mon petit confort, mon désir de ne rien changer.

Je me sentais à la fois bridée et stimulée par l'héritage de mes deux grands-pères, de fiers hommes noirs qui avaient travaillé dur et veillé sur leur famille, mais dont la vie avait été définie par la peur – une peur souvent fondée –, ce qui avait limité leur horizon. Southside, le père de ma mère, avait du mal à se fier à quiconque n'était pas de la famille, et plus encore si la personne était blanche, ce qui revenait à éviter beaucoup de monde, notamment les médecins et les dentistes, au détriment de sa santé. Il s'inquiétait constamment pour ses enfants et ses petits-enfants, persuadé qu'il allait leur arriver malheur s'ils s'éloignaient trop de la maison, alors même qu'il laissait ses dents se gâter et refusait de se préoccuper des premiers symptômes de son cancer du poumon. Il était tout-puissant en sa maison, à quelques rues de celle où j'ai grandi, un nid joyeux qui résonnait de jazz, où l'on riait, mangeait bien et se sentait aimé. Mais on croisait rarement Southside hors de son territoire.

Mon autre grand-père, Dandy, avait un tempérament bien différent. Il était moins enjoué, moins amical, mais se méfiait tout autant du monde extérieur. Il était très sensible, sa souffrance à fleur de peau, jamais loin de son orgueil, et, quand il était piqué au vif, on assistait à des éruptions de rage. Comme Southside, il avait grandi dans le Sud, alors soumis à des lois discriminatoires. Après avoir perdu son père très jeune, il avait émigré à Chicago en quête d'une vie meilleure. Au lieu de quoi il avait trouvé la Grande Dépression et un Nord dominé par le même système de castes raciste que le Sud. Lui qui rêvait d'étudier à l'université avait dû se contenter de petits boulots précaires : faire la plonge, travailler dans un pressing ou redresser les quilles dans un bowling. Réparer, raccommoder, porter.

Mes grands-pères avaient tous deux l'intelligence et les compétences pour exercer des métiers qualifiés – Dandy avait une formation d'électricien, Southside de menuisier – mais ils ne pouvaient pas obtenir d'emplois stables, car pour cela il fallait être membre d'un syndicat, or ceux-ci, à l'époque, acceptaient rarement les Noirs. Je n'étais que partiellement consciente de ce que le racisme avait coûté à mes grands-parents – les portes qu'on leur avait fermées au nez, les humiliations qu'ils taisaient –, cependant, je comprenais qu'ils étaient contraints de vivre dans les limites qu'on leur avait imposées. Et je voyais l'impact de ces limites, la façon dont elles s'étaient imprimées dans leur psychisme.

Un jour, au début de mon adolescence, Dandy avait dû m'emmener chez le médecin pendant que ma mère était au travail. Il était passé me prendre au volant de sa voiture, sur son trente-et-un, aussi fier et bravache que lorsque nous lui rendions visite. Mais, alors que nous roulions vers le centre-ville, j'ai soudain remarqué sa mâchoire serrée et ses mains crispées sur le volant. Si je ne l'avais pas repris, il aurait tourné à gauche, dans une rue en sens interdit. Quelques instants plus tard, il changeait de voie brusquement, surprenant la conductrice à côté de nous qui a fait une embardée et l'a klaxonné. Dans l'affolement, il a grillé un feu.

Si mon grand-père avait été du genre à boire, j'aurais cru qu'il était ivre. Mais c'était tout autre chose. Il était tétanisé, chargé d'une mission inhabituelle, dans une partie de la ville qu'il connaissait mal, et il avait les nerfs en pelote. Il devait avoir dans les 65 ans, à l'époque, mais il ne s'aventurait presque jamais hors du quartier où il avait ses trajets balisés. Ce jour-là, c'était la peur qui avait pris le volant.

Nos blessures deviennent nos peurs. Nos peurs deviennent nos limites.

Parfois, c'est un lourd héritage, transmis de génération en génération. Et il n'est pas simple de s'en défaire, de désapprendre certains réflexes.

Mes parents étaient le produit de leur éducation, autrement dit, c'étaient des gens pragmatiques, plutôt prudents, qui ne prenaient pas de risques inconsidérés et avaient une conscience aiguë des dangers auxquels s'exposaient les Noirs désireux d'explorer de nouveaux territoires. En même temps, je pense qu'ils avaient constaté les effets de cette attitude chez leurs propres parents, le monde relativement exigu dans lequel ils évoluaient. Aujourd'hui, lorsque je songe à tout ce dont je me serais privée si j'avais dit non à Barack, j'ai peine à y croire : toutes les personnes que je n'aurais jamais connues, toutes les expériences que je n'aurais pas vécues, tout ce que je n'aurais jamais appris sur mon pays et le monde si j'avais écouté ma peur. Je suis reconnaissante à mes parents d'avoir fait ce qu'ils pouvaient pour briser le cycle de la peur, pour que leurs limites ne deviennent pas les nôtres. Ils voulaient que leurs enfants aient un horizon plus vaste, plus varié – qu'ils puissent évoluer dans une zone de confort plus large. Il suffit de voir comment, par leur attitude, ils nous amenaient à décoder nos peurs.

Petite fille, si je tremblais pendant un des violents orages qui éclataient sur Chicago les soirs humides d'été, mon père me prenait dans ses bras et disséquait la mécanique des phénomènes météorologiques autour de nous. Il m'expliquait que le fracas du tonnerre n'était que la collision de colonnes d'air inoffensives, qu'il y avait des façons d'éviter d'être frappé par la foudre, notamment en se tenant à l'écart des fenêtres et de l'eau. Il ne me demandait jamais de surmonter ma peur, ne me disait jamais qu'elle était irrationnelle ou idiote. Il me donnait simplement des informations concrètes pour apprécier le danger et des conseils afin de ne pas prendre des risques inutiles.

De son côté, ma mère nous édifiait par son exemple. Elle demeurait toujours sereine et efficace dans des situations que je trouvais terrifiantes. D'un coup de balai, elle délogeait d'énormes araignées de notre perron. Elle chassait les chiens hargneux qui s'élançaient de la véranda des Mendoza chaque fois qu'on passait devant chez eux. Tôt le matin, un week-end où mes parents dormaient encore, alors que Craig et moi avions trouvé le moyen de mettre le feu au grille-pain, elle surgit de nulle part, débrancha l'appareil et jeta les restes de toasts carbonisés dans l'évier.

Même ensommeillée et en robe de chambre, elle était l'incarnation de la compétence. Et la compétence, ai-je appris, est l'envers de la peur.

Craig et moi avons grandi environnés de dangers très concrets. Nous savions qu'il valait mieux éviter certains secteurs. Des voisins avaient péri dans l'incendie de leur maison. D'autres, dont les dettes augmentaient plus vite que le salaire, avaient été expulsés. Mes parents devaient se montrer vigilants, veiller à toutes sortes d'aléas, sans doute davantage que je ne l'imaginais. Mais ils nous ont appris à toujours interroger cette vigilance, à faire usage de notre raison pour décomposer le mécanisme de la peur et déterminer quand elle était utile, et quand elle se transformait en handicap.

Ils nous poussaient à aller de l'avant, créant un cadre où, chaque fois que mon frère ou moi acquérions une nouvelle compétence, nous éprouvions une forme d'assurance et de maîtrise. Je pense que, à leurs yeux, la compétence était un filet de sécurité. Être capable d'avancer malgré sa peur était une protection en soi. Leur rôle était de nous montrer que c'était possible. Les premières fois où j'ai dû aller à l'école seule, j'étais terrorisée, mais ma mère avait décrété qu'il était temps que j'apprenne. J'étais encore à la maternelle, j'avais 5 ans, autrement dit assez âgée pour penser qu'elle avait perdu la tête. Croyait-elle vraiment que je pouvais aller à l'école toute seule ?

C'est précisément pour cette raison qu'elle m'a obligée à le faire. Elle était consciente qu'elle devait mettre ses inquiétudes de côté pour que j'apprenne à avoir confiance en mes propres capacités. Et parce que je sentais qu'elle avait foi en moi, j'avais foi en moi. En dépit de ma peur, je me sentais fière et indépendante. Ce fut un élément fondateur dans mon apprentissage de l'autonomie.

Je me souviens de chaque pas craintif, lors de cette première expédition de cent ou deux cents mètres. Et je me rappelle tout aussi clairement le sourire sur le visage de ma mère, quand, au retour de l'école, j'ai franchi les derniers mètres en courant.

Elle m'attendait sur la pelouse devant la maison, se dévissant le cou pour m'apercevoir lorsque je déboucherais au coin de la rue. Je voyais qu'elle était un peu inquiète. Qu'elle avait éprouvé elle aussi une légère appréhension.

Mais la peur ne l'avait pas arrêtée. Et, désormais, elle ne m'arrêterait pas non plus. Ma mère m'avait montré qu'on pouvait être à l'aise avec sa peur.

C'est un principe que j'ai essayé d'appliquer lorsque je suis devenue mère à mon tour. Souvent, j'ai dû me raisonner quand un instinct farouche et profondément ancré en moi m'incitait à protéger mes filles contre tout ce qui risquait de les effrayer ou de les blesser. À chaque pas, je voulais repousser leurs ennemis, combattre les dangers sur leur route, leur prendre la main dès qu'une menace se profilait à l'horizon. C'est une pulsion très primaire, j'en suis consciente, et un produit de ma peur. Alors, je m'efforce d'imiter ma mère, d'attendre sur la pelouse devant la maison et de les laisser chercher leur propre chemin vers la confiance et l'indépendance, de les laisser apprendre à se protéger en faisant les choses par elles-mêmes. Je les regarde partir et j'attends leur retour, malgré mon cœur qui cogne dans ma poitrine. Car, à trop vouloir préserver ses enfants, on les empêche surtout de se sentir compétents.

Pars avec un soupçon de peur et reviens avec des tombereaux de compétence. C'était la doctrine au 7436 Euclid Avenue. Celle que j'ai essayé de transmettre à mes enfants, même si je continue de charrier mon lot d'inquiétudes. J'avance, à l'aise avec ma peur.

QUAND NOUS N'ÉTIONS pas devant des films d'épouvante, Craig et moi regardions parfois un célèbre cascadeur à moto nommé Evel Knievel. C'était le plus étrange des héros américains. Il se pavanait dans une combinaison de cuir blanche ornée de la bannière étoilée, imitait vaguement Elvis Presley et réalisait de dangereuses prouesses : il sautait par-dessus des rangées de voitures et de bus, ou tentait de franchir un canyon dans l'Idaho sur un engin équipé d'un moteur de fusée. C'était insensé. Et en même temps fascinant. Si Evel Knievel réussissait certaines cascades, il lui arrivait aussi de se prendre de sacrées gamelles. Il collectionnait les fractures et les commotions cérébrales, passait sous sa moto, mais se relevait toujours avant de s'éloigner clopin-clopant des lieux de l'accident. Était-ce un miracle ou un désastre ? Personne à l'époque ne semblait vouloir se prononcer. Tout le monde était trop captivé par cet homme qui essayait de s'envoler sur son énorme Harley-Davidson.

C'est un peu ce que j'ai ressenti, en 2007, quand j'ai dit oui à la candidature de Barack : le sentiment de m'envoler sur une moto, au mépris des lois de la pesanteur et du bon sens.

On parle de « lancer » une campagne politique, et désormais je comprends pourquoi. C'est exactement cette sensation-là : une accélération brutale qui vous projette en avant. La rampe est courte et raide. Vos proches et vous êtes soudain propulsés à travers le cosmos médiatique et vous grimpez très vite, d'une manière délibérément sensationnelle, pour attirer l'œil du public.

Pour moi, c'était un degré d'incertitude inédit. Je reste, après tout, la digne héritière de mes parents et de mes grands-parents. En d'autres termes, je ne suis pas une fusée, mais quelqu'un qui gravit les barreaux de l'échelle un par un, méthodiquement. En bonne Capricorne, j'aime trouver mes repères avant d'avancer. Mais là-haut, dans la stratosphère d'une campagne présidentielle, tout se brouille. L'allure est trop folle, les hauteurs trop vertigineuses, le battage trop effréné. Sans parler du fait que nous avions embarqué nos deux filles sur cette incroyable moto volante.

C'est au cours de cette période que j'ai fait plus intimement connaissance avec mon « cerveau peureux », cette part de moi qui opposait un non catégorique à tout, convaincue que rien n'allait – et ne pouvait – marcher. Encore et encore, j'ai dû me faire violence pour ne pas l'écouter. Car je savais précisément ce qui se passerait si je lui lâchais la bride : je perdrais courage. Je perdrais la foi. Mon esprit ne verrait plus que l'impossibilité de l'entreprise. Alors, ce serait la chute.

Depuis ces hauteurs vertigineuses, je baisserais la tête vers la terre et je verrais l'endroit précis où nous allions nous écraser. Par la pensée seulement, je pouvais entreprendre le grand plongeon.

Car il ne faut pas se méprendre : le doute vient de l'intérieur. Le cerveau peureux essaie presque toujours de s'emparer des commandes et de changer de cap. Son rôle est d'imaginer la catastrophe, de vous détourner du but, de jeter des pierres à vos rêves. Il aime vous sentir submergé et incertain. Ainsi, il a toutes les chances de vous garder à la maison, assis sur le canapé, sage et passif, ne prenant surtout aucun risque. En d'autres termes, braver sa peur signifie presque toujours braver une part de soi-même. C'est, je pense, un aspect essentiel du décodage : il faut apprendre à identifier, puis à dompter quelque chose en soi. Il faut s'entraîner à ne pas laisser ses peurs prendre les rênes. Plus on s'entraîne, meilleur on est. Chaque saut que j'ai accompli a rendu le suivant plus aisé.

DANS UNE INTERVIEW sur CBS, Lin-Manuel Miranda, acteur, chanteur et compositeur, a un jour comparé le trac à une forme de « propergol[4] », évoquant sa toute première performance sur scène, alors qu'il était au cours préparatoire. Il devait faire du play-back sur une chanson de Phil Collins dans un spectacle scolaire. Quand son tour est venu, il a été pris de violents maux de ventre et il a compris à cet instant le choix qui s'offrait à lui. « Je me suis rendu compte que je pouvais me laisser dominer ou prendre le dessus. C'est comme ça que je vois le trac. C'est du propergol. [...] Vous le maîtrisez et il alimente la fusée, ou c'est lui qui prend les commandes et il la fait exploser en vol. »

Cela me rappelle la première visite de Lin-Manuel à la Maison-Blanche, lorsque nous avons inauguré nos soirées de lectures et de poésie, en 2009. Il avait 29 ans, et il était visiblement nerveux. Il avait terminé à la hâte une chanson sur laquelle il travaillait pour pouvoir nous la présenter. Ce morceau deviendrait l'ouverture de sa comédie musicale, *Hamilton*. Aujourd'hui, on sait le succès phénoménal qu'elle a remporté, mais, à l'époque, l'œuvre était encore à l'état d'esquisse. Lin-Manuel tâtait le terrain et il était loin d'être sûr de lui. C'était la première fois qu'il rappait en public – un public de surcroît particulièrement intimidant à ses yeux – et il se demandait comment ça allait se passer. Si c'était un bide, se disait-il, il faudrait peut-être tirer un trait sur le projet.

C'était, vous l'aurez deviné, son cerveau peureux qui parlait. Le message est caractéristique : *Si tu essuies un échec, tout est perdu*. On peut toujours compter sur le cerveau peureux pour rappliquer dans les moments de stress aigu, avec un objectif sans ambiguïté : mettre son veto. Il pense que vous foncez dans le mur.

Ce soir-là, lorsque Lin-Manuel s'est présenté et a commencé à parler de sa comédie musicale balbutiante aux deux cents personnes en tenue de soirée réunies pour l'occasion, il a senti le trac monter. Ses yeux furetaient dans tous les sens. Il cherchait les issues de secours au cas où il devrait s'enfuir en courant[5]. Il bégayait un peu, et était surpris par la tonalité de sa propre voix.

Il est revenu sur l'épisode dans une interview pour un podcast : « J'étais très nerveux. Et la première chose que j'ai faite, c'est de regarder le président des États-Unis. Aussitôt, j'ai pensé : *Je ne peux pas, c'est trop flippant*[6]. » Il aurait ensuite posé les yeux sur moi, mais j'étais apparemment tout aussi intimidante. Son regard a alors croisé celui de ma mère, qui était assise de l'autre côté de Barack. Et quelque chose dans son expression lui a dit que tout allait bien se passer, ce qui, curieusement, ne me surprend pas.

La suite lui a plus que donné raison. Nous avons eu le sentiment d'assister à un moment historique. Accompagné du pianiste Alex Lacamoire, Lin-Manuel nous a offert trois minutes de rap électrisantes, se révélant une véritable bête de scène et revisitant l'histoire des Pères fondateurs avec un talent qui a ébloui le public. À la fin, il a souri, nous a adressé un petit signe et a quitté la scène. Il avait transcendé son trac et l'avait transformé en une performance inoubliable qui nous avait tous laissés sans voix.

Il avait fait décoller sa fusée.

C'était époustouflant à voir. Cette anecdote renferme un véritable enseignement sur les possibilités qui s'ouvrent quand on trouve le moyen de convertir la peur en carburant.

Inutile de se leurrer. La peur essaiera de prendre les rênes chaque fois qu'on abordera une situation nouvelle, chaque fois qu'on tentera de repousser des limites et que les enjeux s'élèveront en conséquence. Réfléchissez-y : qui est totalement à l'aise le jour de la rentrée scolaire ? Qui ne commence pas un nouveau travail avec un pincement d'angoisse ? Qui ne tressaille pas intérieurement en entrant dans une pièce remplie d'inconnus ou lorsqu'il prend publiquement position sur un sujet important ? Ce sont des moments d'inconfort que la vie place régulièrement en travers de notre route. Mais ils peuvent également être stimulants.

Pourquoi ? Parce qu'on ignore ce qui nous attend de l'autre côté de l'expérience. Et que le voyage se révélera peut-être transformateur.

Comment rencontrer l'âme sœur si on ne va pas à ce rendez-vous ? Comment réussir si on n'accepte pas ce nouvel emploi ou si on ne déménage pas dans une autre ville ? Comment s'instruire et grandir si on refuse de quitter le domicile familial pour entrer à l'université ? Si on ne veut pas se retrouver entouré de visages étrangers, ni découvrir un nouveau pays, ni se lier avec quelqu'un qui n'a pas la même couleur de peau ? L'inconnu est un lieu chatoyant de possibilités. Si on ne prend pas de risque, si on ne surmonte pas quelques soubresauts émotionnels, on se prive de possibilités d'évoluer.

Puis-je me permettre d'élargir un peu mon horizon ? Je pense que la réponse est presque toujours oui.

AUJOURD'HUI ENCORE, une part de moi n'en revient pas. Comment Barack et moi sommes-nous parvenus à faire atterrir sans encombre notre moto volante ? Comment avons-nous pu tenir le cap huit années durant à la Maison-Blanche ? Pourtant, nous y sommes arrivés. Cette expérience n'a pas éliminé la peur et le doute de ma vie. En revanche, je peux dire que je me laisse moins intimider par mes propres pensées.

Je suis convaincue qu'on a tout intérêt à apprivoiser son cerveau peureux. Pourquoi ? D'abord, parce qu'il sera toujours là. Vous ne le délogerez pas. Il est enraciné dans votre psychisme et il se manifestera chaque fois que vous monterez sur scène, à chaque entretien d'embauche, au début de chaque nouvelle relation. Il se manifestera et il donnera de la voix. C'est le même réflexe de défense qui vous animait enfant – le même instinct qui vous poussait à pleurer pendant un orage ou à hurler si on vous obligeait à vous asseoir sur les genoux d'un Père Noël de centre commercial –, à la différence près que, comme vous, il a mûri et il est devenu plus subtil. Et vu le nombre de fois où vous l'avez forcé à vivre des situations inconfortables, il ne vous a pas à la bonne.

Une fois encore, il n'a qu'une envie : que vous descendiez de cette moto pour rentrer dare-dare à la maison.

Votre cerveau peureux est un compagnon de vie que vous n'avez pas choisi. Et, à vrai dire, il ne vous a pas choisi non plus. Parce que vous êtes nul, vous êtes un raté, vous n'êtes pas très malin et, *en plus*, tout ce que vous entreprenez tourne au fiasco. Alors, franchement, pourquoi vous ferait-on confiance ?

Ça vous rappelle quelque chose ? À moi, oui.

Mon cerveau peureux et moi-même cohabitons depuis cinquante-huit ans, à présent. Nous ne sommes pas les meilleurs amis du monde. Cette Michelle-là me met mal à l'aise. Elle aime me voir faible. Elle tient à jour un épais dossier qui recense toutes mes erreurs, tous mes faux pas, et elle scrute constamment l'univers en quête de nouvelles preuves de mon incompétence. Quoi que je fasse, elle me trouve moche. Elle n'aime pas l'e-mail que j'ai envoyé à un collègue de bureau. Elle n'aime pas non plus la remarque que j'ai faite lors du dîner d'hier. De manière plus générale, elle est accablée par les bêtises qui sortent de ma bouche. Chaque jour, elle essaie de me dire que je fais n'importe quoi. Chaque jour, je tâche de lui opposer des arguments. Ou au moins de la contrer avec des pensées plus positives. Rien n'y fait, elle est toujours là.

Elle est tous les monstres que j'ai croisés. Et elle est également moi.

Au fil des ans, néanmoins, j'ai appris à composer avec elle. Je ne m'en réjouis pas, mais j'admets qu'elle possède un droit de résidence dans ma tête. En fait, je lui ai accordé la citoyenneté pleine et entière, ne serait-ce que parce qu'elle est ainsi plus facile à nommer, et donc à décoder. Au lieu de nier son existence ou de m'épuiser dans un vain combat, j'ai appris à la connaître aussi bien qu'elle me connaît. Et cette simple démarche a desserré son emprise et l'empêche d'agir en douce. La secousse me prend rarement au dépourvu, désormais. Mon cerveau peureux est bruyant, mais généralement inefficace – plus de tonnerre que d'éclairs –, et son influence s'est sérieusement émoussée.

Quand j'entends son boniment habituel, les critiques et l'autodénigrement, quand les doutes s'amoncellent, je marque une pause et je regarde ma peur en face. Je me suis entraînée à prendre du recul et à m'adresser à elle comme à une vieille connaissance, à qui je n'accorde qu'un haussement d'épaules semi-amical et quelques mots détachés :

Tiens, salut. Te revoilà.
Merci d'être passée. De t'assurer que je reste vigilante.
Mais je te vois.
Tu n'es pas un monstre à mes yeux.

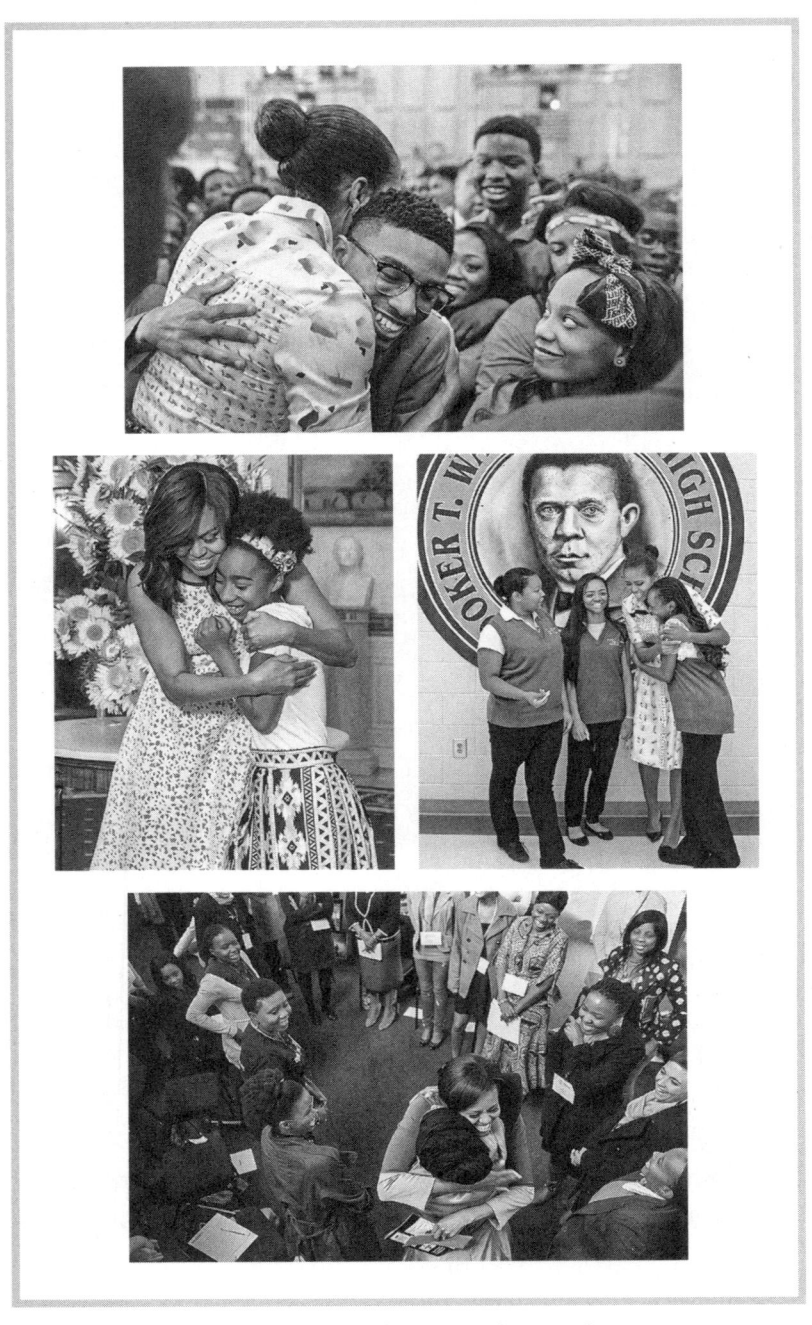

Quand on serre quelqu'un dans ses bras,
on lui montre qu'on est heureux de le voir.

CHAPITRE TROIS
COMMENCER SUR UNE NOTE BIENVEILLANTE

J'AI UN AMI, Ron, qui démarre sa journée en se disant bonjour dans le miroir. Au premier degré et la plupart du temps à voix haute.

Je ne l'ai pas appris de Ron, mais de sa femme, Matrice.

Matrice affirme que, chaque matin au réveil, elle l'entend adresser un salut cordial à son reflet au-dessus du lavabo.

« Héé! Salut mon pote! » dit-il.

Elle l'imite à la perfection, comme seule une épouse sait le faire. Et dans sa voix reproduisant celle de son mari, on sent l'élan d'affection que Ron trouve en lui jour après jour. Il est chaleureux. On croirait qu'il salue un collègue qu'il apprécie particulièrement ou un vieux copain qu'il n'avait pas vu depuis longtemps. Comme s'il était agréablement surpris de découvrir la personne qui a décidé de passer la journée en sa compagnie.

Pour Matrice, qui entend ces mots de son lit, il n'y a pas meilleure façon de se réveiller.

La première fois qu'elle a mentionné ce petit rituel, j'ai ri. C'était drôle, en partie parce que j'imaginais parfaitement

Ron faire ça. Ron est un homme intelligent et accompli, le genre de personne qui attire la sympathie. Il a confiance en lui sans être prétentieux. Il est amical et charismatique. Il a été le maire d'une grande ville. Il a de beaux enfants et une famille heureuse. Il a un large sourire, de l'aisance, et une assurance tranquille qu'on lui envie.

Et puis, en y réfléchissant, je me suis rendu compte que ce « Hééé, salut mon pote ! » n'était pas qu'une marotte amusante. Ce genre d'habitude a son importance. C'est la marque de quelqu'un qui s'affirme sereinement, quelqu'un qui a choisi de commencer sa journée en se montrant bienveillant envers lui-même.

Ron, bien sûr, est un homme. Autrement dit, on est en droit de supposer qu'il se présente devant sa glace avec moins de complexes qu'une femme, soumise à des injonctions qui l'incitent à être plus critique sur son apparence. Le miroir peut faire peur. On n'est pas toujours à l'aise avec son image, en particulier au saut du lit. Les femmes peuvent porter un regard très dur sur elles-mêmes, par pur automatisme. Parce qu'elles absorbent sans arrêt des remarques dévalorisantes sur leur physique, des messages qui les assimilent à des objets, leur rappellent qu'elles ne sont pas à la hauteur ou encore qu'elles sont invisibles. Par ailleurs, on leur demande en général d'être plus pomponnées, plus élégantes, ce qui nécessite de l'argent, du temps et des efforts, avant de se sentir prête à partir au travail ou tout bêtement à sortir dans la rue.

Je ne compte pas le nombre de matins où j'ai allumé la lumière de la salle de bains pour avoir envie de l'éteindre aussitôt en découvrant ma tête dans la glace. Quand je me regarde, mon premier réflexe est de recenser mes imperfections ; je ne vois que ma peau sèche ou mes yeux bouffis, tout ce qui chez moi pourrait et devrait être mieux. En me jugeant, je deviens ma meilleure ennemie. Je commence ma journée coupée en deux : mi-critique, mi-clown. L'une mord, l'autre a mal. Ce n'est pas un sentiment agréable et il est difficile de s'en défaire.

Pourtant, il est possible de commencer sur une note bienveillante. Je suppose que, au même titre que le commun des mortels, mon ami Ron a parfois les traits tirés ou bouffis au réveil. Il a lui aussi toutes sortes de défauts qui ne demanderaient qu'à être scrutés à la loupe et répertoriés. Mais ce qu'il voit en premier, ce qu'il choisit de privilégier, c'est une personne tout entière, quelqu'un qu'il est sincèrement heureux de retrouver. À la différence d'une majorité d'entre nous, Ron a compris que la haine de soi n'était pas le meilleur moyen d'amorcer une nouvelle journée.

Son « Hééé, salut mon pote ! » a de l'allure. Il est efficace, dénué de fanfaronnade et relève de l'intime (du moins en relevait-il avant que Matrice m'en parle). Plus important encore, ce n'est pas un jugement. Il n'invite pas à des remarques subsidiaires, ni : « Tu as une sale tête » ni : « Pourquoi est-ce que tu ne fais pas un effort ? » Ron écarte toute tentation de s'évaluer ou de se critiquer. Il refuse de se complaire dans l'autodénigrement et s'adresse au contraire un message tout simple d'empathie et d'approbation.

Quand on y songe, c'est précisément le genre d'encouragement qu'on a trop souvent tendance à attendre des autres – parents, enseignants, supérieurs, conjoint –, au risque de se sentir abattu si on ne l'obtient pas. Si ce « Hééé, salut mon pote ! » me séduit tant, c'est aussi parce qu'il n'est pas trop ambitieux. Ce n'est pas un laïus de motivation. Il ne requiert ni passion ni éloquence, ne laisse pas entendre que la journée sera mirifique, pavée de nouvelles possibilités et d'occasions de s'épanouir. C'est un petit coucou amical, quatre mots prononcés sur un ton chaleureux. Cela ne ferait certainement de mal à personne de s'y essayer de temps en temps.

Lors d'un entretien télévisé avec Oprah Winfrey qui remonte à une vingtaine d'années, l'autrice et Prix Nobel Toni Morrison, aujourd'hui disparue, évoquait une leçon essentielle que lui avait enseignée la maternité, et qui pourrait s'appliquer à n'importe quel adulte en présence d'enfants, voire d'un autre être humain. « Quand un enfant entre dans la pièce, qu'il soit le vôtre ou non, votre visage s'éclaire-t-il ? avait-elle demandé au public ce jour-là. C'est tout ce qu'il attend[7]. »

Les deux fils de l'écrivaine étaient déjà grands, à l'époque, mais ce qu'elle avait appris l'avait marquée. « Lorsque mes garçons pénétraient dans la pièce, je les inspectais pour m'assurer que leur pantalon était boutonné, leurs cheveux coiffés, leurs chaussettes remontées. On croit exprimer sa tendresse et toute la profondeur de son amour parce qu'on se soucie d'eux. Mais ce n'est pas le cas. Ce qu'ils voient, eux, c'est un visage critique. *Qu'est-ce que j'ai encore fait ?* »

Elle s'était rendu compte que la réprobation prenait le pas sur le reste, quel que soit l'amour qui motivait ses reproches. Dans ce genre de situation, tout ce que voit l'enfant, même s'il n'a que 4 ans, c'est un visage critique, et sa première réaction est de se demander ce qu'il a fait de mal. Cela peut devenir un réflexe. À l'âge adulte, certains ne verront que les expressions désapprobatrices autour d'eux, se sentant constamment jugés, et continueront de se demander ce qu'ils ont fait de mal. Trop souvent, on a tellement intériorisé ce regard dépréciateur qu'on le retourne contre soi-même. On se punit avec *ce qui ne va pas*, avant de s'autoriser à entrevoir *ce qui va bien*.

Ce qui nous amène à la seconde prise de conscience de Toni Morrison : on a le droit – et même le devoir, dans certaines circonstances – de faire pencher la balance de l'autre côté. Auprès de ses fils, Toni Morrison a appris à retenir son jugement, à lui substituer une attitude plus chaleureuse, plus juste, plus immédiate : un visage souriant, une expression de joie sans mélange, laissant paraître qu'elle ne s'attachait pas seulement aux cheveux coiffés ou aux chaussettes sans plis, mais prenait en considération la personne tout entière. « Parce que, lorsqu'ils entraient dans la pièce, j'étais heureuse de les voir. C'est aussi simple que ça. »

Elle a appris à mettre en avant sa joie, avec ses enfants, mais aussi avec ceux des autres. Comme Ron, elle veillait à commencer sur une note bienveillante.

Ce n'est pas pour autant que Toni Morrison passait à ses fils tous leurs caprices ou avait moins d'ambition pour eux. Ce n'est pas pour autant qu'elle a élevé des garçons incapables de prendre soin d'eux-mêmes, dépendants de l'approbation d'autrui. Au contraire, même. Elle a fait pour ses enfants ce que mes parents ont fait pour moi : elle leur a transmis le message qu'ils étaient à la hauteur, qu'ils n'avaient qu'à être eux-mêmes. Elle a reconnu leur lumière, la flamme unique qui brillait en eux. Elle leur a montré que cette lumière était là, qu'elle leur appartenait, que c'était une force et qu'ils pouvaient la porter seuls.

Mais il ne faut pas se leurrer. Dans la vie, on ne rencontre pas si souvent ce genre de message, et ils ne sont pour ainsi dire jamais communiqués de manière aussi directe. À l'école, au travail, voire au sein de la famille ou du couple, on nous demande quotidiennement de faire nos preuves, on nous conditionne à croire qu'il faut d'abord réussir une série de tests pour mériter l'approbation ou évoluer. Rares sont les patrons qui accordent leur pleine confiance dès le premier jour, les collègues qui nous font fête chaque matin. Même le meilleur conjoint du monde aura parfois du mal à sourire affectueusement quand il sort la poubelle ou monte dans la chambre pour changer une énième couche.

Il n'empêche, lorsqu'un visage s'illumine pour nous, on s'en souvient. Le sentiment reste. Je ressens encore la chaleur de Miss Seals, ma maîtresse à l'école primaire, qui semblait toujours sincèrement heureuse de voir ses élèves. Quand on est reçu avec bienveillance, quand quelqu'un nous salue avec une joie réelle ou croit en nous, l'effet peut être durable et stimulant. Qui ne se rappelle pas un professeur, un parent, un coach ou un ami qui l'accueillait d'abord et avant tout avec plaisir ? Des chercheurs ont constaté que, lorsqu'un enseignant prend le temps de saluer individuellement les élèves à la porte, leur taux d'implication augmente de plus de 20 %, et les perturbations dans la classe diminuent[8]. C'est le concept le plus simple au monde, en réalité : la joie nourrit. C'est un don. Si quelqu'un est heureux de nous voir, on se sent un peu plus solide sur nos jambes. Plus sûr et plus serein. Et c'est un sentiment aux effets durables.

Les enfants nous montrent à quel point les manifestations de joie sont un besoin instinctif. Ce sont des aimants à tendresse. À la Maison-Blanche, chaque année, nous recevions un groupe à l'occasion de la journée « Emmenez votre enfant au travail ». Ils étaient près de deux cents à envahir les lieux pour visiter la cuisine, faire la connaissance de nos chiens Bo et Sunny, et jeter un coup d'œil dans le véhicule présidentiel blindé surnommé The Beast (« La Bête »). Avant de les laisser repartir, je passais un moment avec eux dans le salon Est, où je répondais à leurs questions. Les enfants levaient le doigt et attendaient que je les invite à parler. « Quel est votre plat préféré ? » voulaient-ils savoir. « Pourquoi est-ce que vous faites autant de sport ? », ou : « Est-ce qu'il y a une piscine, ici ? », ou encore : « Est-ce que le président est gentil ? »

Au cours de l'une de ces visites, une fillette nommée Anaya a agité la main. Lorsque je lui ai donné la parole, elle s'est levée et m'a demandé mon âge (à l'époque, j'avais 51 ans), avant de décréter que j'avais l'air trop jeune pour être aussi vieille. J'ai éclaté de rire et l'ai invitée à avancer pour lui faire un gros câlin.

Une multitude de petites mains se sont aussitôt dressées. Une seule question semblait avoir soudain balayé toutes les autres.

« Je peux avoir un câlin, s'il vous plaît ? » a réclamé un de ses camarades.

Puis un autre : « Et moi, je peux avoir un câlin ? »

Un instant plus tard, c'était un concert de cris d'enfants : « Moi aussi, moi aussi, moi aussi ! »

Ils semblaient avoir compris d'instinct que, si cette journée pouvait leur apporter quelque chose, c'était un geste d'affection, une sensation dont ils se souviendraient plus longtemps que tous les mots que je pourrais prononcer et toutes les informations que je pourrais leur communiquer. Ils voulaient ressentir la joie profonde que me procurait leur visite. Et, pour être honnête, c'était réciproque. La joie est un sentiment mutuel. J'ai été amenée à rencontrer plus d'adultes que d'enfants lors de mon passage à la Maison-Blanche, mais c'étaient les seconds qui nourrissaient mon âme et rechargeaient mes batteries. Ces rencontres étaient l'un des meilleurs aspects de ma fonction. Je savais hélas trop bien que beaucoup d'enfants n'avaient jamais vu ni ne verraient jamais de visage s'illuminer pour eux. J'estimais qu'être cette lumière pour chaque enfant que je croisais faisait partie de mes responsabilités. Je les accueillais comme j'aurais accueilli mes filles. À travers ma joie, je voulais leur montrer qu'ils comptaient, qu'ils avaient de la valeur.

Dans les chapitres suivants, nous examinerons ce que nous pouvons faire pour nouer et entretenir des relations fondées sur la joie – comment reconnaître les personnes de notre entourage qui peuvent nous aider à atteindre une forme d'assurance tranquille, et comment jouer nous-mêmes ce rôle pour les autres. Être regardé par une personne qui en éprouve du bonheur est une chose, mais nous aborderons aussi la difficulté d'être vu tout court. Nombreux sont ceux qui se sentent invisibles ou doivent combattre toutes sortes de stéréotypes pour être acceptés. Dans ce chapitre, je voulais seulement rappeler que l'on commence véritablement à s'accomplir quand on est capable de porter un regard bienveillant sur soi-même.

REVENONS À RON, qui entame chaque journée en s'adressant un salut chaleureux. Il choisit de placer sa joie au premier plan, avant toute forme de jugement. Ainsi, il puise littéralement sa confiance *en lui*.

En effet, on a tendance à oublier que l'on n'a besoin de personne pour cela. On peut offrir un regard approbateur et bienveillant à l'être humain qui se trouve devant nous dans le miroir, aussi épuisé et imparfait soit-il. On peut célébrer la lumière en nous et *ce qui est*. Les livres sur le pouvoir de la gratitude ne manquent pas, et ce n'est pas pour rien, car ça marche. Il ne faut pas grand-chose, dans le fond. C'est peut-être simplement une question d'entraînement. Être plus attentif au réflexe d'autodénigrement. Constater la vitesse à laquelle les pensées critiques arrivent, et les remplacer par un « Hééé, salut mon pote ! » ou toute autre formule qui vous convient mieux.

Depuis quelque temps, lorsque je me réveille, j'essaie de commencer sur une note bienveillante, moi aussi, de chasser consciemment le premier commentaire réprobateur ou un tant soit peu négatif qui me traverse l'esprit. J'invite alors à la place une pensée plus douce et plus tendre, plus intentionnelle, plus amicale envers moi-même. Et je décide de démarrer là-dessus. Cette pensée est généralement on ne peut plus élémentaire. Un sentiment de gratitude paisible à l'idée que, une fois de plus, je suis sur la ligne de départ d'une nouvelle journée.

N'oubliez pas que la barre n'est pas très haute. Bienveillant ne veut pas forcément dire impressionnant. Inutile de réciter les exploits que vous comptez accomplir, de vous émerveiller des trésors d'assurance que vous allez découvrir en vous, ou de vous prétendre invincible. D'ailleurs, on n'a pas besoin de se parler à haute voix et encore moins devant un miroir. Il s'agit d'écarter les critiques intérieures afin de laisser la place à la joie, de se regarder dans les yeux – même métaphoriquement – avec un peu de chaleur, et de s'adresser un salut amical. Et tant pis si on se sent un peu idiot au début, ou s'il faut faire abstraction des rires étouffés d'un conjoint dans la pièce voisine.

Une chose est sûre, Ron continue de puiser en lui chaque matin une force et une sérénité qui l'accompagneront tout au long de sa journée. Il se salue d'un message qui signifie : *Tu es ici, et c'est un petit miracle, alors vas-y, fonce.* Et c'est déjà magnifique.

Ce qui ne nous empêche pas de glousser, Matrice et moi. Nous trouvons ça plutôt mignon.

« Hééé, salut mon pote ! » avons-nous pris l'habitude de nous dire, quand nous nous voyions.

« Hééé, salut mon pote ! » ai-je lancé à Ron la fois suivante, alors qu'il se tenait à l'autre bout de la pièce.

Et comme c'est un homme sûr de lui et en paix avec lui-même, il n'en a pas éprouvé le moindre embarras.

Il m'a souri et m'a rendu mon salut.

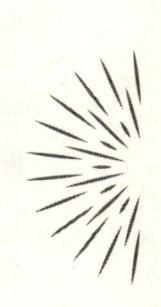

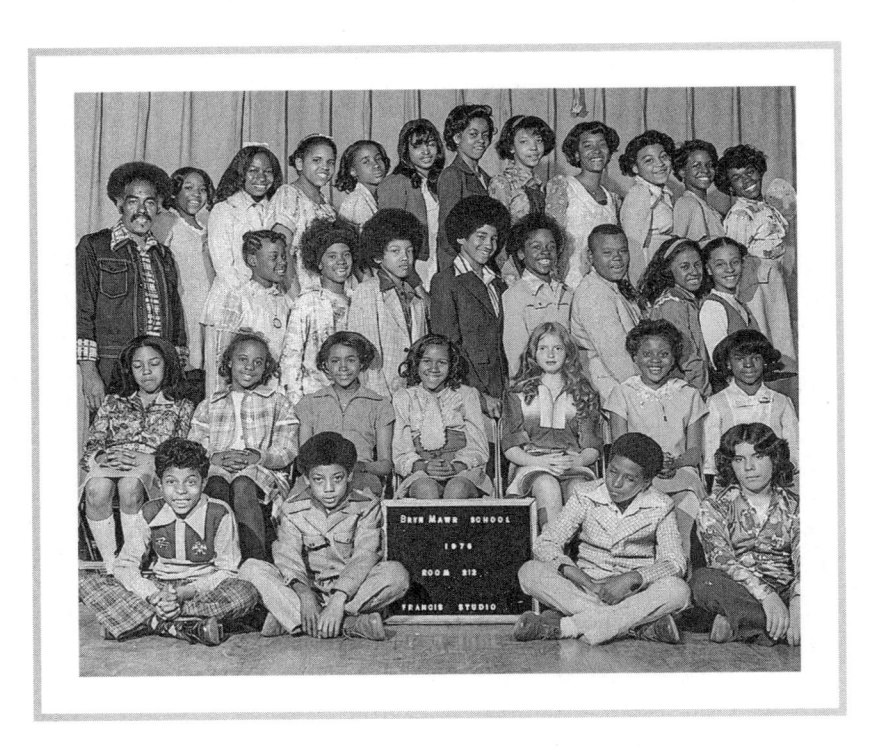

Ma taille constituait une différence qui ne passait pas inaperçue : on me repère tout de suite au milieu du dernier rang. À l'école primaire Bryn Mawr, j'étais la plus grande fille de la classe.

CHAPITRE QUATRE
SUIS-JE VISIBLE ?

Vous est-il déjà arrivé d'avoir l'impression de ne pas compter ? De vivre dans un monde qui ne vous voit pas ?

Partout où je vais, je rencontre des gens qui me confient avoir du mal à être acceptés en tant qu'individus à part entière, que ce soit à l'école, au travail, ou au sein d'un groupe plus large. Ils disent éprouver le sentiment de ne pas être à leur place. C'est un sentiment que j'ai connu et avec lequel j'ai dû composer pendant la majeure partie de ma vie.

Tout le monde fait l'expérience de ce malaise à un moment ou un autre, l'impression désagréable de détonner dans un environnement donné, d'être un intrus. Mais, pour ceux qui sont perçus comme différents – à cause de la couleur de leur peau, de leur culture, de leur corpulence, de leur sexe, de leurs préférences sexuelles, d'un handicap, d'une neuroatypie, ou pour plusieurs de ces raisons –, cela n'a rien d'occasionnel. Ce sentiment peut être pesant et éprouvant. Vivre avec au quotidien demande de l'énergie. Comprendre ce qui le suscite et apprendre à le gérer n'est pas une tâche aisée.

Mes premiers souvenirs à ce sujet ne sont pas liés à la couleur de ma peau. Dans mon quartier, être noir n'avait rien de remarquable. À l'école, je côtoyais des enfants de tous milieux et de toutes origines, et cette diversité créait un environnement où nous pouvions être pleinement nous-mêmes.

En revanche, j'étais grande. Et il a fallu que j'apprenne à m'en accommoder. On ne voyait que ça. On m'a collé cette étiquette très tôt et je n'ai jamais pu m'en débarrasser. Ce n'était pas un trait que je pouvais cacher. J'étais grande le jour de mon entrée à la maternelle et j'ai continué à grandir régulièrement pour atteindre ma taille actuelle – 1,80 mètre – vers l'âge de 16 ans.

En primaire, je redoutais l'appel avant chaque récréation, chaque exercice anti-incendie, chaque spectacle scolaire : « Allez, les enfants, en rang selon votre taille ! », autrement dit : *Les petits devant, les grands derrière.*

Je suis consciente que mes enseignants n'avaient aucune mauvaise intention, néanmoins, ces appels ajoutaient à la gêne que j'éprouvais déjà, et me donnaient l'impression d'être publiquement reléguée à la marge. Tout ce que j'en retenais, c'était : *Ta place est à l'extérieur.* Cette apparente disgrâce a créé en moi une blessure infime, une petite graine de détestation de soi qui m'empêchait de voir mes atouts. Parce que j'étais « la grande », j'étais presque toujours bannie au fond et je chantais au dernier rang de la chorale de l'école primaire. Je fermais la marche. L'attention portée à ma taille me complexait et causait chez moi un léger sentiment d'exclusion. Plus d'une fois, j'ai traversé une pièce sur des charbons ardents, une seule pensée en tête : *Je suis la grande qui se dirige vers le bout de la file.*

Rétrospectivement, j'ai compris que je m'adressais deux messages simultanés, particulièrement toxiques lorsqu'ils sont associés : *Je ne suis pas comme les autres* et : *Je ne compte pas.*

Ma taille ne m'a pas avantagée, contrairement à mon frère, qui, à 13 ans, était assez grand et costaud pour se mesurer à des adultes sur les terrains de basket du parc en face de chez nous. Sa puissance physique et ses qualités sportives lui valaient des compliments. C'est devenu un outil qui lui a permis de se faire des amis et de gagner le respect des gens du quartier. Ça l'a également servi dans ses études supérieures, d'une part parce qu'il a aussitôt été accepté par les autres athlètes universitaires, ce qui a facilité la transition entre le lycée et la fac, et d'autre part parce que le comité de soutien de l'équipe l'a pris sous son aile et l'a aidé à développer son réseau. La taille et la carrure de Craig lui ont ouvert une belle carrière de coach.

Chez moi, ce physique était moins un atout qu'un fardeau. En tant que fille, je ne savais pas ce que j'étais censée en faire. Pendant les Jeux olympiques de 1976, je me suis enthousiasmée pour la gymnaste roumaine Nadia Comăneci, qui a stupéfié le monde en obtenant la note maximale, une première dans une compétition olympique, pour son enchaînement impeccable aux barres asymétriques. Mieux encore, elle a réitéré l'exploit à six reprises, remportant la médaille d'or aux barres, à la poutre et en gymnastique générale. Sa puissance me laissait sans voix. Son aplomb me fascinait. Sa détermination à être la meilleure résonnait en moi. Avant Nadia Comăneci, la note 10 était une abstraction, un but vers lequel tendre, un mirage inaccessible, mais elle avait montré que c'était possible, elle avait repoussé les limites de l'excellence. C'était l'équivalent sportif d'un atterrissage sur la Lune.

Pour couronner le tout, elle n'avait que 14 ans. Plus précisément, 14 et demi. À l'époque, j'en avais 12 et demi, ce qui m'est apparu comme un signe. Peu importe si je n'avais jamais fait de gymnastique, tout ce qui comptait à mes yeux, c'était que j'avais deux années entières pour me préparer et atteindre son niveau. Alors, je n'aurais qu'à me passer de la craie sur les mains, et en route pour les compétitions internationales ! Nadia est devenue mon modèle. Je pensais : *C'est donc ça, avoir 14 ans et demi.*

J'ai décidé de suivre ses traces, persuadée que, moi aussi, j'irais sur la Lune.

Avec la bénédiction de ma mère, je me suis inscrite à un cours hebdomadaire d'« acrobatie » à la Mayfair Academy, où je faisais déjà de la danse. Mayfair avait été fondée à la fin des années 1950 par un célèbre danseur de claquettes et chorégraphe afro-américain du South Side, qui désirait que les enfants de son quartier aient accès aux activités pratiquées par les jeunes du nord de la ville, plus riches et plus blancs. Ce petit studio était ce qui se rapprochait le plus d'une salle de gymnastique dans le South Side, mais il ne disposait d'aucun agrès. Il n'y avait ni poutre, ni tapis, ni fosse de réception, ni table de saut, ni barres. L'équipement se résumait à un long chemin de gymnastique où je pratiquais mes culbutes et mes grands écarts en compagnie d'une dizaine de Nadia en herbe.

Pendant la majeure partie de l'année scolaire, je me suis scrupuleusement entraînée à réaliser des équilibres, des roues, des rondades. À l'occasion, je parvenais à effectuer une souplesse arrière, mais c'était exceptionnel. Quelque chose dans la façon dont mon poids était distribué compliquait la manœuvre. En général, je passais cinq minutes coincée en pont, les biceps tremblant, alors que je m'efforçais d'envoyer mes grandes cannes en l'air, par-dessus mon corps arqué, cherchant le point de bascule. Puis je me laissais tomber sur le dos, vaincue.

Je commençais à me sentir à la traîne par rapport à mes camarades acrobates. Le plus dur, c'était de voir de nouvelles arrivantes – des gamines grêles qui faisaient quinze bons centimètres de moins que moi – débarquer dans leur justaucorps tout neuf, et rapidement maîtriser des figures que j'étais toujours incapable de réaliser.

C'est devenu gênant. Puis carrément déprimant.

J'ai fini par reconnaître que je n'atteindrais jamais la Lune et j'ai renoncé officiellement à la carrière de gymnaste à l'âge de 13 ans.

Je n'étais pas Nadia et ne le serais jamais.

EN RÉALITÉ, je n'avais pas la morphologie adéquate. Mon centre de gravité était trop haut et mes membres trop longs pour tous ces groupés et ces roulés. J'étais trop grande pour être gymnaste. De toute façon, l'accès à l'équipement spécialisé et à l'encadrement nécessaire pour progresser aurait mis ma famille sur la paille. Ma motivation n'aurait pas suffi. La performance exceptionnelle de Nadia avait éveillé en moi le désir de prouver quelque chose, le sentiment que moi aussi j'étais capable de prouesses, une aspiration qui avait besoin d'être canalisée. Je m'étais choisi un bon modèle, mais une voie impossible.

La question demeurait entière : qu'étais-je censée faire de ma taille et de ma carrure ? J'étais une gamine forte, née dans une famille forte, mais ce n'était pas un qualificatif généralement attribué aux filles, pas dans un sens positif, en tout cas. Ce n'était pas un atout à chérir et à cultiver. J'avais de la force physique, de la force de caractère, un fort dynamisme. Pourtant, ces qualités semblaient inutiles hors de la maison. J'avais l'impression de devoir les réprimer.

Plus généralement, le problème était que j'ignorais quelles possibilités s'offraient à moi. Je ne savais pas où chercher des modèles. J'avais du mal à imaginer un exutoire. Il n'y avait pas, à ma connaissance, d'équipes féminines de football ni de softball dans mon quartier. Pas de courts ni de leçons de tennis. J'aurais sans doute pu m'inscrire au basket, mais quelque chose en moi se rebellait contre cette idée. Je n'avais pas envie de choisir *le* sport qu'une fille de ma taille était censée pratiquer. J'y voyais un pis-aller.

N'oubliez pas que c'était une autre époque. Bien avant Venus et Serena Williams. Maya Moore* n'était pas née, et la Women National Basket Association n'existait pas. Il n'y avait ni football ni hockey féminins aux États-Unis. Il était rare de voir une femme transpirer, se battre pour gagner ou jouer en équipe. Wilma Rudolph, une coureuse noire, avait brièvement attiré l'attention du monde au début des années 1960 ; la sprinteuse star suivante, Florence Griffith

---

* Star du basket féminin, née en 1989.

Joyner (« Flo-Jo »), n'entrerait en scène que dans les années 1980. Le Title IX, l'amendement majeur interdisant les discriminations sexuelles dans les études, qui bouleverserait le sport universitaire et ferait émerger une nouvelle génération d'athlètes féminines, n'avait que quatre ans et commençait tout juste à être appliqué. Quand je zappais devant la télé, je voyais des hommes jouer au football américain, au base-ball, au golf ou au basket presque chaque jour de la semaine. En revanche, il n'y avait pas de femmes, hors des occasionnels matchs de tennis. Voilà pourquoi les Jeux olympiques, qui n'avaient lieu que tous les quatre ans, me captivaient autant.

Seulement, même pendant les Jeux, la couverture des épreuves féminines faisait la part belle à la gymnastique et au patinage artistique, des disciplines individuelles dominées par des Blanches menues en Lycra moulant. Des femmes qui semblaient ignorer la transpiration, leurs corps musclés occultés par une grâce parfaitement maîtrisée, presque caricaturale. Aujourd'hui, je sais qu'il existait des athlètes noires de haut niveau, mais à l'époque, je ne me souviens pas d'en avoir vu une seule à la télévision. Soit les compétitions n'étaient pas retransmises à des heures de grande écoute, soit elles se déroulaient dans des pays qui n'intéressaient pas les chaînes.

Et il ne s'agissait pas que du sport. Peu de gens me ressemblaient dans les émissions, les films, les magazines et les livres. Dans les feuilletons, les femmes de tête étaient généralement là pour apporter une touche comique, des faire-valoir impertinents ou acariâtres du héros. Les Noirs, quant à eux, étaient soit des délinquants, soit des domestiques.

Ils n'étaient presque jamais médecins, avocats, artistes, professeurs, scientifiques. Ou alors ils étaient grotesques. Tandis que la famille Evans de « Good Times » résidait dans un logement social et menait une vie rythmée par les blagues, George et Weezy, de « The Jeffersons », étaient parvenus à quitter la cité pour emménager dans « un appartement de luxe dans le ciel », selon les mots de la chanson du générique. Mon père soupirait quand il nous voyait rire devant ces sitcoms familiales : « Pourquoi faut-il qu'ils soient toujours aussi ridicules et fauchés ? » demandait-il en secouant la tête.

Enfant, j'étais attirée par une existence que je ne pouvais pas véritablement me représenter. Hormis Nadia, mes modèles étaient Mary Tyler Moore*, Stevie Wonder et José Cardenal, un joueur de base-ball des Chicago Cubs. En combinant les trois, on aurait sans doute obtenu le genre de personne que j'espérais devenir – très approximativement.

Je me cherchais des héroïnes, un modèle qui me ressemblerait, même vaguement, et pourrait éclairer ma route, me montrer ce qui était possible : *Voici une femme qui fait carrière. Voici une femme dirigeante. Voici comment une athlète noire utilise sa force.*

Il est difficile d'aspirer à un destin qui n'est pas visible. Quand nulle part dans le monde on n'observe une version idéale de soi-même, quand on scrute en vain l'horizon en quête d'un exemple à suivre, on éprouve une forme de solitude existentielle, le sentiment d'être en inadéquation avec

---

* Actrice et productrice notamment connue pour le « Mary Tyler Moore Show », sitcom des années 1970 mettant en scène une femme indépendante travaillant dans l'audiovisuel.

ses espoirs, ses projets et ses atouts. On se demande où – et comment – on trouvera un jour sa place.

LORSQUE JE SUIS ENTRÉE au lycée, j'enviais les élèves qui pouvaient se fondre dans la masse. Bien que satisfaite dans ma classe et entourée d'amis, j'avais toujours l'impression d'être « la grande ». J'en étais consciente à chaque instant. J'étais jalouse des filles plus petites, celles dont la taille ne constituait pas un élément déterminant quand elles achetaient des vêtements et que les garçons pouvaient inviter à danser sans hésiter.

Je consacrais une part non négligeable de mon temps libre à chercher des habits correspondant à ma silhouette. Le plus souvent, je devais me contenter d'une tenue qui m'allait à peu près. Je tâchais de ne pas être trop dépitée lorsque je voyais mes copines choisir un jean Calvin Klein sans avoir à se demander s'il ne leur arriverait pas aux mollets. J'hésitais devant les chaussures à talons, désireuse d'avoir l'air cool, mais pas de présenter la silhouette d'une girafe. Souvent, en cours, j'étais distraite, occupée à tirer sur les jambes de mon pantalon, car la mode était aux chevilles couvertes. Les manches de mes chemisiers et de mes vestes n'étant jamais assez longues, j'ai pris l'habitude de les porter retroussées, espérant que personne n'y prêterait attention. Je consacrais une énergie folle à me cacher, à m'adapter et à compenser ce que je n'étais pas.

Aux rassemblements d'avant-match, lorsque je regardais les pom-pom girls cabrioler et agiter leurs pompons, je reconnaissais ce mélange de grâce et de force déployé par les gymnastes. Désabusée, je constatais que certaines ne m'arrivaient pas aux hanches. Dans le même temps, je commençais à m'éveiller aux réalités du sexisme. Je me rendais compte que les filles que j'admirais étaient elles aussi des exclues, d'une certaine manière. Bien que menues, d'une beauté classique, leur marge de manœuvre était limitée. Peu importe leur rigueur et leur talent, on voyait avant tout en elles un accessoire décoratif, des mascottes joyeuses qui jouaient un rôle de faire-valoir. Le vrai spectacle, c'étaient les matchs de football et de base-ball disputés par les garçons. C'étaient surtout eux qu'on applaudissait.

Malgré tout, je m'évertuais à vouloir être comme les autres. À l'adolescence, on essaie tous de rentrer dans le moule. Souvent, ce sont nos premières rencontres avec l'échec. Je le répéterais plus tard à mes filles : même les élèves les plus populaires et les plus sûrs d'eux ont peur. Ils savent mieux dissimuler leurs efforts pour s'intégrer, c'est tout. À cet âge, quasiment tout le monde porte un masque.

C'EST PRESQUE UNE ÉTAPE du développement, une phase pénible dont on tire des leçons et qu'on finit par dépasser. Mais le sentiment d'être exclu et de ne pas correspondre aux normes poursuit certains jusqu'à l'âge adulte.

Suis-je à ma place ?
Que pense-t-on de moi ?
Comment me voit-on ?

Quand on se pose ces questions, on fait parfois des contorsions pour obtenir des réponses rassurantes. On s'ajuste, on se cache, on compense en fonction de l'espace dans lequel on se trouve. On porte des masques – on essaie de faire bonne figure –, selon la situation, dans l'espoir de se sentir en sécurité et accepté, sans jamais pouvoir être totalement soi-même.

Il est facile de se persuader que sa différence est la part la plus visible de son être, ce que les autres remarquent en premier, ce dont ils se souviendront. C'est parfois vrai, mais pas toujours. Et on a rarement la réponse. Il faut donc se faire une raison et continuer à avancer. Le problème, quand on attache trop d'importance au regard d'autrui, c'est qu'il occupe bientôt toute la place. On ne pense plus à soi, on imagine ce que pensent les autres. On est obnubilé par sa différence. Ce qui peut se révéler destructeur. Au lieu de se concentrer sur l'équation au tableau, on s'inquiète de son apparence. On lève la main pour prendre la parole, et en même temps on s'interroge sur la façon dont va résonner sa voix dans un amphi rempli d'étudiants auxquels on ne ressemble pas. On se rend à un entretien avec son patron en se demandant quelle impression on va faire, on se préoccupe de la longueur de sa jupe, regrette de ne pas avoir mis de rouge à lèvres.

Votre étiquette, quelle qu'elle soit, vous colle à la peau. Votre différence devient un étendard.

C'est un poids et une source de distraction supplémentaires. Et cela ajoute un niveau de réflexion dans des situations parfaitement banales pour d'autres. Ce qui requiert de l'énergie. C'est comme si le monde s'était silencieusement divisé en deux sous vos yeux : ceux qui doivent réfléchir davantage et ceux qui peuvent s'en dispenser.

J'AI UN CERTAIN NOMBRE d'amis noirs qui ont grandi dans des banlieues blanches aisées. La plupart racontent que leurs parents ont fait le choix de les élever dans des quartiers où les écoles publiques étaient bien dotées, l'eau et l'air plus sains, la nature accessible. Souvent, il leur a fallu pour cela quitter leur ville natale, s'éloigner de leurs proches et vider leur bas de laine. Afin de vivre dans ces localités aux écoles mieux pourvues, ils devaient parfois louer un appartement minuscule à côté de la gare, à la périphérie. Peu importe, ils avaient ainsi accès à toutes sortes d'avantages. Mais cela signifiait aussi que leurs enfants seraient presque toujours « l'exception » : ils trouveraient peu d'élèves non blancs dans leurs classes, dans les équipes de sport, dans la file pour acheter du popcorn au cinéma, dans les rayons du supermarché. Pour offrir un meilleur départ dans la vie à leurs enfants, ces parents se sont, d'une certaine manière, exilés.

J'ai une amie – appelons-la Andrea – qui a ainsi grandi dans une ville-dortoir de l'État de New York, qui ne manquait ni de country-clubs ni de forêts vallonnées, et où les hommes prenaient le train pour aller travailler à Manhattan, tandis que les femmes étaient en majorité mères au foyer. Ses parents à elle étaient des Afro-Américains qui avaient réussi, des gens instruits et ambitieux. Ils vivaient dans une belle maison et conduisaient une belle voiture. Du point de vue de leurs revenus, ils se situaient dans la moyenne. Mais, quoi qu'ils fassent, leurs corps noirs détonnaient dans cette ville uniformément blanche. Andrea a commencé à sentir les flottements autour d'elle dès son plus jeune âge, le silence d'un quart de seconde lorsque la personne devant elle essayait de concilier ces deux notions antinomiques : une fillette noire dans un quartier privilégié. Le temps de se demander : *Que fait-elle ici ? Que se passe-t-il ?* Cela n'a pas empêché Andrea de se faire des amis qui l'aimaient pour elle-même et d'avoir une enfance heureuse, simplement elle a été consciente de sa différence très tôt. Et elle a vite appris à décrypter les signaux lui rabâchant qu'elle n'était pas à sa place, à déceler les non-dits lui indiquant qu'elle était une intruse dans sa propre ville.

Ce genre de message crée des blessures qui ne cicatrisent pas facilement. Andrea a fait des études brillantes et n'a pas déçu les ambitions de ses parents. Elle a consacré une bonne part de sa carrière à la diversité et à l'inclusion dans l'entreprise, de manière qu'il y ait moins d'« exceptions » dans les lieux où elle travaillait. Au cours de toutes ces années à vivre parmi des gens qui la ramenaient constamment à sa différence, elle a mis au point une série de stratégies et une armure émotionnelle qui semblent fonctionner pour elle. Pourtant, la souffrance n'est jamais loin de la surface. Andrea a toujours la gorge serrée à l'évocation des sourires et des câlins réservés à ses camarades blancs, alors que sa maîtresse de maternelle n'osait même pas la toucher. Elle a encore les larmes aux yeux quand elle raconte à quel point elle se sentait invisible chaque fois qu'un ami blanc recevait sa feuille d'exercices corrigée, ornée d'étoiles et de smileys encourageants, tandis que la sienne, complétée avec autant de soin et de précision, n'avait droit qu'à de petites croix impersonnelles. C'était à la fois subtil et grossier, une minuscule coupure parmi mille autres.

Mes parents n'ont jamais manifesté d'intérêt pour les banlieues résidentielles et les opportunités qu'elles pouvaient offrir. Ils ont fait le choix de nous laisser grandir dans le quartier où vivaient nos tantes, nos oncles, nos grands-parents et nos cousins, alors que de plus en plus de familles autour de nous – notamment les blanches – commençaient à déménager. C'était peut-être moins une décision délibérée qu'un effet de la résistance au changement de ma mère, même si je pense que mes parents aimaient sincèrement cette partie du South Side. Nous connaissions nos voisins. Nous nous sentions chez nous au milieu de cette mosaïque ethnique, culturelle et sociale. Cette mixité était une protection. Pour nous, elle n'a jamais été que bénéfique.

DE CE FAIT, jusqu'à mes 17 ans, je n'ai jamais été « l'exception ». C'est à l'université que j'ai découvert cette forme d'invisibilité paradoxale. Mon père m'avait amenée en voiture de Chicago à Princeton, et soudain je parcourais les allées symétriques entre des bâtiments en pierre du XIXe siècle, tâchant d'éviter les Frisbee que lançaient sur une pelouse impeccable des jeunes gens à la chemise débraillée. J'étais sidérée qu'un tel lieu existe, et que moi, Michelle Robinson d'Euclid Avenue, ait pu y accéder.

Le site était magnifique, mais aussi un peu oppressant. Je ne m'étais jamais retrouvée dans un environnement peuplé majoritairement de jeunes hommes blancs (ce n'est pas une généralisation mais un simple fait : plus de trois quarts des étudiants de ma classe étaient blancs et les deux tiers d'entre eux étaient de sexe masculin[9]). Je serais prête à parier que j'étais plus consciente de leur présence que l'inverse. Parce que j'étais une femme et noire, j'étais doublement minoritaire. Quand je traversais le campus, j'avais un peu l'impression de franchir un champ de force, d'être une pionnière en territoire inconnu. Je devais faire un effort pour ne pas penser à ma différence.

J'avais beau détonner, je me suis vite rendu compte que personne ne me prêtait attention. J'étais aussi insignifiante qu'une bouffée d'air. Il régnait à Princeton une atmosphère de détachement généralisé. Ses voûtes gothiques et ses quelque deux siècles de fier élitisme (la fameuse « excellence académique ») créaient le sentiment que, tous autant que nous étions, nous ne faisions que passer. L'institution nous survivrait. Pourtant, il est rapidement apparu que certains de mes condisciples se sentaient plus à l'aise dans cet environnement, moins surpris par l'abondance, moins tenus de se justifier. Pour quelques-uns, aller à Princeton était un privilège de naissance – il s'avère que, dans ma classe, un étudiant sur huit était là parce qu'il bénéficiait d'un droit d'admission préférentiel[10], un membre de sa famille ayant déjà étudié à Princeton; ils étaient les descendants d'une lignée d'hommes qui tous avaient marché sous ces voûtes, et avaient de bonnes raisons de penser que leurs propres fils suivraient un jour leurs traces (de mon temps, l'université était mixte depuis seulement douze ans. Il n'y avait donc pas encore de dynasties féminines).

J'ignorais tout cela, à l'époque. Je ne connaissais pas ce sentiment de classe qui consiste à penser que tout vous est dû. Je ne pouvais pas savoir que l'assurance et l'aisance affichées par certains étudiants étaient nourries par des générations de richesse et de privilèges. Tout ce que je voyais, c'était que je me sentais à part, et parfois méprisée. J'avais été admise à l'université, mais ce n'était pas pour autant que je m'y sentais à ma place.

C'est déstabilisant de circuler dans un endroit sans jamais croiser quelqu'un qui vous ressemble. À croire que les gens « comme vous » ont été effacés de la surface de la Terre. Toute votre vie, vous avez connu vos grands-parents, leur culture, leur cuisine, leur façon de parler, et, soudain, il n'y a plus trace d'eux. Votre réalité vous échappe. Il n'y a aucun visage semblable au vôtre parmi les portraits qui tapissent les murs des salles de classe et des réfectoires ; les bâtiments dans lesquels vous passez vos journées portent tous le nom d'hommes blancs. Vos professeurs ne sont pas comme vous. Les étudiants ne sont pas comme vous. Même dans les rues de la ville, presque personne n'est comme vous.

Avant l'université, je ne soupçonnais pas que de vastes portions des États-Unis ressemblaient à Princeton, des zones pratiquement uniformes. Pour beaucoup, c'était la norme. Comme mon amie Andrea, je sentais le flottement quand je croisais quelqu'un pour la première fois, la seconde nécessaire, le temps d'assimiler ma différence, d'accepter ma présence dans un tel lieu. J'ai pris conscience que tous ces étudiants avaient grandi entourés de gens qui leur ressemblaient et qui vivaient comme eux, leur existence façonnée par cette uniformité, leur confort défini par elle. Certains n'avaient jamais eu d'élève issu des minorités dans leur classe. Pour eux, j'étais un objet non identifiable, l'incarnation de l'altérité. Pas étonnant qu'ils me réduisent à un stéréotype ! Pas étonnant qu'ils aient peur de mes cheveux, de la couleur de ma peau ! Une fille telle que moi n'avait nulle place dans leur monde. Là d'où ils venaient, les gens comme moi n'existaient pas.

Je n'ai pas tardé à me trouver des refuges sur le campus – plus précisément la chambre universitaire que je partageais avec mes copines Angela et Suzanne, et le centre multiculturel où se réunissaient les étudiants non blancs. Là, nous pouvions oublier le regard des autres et nous sentir acceptés, sans avoir à nous soucier de ce qu'on pensait de nous. Au centre, je me suis fait des amis et j'ai trouvé un mentor extraordinaire en la personne de sa directrice, Czerny Brasuell, qui s'est personnellement investie dans ma réussite et dont j'ai été l'assistante, ma bourse exigeant que je travaille à temps partiel à l'université. Ce qui m'a sauvée, c'est que j'ai pu créer un cercle informel d'amis, de confidents et de conseillers, avec qui je pouvais plaisanter de tout, y compris de l'étrangeté de notre situation d'« exceptions ». Tous les étudiants noirs que je connaissais avaient une histoire à raconter au sujet de l'étiquette qu'on leur accolait et avaient pu constater que le qualificatif « noir » éclipsait presque systématiquement celui d'« étudiant ». Un de mes amis s'était fait suivre par un agent de sécurité du campus plus d'une fois, lorsqu'il rentrait le soir. Une autre rapportait que la jeune fille blanche avec qui elle partageait une chambre était cordiale et chaleureuse en privé, mais l'ignorait dans les soirées étudiantes.

Peut-être parce que nous n'avions pas le choix, nous prenions le parti d'en rire. Mine de rien, cependant, comparer nos expériences était un exercice salutaire. Nous n'étions pas fous. Ce n'était pas seulement dans notre tête. Le sentiment d'exclusion et d'isolement que nous ressentions chacun dans notre coin – ce sentiment qui alimentait notre conscience aiguë du regard des autres – n'était pas une vue de l'esprit. Et ce n'était pas non plus la conséquence d'une déficience ni d'un manque d'efforts de notre part. Nous n'imaginions pas les préjugés qui nous reléguaient aux marges. C'était réel.

C'était vrai. Même si nous n'avions pas de solution, le savoir, le constater était important.

Cependant, je ne pouvais pas constamment me réfugier auprès de mes amis. Si je voulais profiter pleinement des avantages de l'université, trouver ce que j'étais venue y chercher, il fallait que je sorte de ma zone de confort, que je franchisse le champ de force pour me mêler à la culture majoritaire. Parfois, je traversais un réfectoire ou un amphithéâtre, désireuse de passer inaperçue, et en même temps hyperconsciente de ma différence, mon cerveau scindé en deux. Je cherchais une place et je me voyais cherchant une place, imaginant les pensées des étudiants autour de moi : *Tiens, voilà la fille noire qui cherche une place.*

En d'autres termes : *Je ne suis pas comme les autres. Je ne compte pas.*

C'est très perturbant, si on est vulnérable.

Je ressens encore le malaise que j'éprouvais dans ces moments-là. La sensation de ne plus avoir d'assise solide, d'être coupée de moi-même, presque comme si j'avais été projetée hors de mon corps.

Cette forme particulière de dédoublement peut vous faire perdre pied, effacer toutes vos certitudes sur vous-même. Elle peut vous rendre maladroit et hésitant, ne sachant plus qui ni où vous êtes. Comme si le monde vous tendait un miroir sous un angle peu flatteur, vous renvoyant à votre étrangeté et à votre altérité radicales. Parfois, cette image prend toute la place et il n'existe plus rien d'autre. En 1903, le sociologue et militant des droits civiques W.E.B. Du Bois décrivait déjà cette tension dans son livre, *Les Âmes du peuple noir*. « C'est une sensation bizarre, cette conscience dédoublée, ce sentiment de constamment se voir à travers les yeux d'un autre, de mesurer son âme à l'aune d'un monde qui vous considère comme un spectacle, avec un amusement teinté de pitié méprisante[11]. »

C'est donc un sentiment qui ne date pas d'hier.

Un sentiment très commun. Aujourd'hui encore.

La question est : qu'en faire ?

MON PÈRE, DONT LES TREMBLEMENTS et la claudication attiraient parfois l'attention des passants dans la rue, nous disait toujours, avec un sourire et un haussement d'épaules : « Aucune critique ne peut vous atteindre si vous êtes en accord avec vous-même. »

C'était une maxime d'une simplicité lumineuse, un principe qui gouvernait sa vie. Mon père ne se formalisait de rien. Il n'avait pas le sang chaud, ne cherchait pas les ennuis. Il était modeste et pondéré. C'était sans doute pour cette raison qu'on venait souvent le consulter. Il avait toujours trois dollars pliés dans la poche de poitrine de sa chemise, et en donnait deux à quiconque lui demandait de l'argent, ce qui apparemment arrivait assez régulièrement. Selon ma mère, il gardait exprès le troisième dollar, pour que la personne reparte la conscience tranquille, sachant qu'elle ne lui avait pas pris tout ce qu'il avait.

Mon père ne se souciait pas du regard des autres. Il était bien dans sa peau, il connaissait sa propre valeur, et il était équilibré mentalement à défaut de l'être physiquement. J'ignore d'où lui venait cette équanimité, ce que les épreuves de la vie lui avaient enseigné, mais il avait trouvé le moyen de ne pas s'encombrer du jugement d'autrui. Cette qualité était si patente chez lui qu'on la repérait de l'autre bout de la pièce – c'était du moins ce qu'il me semblait. Elle attirait les gens. Elle se manifestait par une aisance de manières. Pas l'aisance issue des privilèges et de la richesse, bien au contraire. L'aisance en dépit des difficultés. L'aisance en dépit des incertitudes. Une aisance qui vient de l'intérieur.

Elle le rendait remarquable, au sens propre ; visible, mais dans le bon sens.

À la différence de son père – mon grand-père Dandy –, mon père ne se laissait pas consumer par l'injustice. Je pense que c'était un choix. Un autre exemple de ce qu'il était capable de faire *en dépit de*. Il avait pourtant eu affaire à l'arbitraire au cours de sa vie. Il était né pendant la Grande Dépression, et il avait 5 ans au moment de la Seconde Guerre mondiale, quand son propre père avait soudain disparu pour aller se battre. Il n'avait jamais eu les moyens de faire des études supérieures. Il avait subi les politiques discriminatoires du logement et de l'éducation, avait vu plusieurs de ses héros assassinés, et il était atteint d'une maladie dégénérative incurable. Mais il avait également observé chez son père l'enfermement créé par la peur et les ravages de l'amertume.

Il a donc choisi la direction opposée. Il n'a rien autorisé de tout cela dans son âme. Il a refusé de s'accrocher à la souffrance et à la honte, car il avait appris que, dans certaines circonstances, savoir ignorer les vexations et laisser couler était une force. Il était conscient de l'injustice, mais il ne voulait pas céder au désespoir, parce qu'il se rendait compte que ça n'aurait rien changé.

Il a préféré nous inciter, mon frère et moi, à nous intéresser au fonctionnement du monde, et nous parler d'égalité et de justice. À la table du dîner, il répondait à nos questions sur les lois ségrégationnistes du Sud, les lois Jim Crow, ou sur les émeutes du West Side de Chicago après l'assassinat de Martin Luther King. Les jours d'élection, il nous emmenait au bureau de vote qui se trouvait au sous-sol de l'église, en face de l'école primaire. Le dimanche, nous allions faire un tour en Buick dans le quartier du South Side où vivaient des Afro-Américains plus aisés. Il voulait nous montrer une image concrète de ce que les études pouvaient nous apporter. Nous donner une raison de travailler à l'école et de ne pas nous limiter. C'était comme s'il nous menait au pied d'une montagne et nous indiquait le sommet ; sa façon de nous dire : *Vous pouvez y arriver, même si moi je ne peux pas.*

Parce qu'il était en paix avec lui-même, mon père était capable de voir au-delà du miroir que le monde lui tendait. Les occasions de sentir qu'on est bon à rien ou invisible ne doivent pas manquer pour un ouvrier noir qui marche avec des béquilles. Mais il ne se focalisait pas sur la personne qu'il n'était pas ni sur ce qu'il n'avait pas. Sa valeur, il la mesurait à ce qu'il avait : il était aimé et entouré, il avait à manger dans le frigo, deux enfants grands et turbulents, et des amis qui frappaient à sa porte. À ses yeux, c'étaient des signes de réussite et il n'avait besoin de rien d'autre. Il savait qu'il comptait.

Le regard qu'on porte sur soi est déterminant. C'est la base, le point de départ pour changer le monde autour de soi. Voilà ce qu'il m'a appris. L'équilibre de mon père m'a aidée à trouver le mien.

AUCUNE CRITIQUE ne peut vous atteindre si vous êtes en accord avec vous-même. Il m'a fallu des années pour mettre en pratique la maxime de mon père. J'ai pris confiance en moi lentement, par à-coups. J'ai appris pas à pas à porter fièrement ma différence.

Dans une certaine mesure, on pourrait dire que tout a commencé par l'acceptation. À un moment donné, à l'école primaire, je me suis résignée à l'idée que j'étais la plus grande de la classe. Avais-je vraiment le choix ? Plus tard, à l'université, j'ai dû m'accoutumer à être « l'exception », en cours et sur le campus. Encore une fois, il fallait bien s'en accommoder. Au fil des ans, je me suis habituée à évoluer dans des espaces où les hommes étaient plus nombreux et parlaient généralement plus fort que les femmes. C'était ainsi. Peu à peu, j'ai compris que, si je voulais changer la dynamique de ces lieux, pour moi-même et pour ceux qui suivraient, si je voulais qu'ils accueillent plus largement la différence, que chacun s'y sente à sa place, je devais d'abord trouver en moi l'aplomb et la fierté nécessaires. Au lieu de cacher qui j'étais, j'ai appris à le revendiquer.

Je n'avais pas le droit de me décourager à la première défaite ni de fuir les situations potentiellement embarrassantes. Je devais m'entraîner à être à l'aise avec ma peur. C'était ça ou renoncer. La vie de mon père m'avait aussi enseigné une chose : on fait avec ce qu'on a. On se forge des outils, on s'adapte et on avance. On persévère *en dépit de*.

Mon caractère diffère de celui de mon père sous certains aspects. Je n'ai pas sa persévérance. J'ai tendance à exprimer mon opinion de manière plus catégorique. Je ne suis pas toujours capable d'ignorer l'injustice comme il pouvait choisir de le faire – et ce n'est pas nécessairement l'objectif que je poursuis. Ce que j'ai retenu de lui, c'est que le véritable équilibre vient de l'intérieur. Et cet équilibre devient le tremplin d'où on peut s'élancer vers une vie plus vaste.

En partie parce que je voyais la façon dont mon père assumait sa différence et la dignité qu'il dégageait en toute circonstance, j'ai commencé à comprendre ce qui pouvait m'aider à repousser la peur et à reprendre la main dans les situations que j'avais l'impression de subir. Je me suis rendu compte qu'il y avait quelque chose que je pouvais *choisir*, que je pouvais *maîtriser* : c'était ce que je me disais dans les moments inconfortables, les messages que je m'adressais lorsque je pénétrais dans un nouveau champ de force, lorsque, parmi des visages inconnus, j'éprouvais la sensation désagréable de ne pas être la bienvenue ou d'être jugée.

Quels que soient les signaux – s'ils me faisaient comprendre que j'étais différente, que je n'étais pas à ma place, ou que ma présence était problématique pour une raison ou une autre –, qu'ils soient conscients ou non, volontaires ou non, rien ne m'obligeait à en être affectée. J'avais le choix. Je pouvais laisser ma vie et mes actes représenter ma vérité. Je pouvais persévérer et faire ce que j'avais à faire. Ce poison ne m'atteignait pas.

J'ai appris à associer des sentiments plus positifs à ma différence. Je le concevais comme une manière de redresser la tête psychologiquement, un outil supplémentaire quand je pénétrais sur un nouveau territoire. J'essayais de prendre une seconde pour me rappeler ce que, chez moi, parmi mes amis, je savais être vrai. Je connaissais ma propre valeur. Je m'acceptais telle que j'étais. Et cette force intérieure m'accompagnait partout.

Dans ma tête, pour moi, je pouvais réécrire l'histoire de mon insignifiance :

Je suis grande et c'est bien.
Je suis une femme et c'est bien.
Je suis noire et c'est bien.
Je suis moi-même et c'est très bien.

Quand on commence à réécrire l'histoire de son insignifiance, on trouve un nouveau centre. On ne se cherche plus dans le miroir que nous tendent les autres et on apprend à parler plus librement en se fondant sur sa propre expérience, en se fiant à ce que la vie nous a enseigné. On redresse la tête, et on est plus à même de continuer *en dépit de*. Les obstacles ne s'évanouissent pas comme par miracle, mais ils paraissent moins insurmontables. Il est plus facile de recenser ses victoires, aussi petites soient-elles, et de se dire qu'on avance dans la bonne direction.

C'est, j'en suis convaincue, le socle de la véritable confiance en soi. À partir de là, on peut gagner en visibilité, être en mesure d'agir et d'opérer des changements plus profonds. Ce n'est pas un état d'esprit qu'on atteint en un, deux, ou même une dizaine d'essais. Ne pas se laisser définir par le regard des autres exige du travail. Il faut s'entraîner à se concentrer sur les bons messages.

Il n'est pas inutile de rappeler que, si ce travail est ardu, c'est aussi parce que nous avons la lourde tâche de poser nos propres mots sur plusieurs couches de récits existants. Nous devons essayer d'établir notre vérité dans un monde construit sur des histoires qui partent du principe que nous ne sommes pas à notre place, que nous ne sommes pas légitimes, quand elles ne nous ignorent pas totalement. Ces récits ont été entérinés par la tradition et fondus dans notre quotidien, ils forment souvent l'arrière-plan de nos journées. Ils ont façonné notre perception de nous-mêmes et des autres. Ils prétendent nous dire qui est inférieur et qui est supérieur, qui est fort et qui est faible. Ils ont consacré des héros et établi des normes : *Voici qui est important. Voici à quoi ressemble la réussite. Voici à quoi ressemble un médecin, un chercheur, une mère, un sénateur, un criminel. Voici à quoi ressemble une victoire.*

Que nous ayons grandi en voyant flotter le drapeau sudiste sur le capitole de notre État, joué dans des parcs ornés de statues de bronze à la gloire de propriétaires d'esclaves ou appris l'histoire de notre pays à travers un prisme presque exclusivement blanc, ces récits sont inscrits en nous. Selon une étude récente portant sur les monuments des États-Unis, réalisée par la Mellon Foundation, une large majorité d'entre eux sont dédiés à des hommes blancs, dont la moitié étaient des esclavagistes et 40 % issus de milieux aisés. Les Noirs et les Amérindiens représentent 10 % de ceux qui sont commémorés, les femmes 6 %. Et on dénombre onze fois plus de statues de sirènes que de femmes membres du Congrès[12].

Au risque de me répéter, il est difficile d'aspirer à une chose qui n'est pas visible. On ne va pas tendre a priori vers ce qu'on ne voit pas. Réécrire les récits de notre insignifiance exige à la fois du courage et de la persévérance. Il y a des gens qui se sentent mieux ou plus puissants quand d'autres sont isolés, brisés, exclus. C'est affligeant, mais c'est ainsi. Ils veulent que vous restiez petits. La question de la visibilité est aujourd'hui au cœur des débats qui déchirent le pays.

À une époque où les États parlent d'interdire aux enseignants d'aborder le racisme systémique dans les écoles publiques, où les autorités envisagent de retirer des bibliothèques scolaires les ouvrages sur la Shoah, le racisme ou les personnes LGBTQ+, nous devons être particulièrement vigilants à l'égard des histoires qui sont racontées et à celles qui sont effacées.

Nous sommes une jeune nation dominée par de vieux récits. À force d'être loués et répétés sans jamais être remis en question, ils ont parfois été intériorisés et acceptés comme des vérités. On oublie de faire l'effort de les examiner.

Cela me rappelle une mésaventure qu'a vécue mon frère Craig. À 12 ans, il était devenu trop grand pour son vélo. Il avait poussé si vite qu'il lui était désormais difficile de pédaler avec ses longues jambes, même en relevant la selle au maximum. Mes parents lui ont donc acheté un vélo d'adulte, un 10-vitesses jaune vif qu'ils avaient trouvé en solde dans un grand magasin Goldblatt. Craig était aux anges. Il se pavanait sur son vélo, fier comme un roi. Un jour, il est allé jusqu'au parc du lac, pas très loin de chez nous. À son arrivée, un policier l'a arrêté, l'accusant de l'avoir volé.

Pourquoi ? Parce qu'un garçon noir n'était pas censé avoir un beau vélo aux yeux de cet homme – alors qu'il était lui-même afro-américain. Il avait assimilé un certain récit, intériorisé un stéréotype qui l'a amené, sans réfléchir, à déposséder un gamin de son vélo et, plus grave, de sa fierté (le policier a fini par s'excuser, après s'être fait dûment remonter les bretelles par notre mère).

Le message que l'homme adressait à mon frère était aussi clair que tristement banal :

Tu n'es pas digne de ce que tu as.
Je pense que tu ne mérites pas ce qui te rend si fier.

C'est précisément le genre de réserve qu'on sent parfois dans les regards, quand on pénètre dans un lieu inconnu. Des regards qui nous disent que nous sommes des intrus, que nous devons nous justifier. Ces histoires, nous devons les réécrire, pas uniquement pour nous-mêmes, mais pour qu'elles résonnent dans un monde qui ne nous accepte pas.

STACEY ABRAMS, femme politique et militante défendant le droit de vote, raconte qu'après avoir été nommée major de sa promotion au lycée, en 1991, elle a été invitée à une réception donnée par le gouverneur dans sa résidence, à Atlanta, en compagnie des autres lauréats de l'État de Géorgie[13]. Fiers et heureux, ses parents et elle ont revêtu leurs plus beaux habits, et ont pris le bus à Decatur, où ils vivaient, pour se rendre à Buckhead, le quartier chic et arboré où se trouvait la résidence. Mais, alors qu'ils se dirigeaient vers la maison du gouverneur, ils ont été interceptés par un agent de sécurité. L'homme les a toisés et a décrété : « C'est une réception privée. Vous n'avez rien à faire ici. »

Il ne concevait pas qu'une famille noire arrivée en bus, donc trop pauvre pour posséder une voiture, puisse être invitée chez le gouverneur.

Le message était encore une fois familier : *Vous ne méritez pas ce que vous avez. Vous n'êtes pas à votre place. Vous ne comptez pas.*

Par bonheur pour Stacey, ses parents ne se sont pas laissé impressionner. Elle était prête à repartir en courant, mais sa mère l'a rattrapée par le bras tandis que son père se lançait dans une discussion animée avec le garde. Ils ont finalement pu se rendre à la réception, après avoir obligé l'homme à chercher le nom de Stacey tout en haut de la liste des invités, mais le mal était fait, une goutte de poison s'était échappée. La fierté d'une jeune fille avait été bafouée, et toute l'expérience en avait été altérée.

« Je n'ai aucun souvenir du gouverneur de Géorgie ni des autres lycéens récompensés, rapporterait Stacey Abrams au *New York Times* des années plus tard. Tout ce qu'il me reste de cette journée, c'est un homme au portail qui me dit que je n'ai rien à faire ici[14]. »

Ces messages ont un pouvoir annihilateur, surtout s'ils s'adressent à un sujet jeune, dont l'identité se construit, à un moment où il se sent ouvert et fier, et plus encore s'ils proviennent d'une figure d'autorité. Il est presque impossible d'oublier celui qui a fait tomber le couperet. Combien sommes-nous à poursuivre une conversation à sens unique avec quelqu'un qui nous a rabaissés, même si des décennies se sont écoulées ? Combien sommes-nous à continuer de répondre silencieusement à la personne qui nous a dénié le droit à nos aspirations ? On retourne sans cesse devant ce portail pour se raconter l'histoire inlassablement, dans l'espoir de se réapproprier sa fierté. Dans *Devenir*, j'évoque la légèreté avec laquelle une conseillère d'orientation, au lycée, a balayé mes ambitions au bout de dix minutes d'entretien, insinuant qu'il était inutile que je postule à Princeton, car, à ses yeux, je n'avais pas « le profil » adéquat.

J'étais blessée et en colère, accablée autant par ses paroles que par son indifférence et la vitesse à laquelle elle avait rendu son verdict. Elle m'avait regardée, jaugée et n'avait vu aucune lumière en moi. C'est en tout cas ce que j'ai ressenti. Mon parcours a été, au moins en partie, déterminé par cette remarque : une phrase isolée, prononcée par quelqu'un qui ne me connaissait pas.

On ne mesure pas toujours la portée de ce genre de message, c'est pourquoi il faut être attentif à la manière dont ils sont formulés et reçus. Les enfants et les adolescents désirent qu'on reconnaisse la lumière qui est en eux. Ils en ont besoin. C'est ce qui les aide à grandir. Et si on leur fait sentir qu'ils sont invisibles, alors ils trouveront d'autres moyens moins productifs de se faire remarquer. Ils s'enfonceront dans les ténèbres auxquelles on les renvoie. Je ne peux pas m'empêcher d'y penser quand je lis des reportages sur des jeunes qui basculent dans la délinquance. Si on les prive d'occasions d'être fiers d'eux, ils n'ont aucune raison de respecter les lieux qu'ils fréquentent ou les autorités qui les ont repoussés à la marge. Il est plus facile de détruire quelque chose qui ne vous appartient pas.

Parce que j'étais entourée d'adultes qui m'encourageaient et me soutenaient, la remarque blessante de cette conseillère d'orientation a finalement été un moteur pour moi. J'étais plus déterminée que jamais. Je voulais lui prouver ce dont j'étais capable. Ma vie est devenue une forme de réponse à son jugement : *Tes limites ne sont pas les miennes*. Je n'éprouve aucune reconnaissance envers elle, mais, en réaction à son indifférence, j'ai découvert quelque chose en moi, une forme de résolution. Je me suis autorisée à viser une existence plus vaste et plus riche que celle qu'elle m'aurait concédée si je m'étais soumise à son verdict, si je l'avais laissée me dire quelle était ma place. Son manque d'ambition pour moi est devenu l'un de mes *en dépit de*.

Il est possible que l'agent de sécurité qui a arrêté Stacey Abrams devant la maison du gouverneur soit rentré chez lui après le travail, qu'il ait dîné en famille et ne lui ait plus accordé la moindre pensée. Mais elle, en revanche, ne l'a jamais oublié. Son message de rejet l'a accompagnée à l'université, où elle a obtenu deux diplômes de deuxième cycle, puis dans sa vie professionnelle, au cours de laquelle elle a écrit une dizaine de livres et lancé l'une des campagnes de mobilisation électorale les plus ambitieuses de l'histoire de notre pays. Et elle ne l'a certainement pas oublié les deux fois où elle s'est présentée pour devenir gouverneure de Géorgie, déterminée à ce que ce portail s'ouvre plus largement. Ce garde fait partie de ses *en dépit de*.

Stacey Abrams parle encore de ce qu'elle a vécu ce jour-là, où s'est cristallisée sa résolution. « J'ai passé ma vie, consciemment ou non, à essayer de lui prouver qu'il avait tort. Mais ce n'était pas de lui qu'il s'agissait. Il ne s'agissait pas de ce qu'il avait vu, ou pas vu, en moi. Il s'agissait de qui je suis et de qui je veux être[15]. »

Je suppose que, pour elle, ce garde demeurera éternellement planté devant le portail, de même que ma conseillère d'orientation sera toujours assise à un bureau dans ma tête. Ils mènent une existence discrète à la lisière de notre esprit, parmi tous nos *en dépit de* – estompés par notre réussite et par les réponses que nous avons apportées. Ils resteront dans nos mémoires uniquement pour ce qu'ils n'ont pas réussi à faire. Pour l'obstacle qu'ils nous ont donné à surmonter.

Ils sont devenus des figurants dans les récits plus vastes et plus intéressants qui témoignent de notre place dans ce monde. Leur seul pouvoir, au bout du compte, est de nous rappeler pourquoi nous persévérons.

DEUXIÈME PARTIE

Les fruits d'un seul
sont les fruits de tous :
les problèmes d'un seul
sont les problèmes de tous :
la gloire et les liens d'un seul
sont la gloire et les liens de tous[1].

> GWENDOLYN BROOKS,
> « PAUL ROBESON »

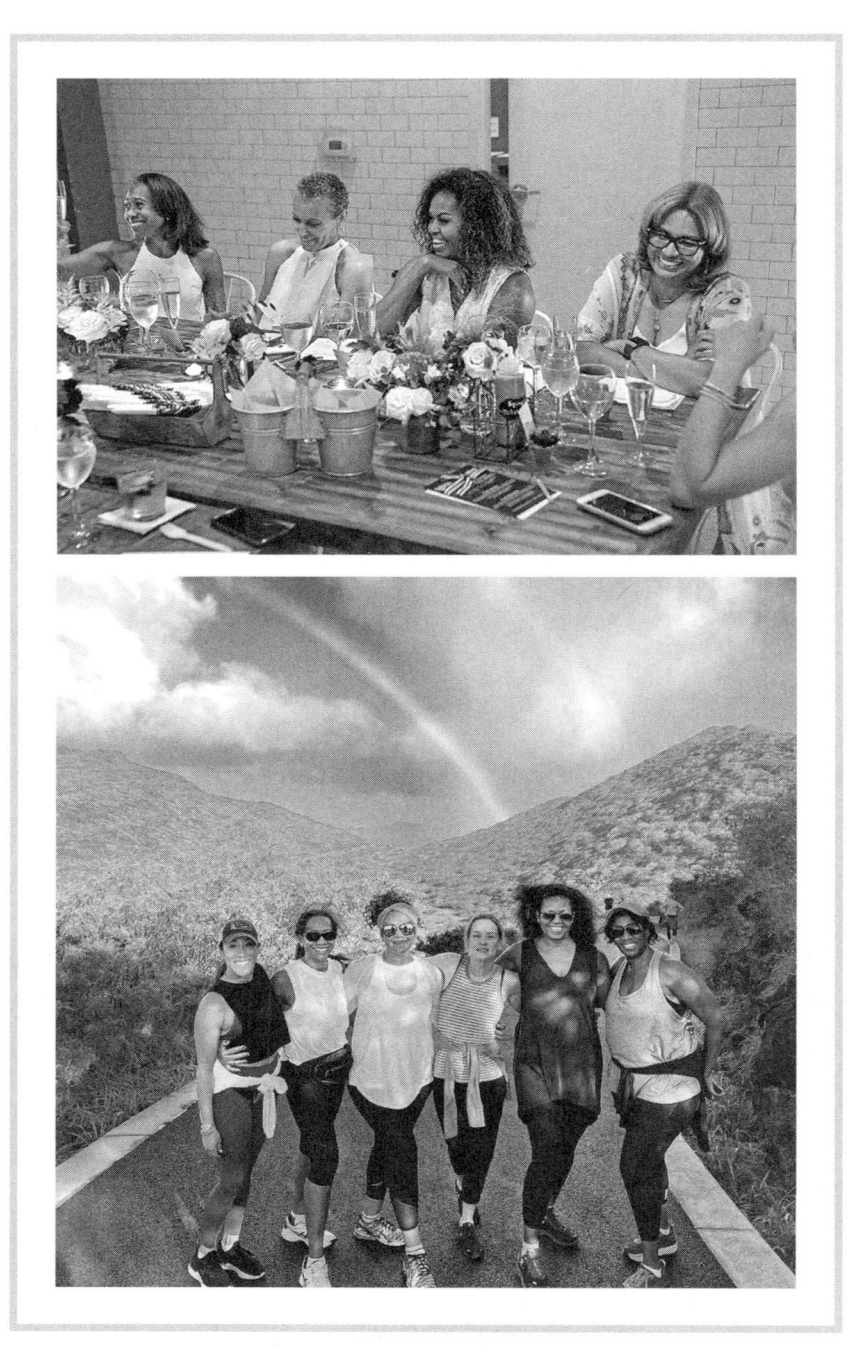

Mes amies et moi nous apportons mutuellement force, réconfort et joie.

CHAPITRE CINQ
MA TABLE DE CUISINE

JE NE SUIS PAS QUELQU'UN qui prend l'amitié à la légère. Nouer une relation est une affaire sérieuse pour moi, et la cultiver plus encore. Mes amies me disent parfois pour me taquiner que je m'y emploie avec la rigueur d'un adjudant. Elles me font cette observation avec affection et, à l'occasion, un soupçon de lassitude. Je les comprends. J'accepte tout, leur affection et leur lassitude. Je reconnais que je me laisse facilement emporter par mon enthousiasme quand il s'agit d'entretenir les liens avec les gens qui comptent pour moi. J'adore organiser des sorties de groupe, des week-ends, des matchs de tennis et des promenades à deux le long du Potomac. Pour moi, l'amitié est à la fois un engagement et une bouée de sauvetage, et je m'y accroche résolument, d'une main ferme.

J'ai déjà raconté que, à l'époque de la Maison-Blanche, plusieurs fois par an, j'invitais une dizaine d'amies à Camp David pour un « week-end spa » ou un « séjour santé », des escapades très vite rebaptisées « Boot Camp » par celles-ci, lorsqu'elles ont découvert que j'avais prévu trois séances de sport par jour, et banni les protéines animales, le grignotage et l'alcool. Elles n'ont d'ailleurs pas tardé à se rebeller. Si je voulais qu'elles reviennent, elles exigeaient au moins une fois de temps en temps de la viande rouge, du dessert, et *surtout* du vin. Nous avions pour la plupart des carrières prenantes, des enfants encore jeunes, des maris débordés, et nous courions constamment après le temps. Autrement dit, lorsque nous levions le pied, il nous fallait tout à la fois. Nous avions l'habitude d'essayer de glisser des moments de détente dans nos agendas déjà surchargés, avec plus ou moins de succès. Comment dormir, faire de l'exercice, se divertir ou avoir des conversations à cœur ouvert entre amies quand on a la tête farcie de questions ridicules, qui surgissent de préférence tard le soir ou au milieu d'un rendez-vous avec un client, et tournent vite à l'obsession ? *La date limite pour les inscriptions en colonie de vacances est-elle passée ? Reste-t-il du beurre de cacahuète ? Est-ce que quelqu'un a pensé à nourrir les gerbilles aujourd'hui ?*

Ces week-ends étaient donc une bouffée d'air frais, trois jours pour revoir nos priorités, ne serait-ce que temporairement. Oublier les enfants, les époux, le travail. Les corvées inachevées et les délais serrés. Et surtout oublier ces maudites gerbilles. Nous d'abord, et tout le reste ensuite. En ce qui me concerne, rien ne vaut une bonne séance de sport pour évacuer le stress et profiter du moment présent. Voire plusieurs séances. Et plus elles sont vigoureuses, mieux c'est. D'une certaine manière, me dépenser est pour moi une manière de communier avec mes amies. J'aime la personne qui se révèle quand on essaie de repousser ses propres limites. J'aime les femmes qui n'ont pas peur de transpirer et qui sont curieuses de découvrir en elles des réserves insoupçonnées de détermination et de force. Et j'aime le moment où nous laissons tomber nos corps fourbus sur des canapés autour du feu et bavardons jusqu'à une heure avancée.

C'est ce qui s'est passé à Camp David, une fois l'embargo sur le vin et le grignotage levé. Car il y a un aspect de l'amitié à ne pas négliger : il faut être fou pour penser qu'on va décider seul de toutes les règles. L'important, c'est d'être là et de partager : l'intimité, l'engagement, les compromis et même la fatigue. En d'autres termes, l'essentiel, c'est de répondre présent.

Je suis convaincue qu'on va plus loin dans la vie si on a au moins deux ou trois amis solides, si on est là quand ils ont besoin de nous, si on s'investit dans la relation, et si c'est réciproque. Cela m'est apparu comme une évidence à l'époque où j'étudiais à Princeton. Auprès de mon cercle d'amis, je trouvais un refuge émotionnel, de la bonne humeur et une énergie collective qui me portaient tout au long de la journée.

Plus tard, quand j'ai épousé un homme qui s'absentait plusieurs jours d'affilée pour son travail, mes amies, notamment celles qui avaient aussi de jeunes enfants, m'ont apporté le même soutien. Nous les emmenions à tour de rôle à la danse ou à la piscine, invitions à dîner les enfants de celle qui était retenue au bureau, prêtions une oreille compatissante chaque fois que l'une de nous avait besoin de s'épancher, souffrait ou s'efforçait de prendre une décision importante. Il y avait quelques amies pour lesquelles je n'hésitais pas à mettre mes soucis de côté, même si j'étais débordée. Nous savions que nous pouvions compter les unes sur les autres et ce système d'entraide aplanissait les difficultés pour tout le monde. Entre nous, il n'y avait qu'un message qui tienne : *Ne t'inquiète pas. Je suis là.*

Être bien entourée m'a par ailleurs permis d'avoir une vie de couple plus équilibrée. Barack et moi n'avons jamais essayé d'être « tout » l'un pour l'autre, de porter seuls le poids de toutes les attentes de l'autre. Je ne lui demande pas d'écouter chacune de mes petites histoires, ni de faire le point avec moi sur tous mes tracas, ni de me distraire au quotidien, ni d'être l'unique responsable de mon bonheur. Pas plus que je ne tiens à le faire pour lui. Nous tâchons au contraire de répartir la charge. Nous avons des recours et des exutoires divers. Nous sommes entourés d'un large réseau de relations – des amis à lui, des amis à moi et des amis communs – que nous nous efforçons de soutenir nous aussi.

J'ai sans doute été une amie particulièrement exigeante à mon arrivée à Washington, début 2009, une période très mouvementée pendant laquelle j'ai dû puiser dans mes réserves d'énergie. Barack venait d'être élu et, en l'espace de neuf semaines, nous avons fait nos cartons, retiré Sasha et Malia de l'école et quitté Chicago pour emménager à Washington, une ville où je ne connaissais pour ainsi dire personne. Nous avons passé les quinze jours précédant l'investiture à l'hôtel, tandis que les filles s'acclimataient à leur nouvelle école et que Barack travaillait sans relâche à la composition de son futur gouvernement. De mon côté, j'étais censée prendre des dizaines de décisions par jour, à propos d'un avenir qui dépassait encore mon entendement – des décisions concernant aussi bien les couvre-lits et la vaisselle que le personnel administratif des bureaux dont je disposerais dans l'aile est.

Nous attendions par ailleurs quelque cent cinquante invités à la cérémonie – famille, amis, et une foule d'enfants –, qui tous avaient besoin de feuilles de route, de billets pour l'événement et de chambres d'hôtel.

Ce dont je me souviens le plus distinctement, c'est l'étrange vernis de nouveauté qui recouvrait toute chose, l'impression que notre vie d'avant avait été balayée. Nous nous trouvions dans une ville nouvelle, entourés de gens nouveaux, avec un nouveau travail et de nouvelles activités. Mon quotidien était un bazar surréaliste où le prosaïque côtoyait l'extraordinaire. Il nous fallait une trousse pour Sasha et une robe de bal pour moi. Il nous fallait un porte-brosse à dents et un plan de sauvetage économique. Et il est très vite apparu que nous allions avoir grand besoin de nos amis.

J'étais heureuse de savoir qu'ils seraient nombreux à venir à Washington pour fêter l'événement avec nous, pour assister à ce qui serait une transition politique à l'échelle du pays et une transition personnelle stressante à mon modeste niveau. J'avais besoin d'avoir mes proches autour de moi, des gens capables de se réjouir de la portée de cet événement en matière de justice et de progrès, de rendre hommage au travail de mon mari, et qui seraient également là pour me serrer dans leurs bras après la cérémonie, sachant ce que je laissais derrière moi. Mon amie Elizabeth venait de New Haven. Verna, que j'avais connue en fac de droit, arrivait de Cincinnati. Kelly, qui m'avait accompagnée durant ma grossesse et quand je faisais mes premiers pas de maman, et avait emménagé à Washington l'année précédente, serait présente elle aussi, ainsi qu'un contingent d'amis de Chicago. Tout le monde avait acheté une tenue pour l'occasion et organisé son séjour. Je m'étais débrouillée pour que mes amies aient des sièges à proximité de la tribune, consciente que je serais nerveuse et que leur présence me rassurerait, même si je ne pouvais pas les voir dans la foule. C'était important de les savoir là, comme les oiseaux dans les arbres.

LORSQUE NOUS NOUS SOMMES installés à la Maison-Blanche, je ne pouvais pas me départir d'une appréhension légère, mais tenace : j'avais peur qu'on ne nous voie plus comme avant, que toute la solennité et la pompe bizarres qui nous entouraient désormais dénaturent les amitiés essentielles pour notre famille. Je me faisais du souci pour Sasha et Malia. Quelles relations auraient-elles avec les autres enfants, à présent que des agents du Secret Service les suivraient en classe, à l'entraînement de foot et aux goûters d'anniversaire ? Et Barack ? Entre les crises et les urgences, aurait-il tout simplement le temps d'avoir une vie en dehors de la présidence ? Quant à moi, toute cette agitation et ces mesures de sécurité me permettraient-elles de conserver des liens forts avec mes intimes, tout en laissant de la place à de nouvelles amitiés ?

Jusque-là, la plupart des relations de ma vie d'adulte s'étaient construites pas à pas, et de manière plus ou moins aléatoire, grâce à un savant mélange de chance, de proximité géographique et d'intérêts communs. J'ai rencontré mon amie Sandy dans un salon de coiffure à Chicago, où nous avons engagé la conversation parce que nous étions toutes les deux enceintes. J'ai fait la connaissance de Kelly au travail, mais nous avons commencé à nous voir plus régulièrement quand nous sommes tombées enceintes à peu près en même temps. Anita, elle, est l'obstétricienne qui m'a accouchée ! Nous nous sommes rapprochées, alors que de leur côté nos maris prenaient l'habitude de jouer au basket ensemble. Le fait est que les amitiés éclosent comme des pâquerettes dans ma vie, et je mets un point d'honneur à les cultiver. Si je croise quelqu'un qui me semble intéressant au travail, à une fête de Noël, au salon de coiffure, ou, comme c'était de plus en plus fréquent à l'époque, par le biais de mes enfants et de leurs activités, je prends son numéro de téléphone ou son e-mail, et je propose un déjeuner ou un rendez-vous au square.

Aujourd'hui, quand j'écoute les jeunes, ils disent souvent éprouver de la peur ou de l'hésitation au moment charnière dans une nouvelle relation, quand on passe de « Enchanté » à « Et si on allait boire un verre ? ». Ils sont mal à l'aise à l'idée de courir après un ami potentiel, de proposer un café en dehors du lycée ou du travail, d'essayer de parler « en vrai » à quelqu'un qu'ils ne connaissent qu'en ligne. Ils craignent d'avoir l'air en demande ou insistants. Ils n'osent pas prendre le risque, redoutent d'être rejetés. La peur se transforme en limite. Selon une enquête de 2021, un tiers des adultes américains affirment avoir moins de trois amis intimes ; 12 % disent n'en avoir aucun[2].

Quand Barack a nommé le Dr Vivek Murthy ministre de la Santé, en 2014, l'une de ses premières initiatives a été de parcourir le pays pour interroger les Américains au sujet de leur santé et de leur bien-être. Il a été frappé par le nombre de personnes qui reconnaissaient se sentir seules : « Des hommes, des femmes et des enfants. Des professionnels très qualifiés. Des artisans. Des travailleurs pauvres. Aucun groupe ne semblait épargné, quel que soit le niveau d'études, de revenus ou de réussite », écrivait le Dr Murthy en 2020, dans *Together: The Healing Power of Human Connection in a Sometimes Lonely World*[3]. C'était au tout début de la pandémie. Avant même que le coronavirus ne bouleverse les modes de sociabilité, une majorité d'Américains s'accordaient à dire que ce qui manquait dans leur vie, c'était du lien, le sentiment tout simple de se sentir « chez soi » en compagnie d'autres personnes.

C'est un besoin très humain. Et, en même temps, je comprends que ce sentiment de bien-être affectif ne soit pas toujours facile à trouver. Le Dr Murthy (qui a retrouvé ses responsabilités à la Santé sous le président Biden) a également constaté que les gens étaient gênés et honteux d'admettre leur solitude, ce qui n'a rien d'étonnant dans une culture où l'indépendance est érigée en vertu nationale[4]. On ne veut pas paraître en manque d'affection ni inadapté, reconnaître qu'on se sent exclu. Pourtant, nous nous livrons corps et âme à des réseaux sociaux conçus pour nous renvoyer précisément cette image de nous : un tour sur Instragram vous apportera la preuve que tout le monde a découvert le secret pour être heureux, aimé et riche – sauf vous.

Tisser des liens authentiques contribue à créer un rempart contre ces injonctions. Je ne parle pas d'« amis » Facebook ou Instagram, mais de relations en chair et en os, dans la vraie vie. C'est le seul moyen d'avoir un aperçu honnête de leur existence, qui n'a souvent rien de commun avec les versions filtrées et retouchées visibles en ligne. Entre amis, on enlève les filtres. Mes amies savent à quoi je ressemble sans maquillage, sous une mauvaise lumière et un angle peu avantageux. Elles m'ont vue chiffonnée. L'odeur de mes pieds n'a sans doute aucun secret pour elles. Mais surtout, elles connaissent mes sentiments les plus profonds, la personne que je suis réellement. Et je peux en dire autant à leur égard.

En étudiant les chiffres, j'en suis venue à me demander si nous n'avions pas perdu l'habitude de développer certaines compétences relationnelles. La pandémie n'a clairement rien arrangé, mais il faut peut-être chercher plus loin les origines de cette évolution. Nous sommes nombreux, moi la première, à avoir élevé nos enfants avec les meilleures intentions du monde, craignant toujours de ne pas en faire assez. De nos jours, on planifie chaque goûter et on remplit les emplois du temps d'activités : sport, musique, loisirs, cours particuliers, tout ce qui est accessible et dans nos moyens. Cependant, en privilégiant la sécurité, on les prive de rencontres plus informelles, plus improvisées, où ils seraient amenés à utiliser une palette plus large d'outils relationnels.

Si, plus jeune, vous étiez libre de jouer dehors avec les gamins du quartier, vous devez savoir ce dont je parle. Beaucoup d'adultes de ma génération ont grandi dans un environnement qui ressemblait un peu au Far West, où on laissait les enfants se faire des copains seuls, forger leurs alliances, résoudre leurs conflits et remporter leurs victoires. Le tout sans règles définies. Sans adultes pour superviser et influencer les interactions, sans félicitations, sans encouragements constants. C'était parfois brutal, mais généralement instructif. Ces expériences n'étaient pas toujours agréables ni gratifiantes – en tout cas, pas comme le karaté ou les leçons de piano –, mais je pense que nous avons oublié ce qu'elles peuvent apporter : l'inconfort est source d'enseignement.

L'absence de récompense aussi. Ce genre de situation nous prépare à la vie adulte et nous aide à découvrir qui nous sommes lorsque nous sommes poussés dans nos retranchements. Quand cet outil manque à notre panoplie, il est plus dur de se frayer un chemin dans l'existence et de tisser des liens.

C'est pourquoi il faut continuer de pratiquer l'art de s'ouvrir aux autres. Nouer une relation comporte une part de risque. Et donc de peur. L'amitié est, au moins au début, un pari émotionnel. Comme l'amour. Pour que ça marche, il faut se dévoiler un peu. Et se dévoiler signifie s'exposer au jugement et au rejet. On doit être prêt à accepter que, pour toutes sortes de raisons, la relation ne prenne pas.

Toute amitié nécessite un élément déclencheur. À un moment donné, il faut que l'un des deux protagonistes exprime sa curiosité, et c'est une chose dont on ne devrait pas avoir à rougir. Dire : « J'ai envie d'en savoir plus sur toi » à quelqu'un, c'est lui montrer qu'on est heureux de le voir, et, encore une fois, cette joie est salutaire. Alors, oui, dire à un quasi-inconnu qu'on serait content qu'il prenne un café avec nous ou vienne à notre anniversaire est un brin embarrassant, mais si la personne accepte et si cela nous rend heureux, on a tout à gagner. On a créé quelque chose de neuf ensemble. Et on a rendu le monde un peu plus accueillant.

J'AIMERAIS VOUS RACONTER une anecdote amusante. L'une de mes premières rencontres avec mon amie Denielle s'est déroulée devant la Maison-Blanche, alors qu'elle venait chercher sa fille Olivia, qui avait passé la journée avec Sasha. Nos deux fillettes de 7 ans en étaient à cette phase délicate où l'amitié s'ébauche. Elles s'étaient connues en classe et jouaient au basket ensemble. De mon côté, j'avais repéré Denielle à l'occasion de réunions scolaires. Elle se tenait toujours en retrait, et, à vrai dire, j'avais trouvé rafraîchissant qu'elle n'ait pas l'air d'avoir plus envie que cela de m'être présentée.

J'étais une nouvelle venue à Washington, mais pas n'importe laquelle. À présent que j'étais première dame, j'étais un objet de curiosité. Ma simple présence modifiait les interactions dans une pièce, pas en raison de *qui* j'étais, mais de ce *que* j'étais. C'est pourquoi je m'intéressais un peu moins aux gens qui fondaient sur moi, et un peu plus à ceux qui gardaient leurs distances.

Par ailleurs, à ce moment-là, je me souciais plus du cercle amical de mes filles que du mien. J'avais applaudi quand Sasha m'avait annoncé qu'elle voulait inviter Olivia et deux autres petites filles. Elles avaient passé leur samedi à cavaler dans la résidence et dans le jardin, puis avaient regardé un film dans la salle de projection de la Maison-Blanche. De mon côté, je faisais semblant de m'affairer, tout en tendant l'oreille, grisée chaque fois qu'une cascade de rires s'échappait de la chambre de ma fille. Après des mois d'inquiétude pendant lesquels je m'étais évertuée à régler les détails de notre emménagement, je me sentais soulagée. C'était un signe de normalité, une étape décisive de notre vie familiale : *nous avions des amis à la maison.*

Denielle, quant à elle, avait reçu par e-mail des instructions précises pour amener et venir chercher sa fille. On lui avait aussi demandé, comme à tous les visiteurs, son numéro de sécurité sociale et l'immatriculation de sa voiture plusieurs jours à l'avance, pour que le Secret Service effectue les vérifications d'usage avant de lui accorder l'autorisation de franchir le portail de la Maison-Blanche. Déposer un enfant sur notre perron impliquait de se plier à une procédure fastidieuse. Denielle tâchait d'avoir l'air désinvolte, comme si une invitation à la Maison-Blanche n'était pas un événement pour sa fille. C'en était un, bien sûr. Des années plus tard, nous en ririons de bon cœur. Elle m'avouerait que, sachant qu'elle devrait emprunter l'allée majestueuse qui encercle la vaste pelouse sud, elle avait lavé la voiture familiale. Elle était aussi passée chez le coiffeur. Et au salon de manucure. Quand bien même les instructions spécifiaient qu'elle ne sortirait en aucun cas de son véhicule.

C'était l'un des aspects étranges de notre nouvelle vie : nos visiteurs se sentaient obligés de se mettre au diapason du faste qui nous entourait. J'étais gênée à l'idée qu'on fasse tous ces efforts pour venir nous voir. J'avais beau être consciente que c'était inévitable, savoir que la simple perspective de franchir en voiture le portail de mon domicile stressait les gens ne me procurait aucun plaisir. Mais voilà, nous étions une famille autrefois normale qui vivait désormais dans un palais de cent trente-deux pièces, sous bonne garde. Nous n'étions pas exactement accessibles. Il n'y avait pas beaucoup de place pour la spontanéité, et aucune pour l'arbitraire. J'étais en phase d'adaptation. Je ne voulais pas mener une vie totalement hors sol, et m'interrogeais encore sur la manière d'y parvenir. À la fin de l'après-midi, j'ai donc décidé de raccompagner la petite Olivia pour saluer sa maman.

C'était une infraction au protocole, car, normalement, un portier devait escorter tous les visiteurs. Mais j'avais ma propre étiquette et il n'était pas question que je laisse partir une enfant de chez moi sans saluer ses parents et leur dire comment s'était passée la journée. Première dame ou non, c'était la moindre des choses. Je suis donc descendue. Je découvrais peu à peu que, chaque fois que je dérogeais aux règles, on s'adaptait aussitôt à mes vœux, même si cela déclenchait souvent un branle-bas de combat. Soudain, des bruissements s'élevaient autour de moi ; des agents du Secret Service parlaient dans le micro à leur poignet et des pas précipités résonnaient dans mon dos si je tournais dans une direction inattendue.

Lorsque je suis sortie sur les marches ensoleillées avec Olivia, ce jour-là, j'ai trouvé Denielle au volant de sa voiture rutilante, un peu perplexe à la vue du groupe de sécurité lourdement armé qui avait surgi de nulle part pour se placer tout autour de son véhicule.

C'était encore le protocole. Chaque fois que Barack ou mois mettions un pied dehors, les agents affectés à notre protection étaient en état d'alerte.

J'ai salué Denielle et je lui ai fait signe de me rejoindre.

Elle a hésité un instant, jetant un regard aux hommes casqués en tenue d'assaut – elle n'avait pas oublié qu'au portail on lui avait formellement interdit de quitter sa voiture –, puis elle a ouvert la portière très, très lentement et elle est descendue.

Ce jour-là, si j'ai bonne mémoire, la conversation n'a duré que quelques minutes. Mais cela m'a suffi pour me faire une idée d'elle. Elle avait de grands yeux marron et un sourire plein de douceur. Elle est parvenue à faire abstraction de l'absurdité de la situation et m'a demandé si la journée s'était bien passée. Elle a parlé un peu de l'école et de son travail dans l'audiovisuel public. Après s'être assurée qu'Olivia était bien attachée, elle est remontée en voiture, m'a adressé un signe de main nonchalant et s'est éloignée, me laissant à la fois ravie et curieuse.

Et voilà qu'une nouvelle pâquerette avait éclos.

J'AI COMMENCÉ À M'ASSEOIR à côté de Denielle aux matchs de basket de Sasha. Profitant d'une autre visite d'Olivia, je lui ai proposé de passer un moment avec moi pendant que les filles jouaient ensemble. Vous avez beau être la première dame, et avoir des majordomes pour servir le déjeuner à votre nouvelle amie, vous ne pouvez pas faire l'économie de l'étape un peu guindée qui consiste à faire connaissance. Par ailleurs, ma position ajoutait une difficulté supplémentaire : je devais veiller aux commérages. Tout ce que je confiais à une quasi-inconnue risquait d'être répété et amplifié. L'impression que je lui faisais, une remarque anodine, élogieuse ou critique, juste ou fausse, tout pouvait se transformer en information publique. C'était une autre particularité de ma nouvelle existence, que je comprenais sans l'apprécier pour autant : ma vie privée était devenue monnayable. Étais-je une mauvaise mère ? Étais-je une première dame capricieuse, sujette aux crises de colère ? Aimais-je réellement mon mari ? M'aimait-il ? Un tas de gens voulait à tout prix prouver que nous étions des imposteurs. Cette situation m'obligeait à redoubler de prudence, à faire attention à tout ce que je disais, et à qui. J'étais consciente que je ne pouvais me permettre aucun faux pas, aucun malentendu. J'avais l'impression de constamment marcher sur des œufs.

Ce n'était pas simple de baisser la garde, ni avec Denielle ni avec tous ceux que j'ai rencontrés pendant cette période. Mais je savais ce qui se produirait si je me retranchais dans ma forteresse. Je finirais par me sentir isolée, paranoïaque, coincée entre mes quatre murs, avec une vision limitée du monde extérieur. Si je ne passais pas outre à mes peurs pour m'ouvrir à de nouvelles amitiés, à de nouvelles connaissances, je ne pourrais pas intervenir normalement dans la vie de mes enfants. Je ne me sentirais pas à ma place aux fêtes de l'école et aux réunions de parents d'élèves. On serait mal à l'aise en ma compagnie. Et si j'étais incapable de mettre les gens à l'aise, comment pourrais-je tenir mon rôle de première dame ? Rester ouverte aux autres me paraissait un élément crucial de ma fonction.

Les études révèlent que la solitude peut être un cercle vicieux. Le cerveau devient hypersensible à tout ce qui s'apparente à une menace dans les interactions sociales, ce qui renforce l'isolement du sujet[5]. Quand nous sommes coupés des autres, nous sommes plus réceptifs aux idées conspirationnistes et à la superstition[6]. Ce qui nous incite à nous méfier de ceux qui ne sont pas comme nous et rétrécit encore notre monde.

Bien que me sentant plus exposée dans ma nouvelle fonction, j'étais déterminée à ne pas me laisser entraîner sur cette pente. C'était une question dont nous avions discuté, Barack et moi, un objectif pour nous et pour l'ensemble de la Maison-Blanche : dans la mesure du possible, nous souhaitions être plus ouverts que fermés. Nous voulions accueillir plus de monde. C'est pourquoi nous avons augmenté le nombre de visites guidées, pratiquement multiplié par deux le nombre d'invités à la chasse aux œufs de Pâques et instauré des fêtes de Halloween et des dîners d'État pour les enfants. L'ouverture nous semblait le choix le plus judicieux.

J'étais animée du même désir dans ma vie personnelle, cependant, je progressais plus lentement. Pour moi, l'amitié procède par étapes. Un peu comme quand on discute avec un inconnu par la fenêtre de sa voiture. D'abord, on échange quelques mots prudents à travers un interstice de quelques centimètres, attentif à ce qu'on dit. Si on se sent en sécurité, si ce nouvel ami est à l'écoute, on baisse la vitre de trois ou quatre centimètres supplémentaires et on se révèle un peu plus. Puis on finit par la descendre complètement. Alors, on ouvre la portière et il n'y a plus de barrière.

J'ignore à quel moment Denielle s'est sentie suffisamment en confiance pour ne plus se croire obligée de laver sa voiture et de passer chez le coiffeur avant de venir me voir. Mais, peu à peu, chacune a renoncé à se préoccuper de l'impression qu'elle faisait. Notre relation est devenue plus authentique, et nous avons cessé de nous regarder par-dessus un gouffre d'angoisses et d'attentes pour nous asseoir sur le canapé, pieds nus. À chaque visite, nous baissions un peu plus la garde, trouvant le même rythme que nos filles, durant les heures où elles jouaient avec leurs Polly Pocket et grimpaient aux arbres de la pelouse sud. Denielle et moi avions le rire plus facile, nous parlions plus honnêtement de nos sentiments. Les risques diminuaient. Je n'avais plus à m'inquiéter de ce que je lui confiais, que ce soit une plainte dérisoire ou une préoccupation plus profonde.

Je pouvais me fier à elle, et elle à moi. Nous étions désormais amies et le resterions.

EN 2019, L'ACTRICE Tracee Ellis Ross a posté sur Facebook un hommage émouvant à son amie Samira Nasr, rédactrice de mode. Elle décrivait leur rencontre, alors qu'elles travaillaient toutes les deux pour un magazine. Tracee avait aperçu Samira à l'autre bout de la salle et avait pensé : « On a les mêmes cheveux… je parie qu'on pourrait être copines[7]. » La suite lui a donné raison. Leur amitié dure depuis plus de vingt-cinq ans. « Sans elle, je ne pourrais pas imaginer ce truc qu'on appelle la vie, écrit Tracee. Je suis un anatife accroché à elle. »

J'ai trouvé cela joliment dit. Je compare plutôt mes amies à des pâquerettes ou à des oiseaux – qui illuminent mon quotidien –, mais c'est une image qui me parle. Si vous avez passé du temps au bord de l'océan et aperçu ces crustacés à coquille dure qui forment une petite bosse soudée aux rochers et à la coque des bateaux, alors vous savez qu'il n'y a rien de plus solide et de plus têtu qu'un anatife. On peut en dire autant d'un ami exceptionnel. Si vous avez de la chance, vous en avez quelques-uns, des piliers inébranlables qui vous acceptent sans vous juger, répondent présents dans les moments difficiles et vous apportent de la joie – pas uniquement l'espace d'un semestre ou pendant les deux ans où vous habitez la même ville, mais sur le long terme. Les anatifes sont discrets, ce qui est à mon sens une caractéristique des amitiés véritables. Celles-ci n'ont pas besoin de témoins. Elles n'essaient pas d'accomplir quelque chose qui est quantifiable ou rentable. Ce qui en fait la substance se déroule en grande partie en coulisses.

Mon amie Angela est l'un de mes anatifes. Nous nous sommes connues sur les bancs de l'université et nous avons fini par partager une chambre avec notre camarade Suzanne. Angela venait de Washington. Elle avait le débit d'une mitraillette, un intellect puissant et une garde-robe BCBG improbable. Avant Angela, je n'avais pas croisé beaucoup de filles noires en pull torsadé rose Ralph Lauren. Mais c'est la beauté de la fac. Elle élargit votre horizon. Elle vous met en présence d'une multitude de personnes singulières, vous oblige à revoir votre conception de ce qui est possible, et fait souvent sauter le couvercle de vos certitudes. Angela avait un rire tonitruant, aimait se lever à 5 heures du matin pour étudier et se recoucher à midi. J'ai appris d'elle autant qu'elle a appris de moi. Un été, nous avons été monitrices de colonie de vacances dans une région rurale de l'État de New York. Elle m'invitait chez elle de temps en temps, à l'occasion de Thanksgiving et des ponts, car il était trop cher de rentrer à Chicago pour un week-end prolongé. J'ai pu l'observer dans un contexte familial qui n'était pas si différent du mien. Après notre diplôme de premier cycle, elle a été la première de mes amies à se marier et à avoir des enfants, se débrouillant pour poursuivre des études de droit en parallèle. Quand je la voyais vivre sa maternité – la patience et le calme avec lesquels elle changeait les couches, nourrissait et berçait ses deux fils –, je me disais que, moi aussi, un jour j'en serais capable.

Au fil du temps, notre amitié est devenue à la fois plus rugueuse et plus solide – comme les anatifes. Il nous arrivait encore de piquer des fous rires d'étudiantes, mais notre relation avait été éprouvée par les tragédies de la vie. Un cancer avait emporté le troisième membre de notre trio, Suzanne, cinq ans après Princeton. Mon père nous a quittés peu après. Quand j'ai connu Barack, mon téléphone sonnait parfois tard le soir, et j'entendais Angela soupirer au bout du fil. Son mariage se délitait lentement et elle avait besoin de parler. Elle m'a soutenue pendant mon traitement contre l'infertilité et je l'ai épaulée lors de son divorce. La vie nous entraînait dans des directions différentes, mais nous répondions toujours présentes.

À la Maison-Blanche, c'était elle que j'appelais à la rescousse chaque fois que je me sentais un peu déprimée. Et sans faillir, elle débarquait, vêtue de teintes ensoleillées, avec un sac à main coloré, indifférente au dispositif de sécurité et à la solennité des lieux, parlant avant même d'avoir franchi le seuil. Dans son sac, elle avait une liste froissée de tout ce à quoi elle avait pensé depuis notre dernière rencontre et dont elle voulait discuter. Cela dure maintenant depuis plusieurs décennies, et notre conversation n'est pas près de s'achever.

Angela appartient à ce cercle de proches qui m'ont aidée à diverses étapes de ma vie, certains plus anciens, d'autres plus récents – ceux qui répondent toujours présents. En psychologie, on parle parfois de « convoi social », l'ensemble des relations essentielles qui vous accompagnent tout au long de votre existence et vous protègent des dangers. Nouer et entretenir des amitiés saines n'est peut-être pas la plus aisée des entreprises, en particulier à présent que la pandémie a rendu les interactions spontanées plus risquées, mais les bénéfices ont été clairement établis. Si vous avez un réseau social solide, vous êtes susceptible de vivre plus longtemps, et vous serez moins sujet au stress[8]. Les recherches indiquent qu'avoir des relations fiables contribue à diminuer les risques de dépression, d'anxiété et de maladies cardiaques[9]. Même les échanges les plus anodins – acheter un café à emporter, promener son chien – améliorent la santé mentale et resserrent le tissu social[10].

Comment en est-on arrivé là ? Comment des choses aussi élémentaires que l'amitié ou dire trois mots à un inconnu alors qu'on commande son café matinal peuvent-elles désormais nous faire l'effet d'un petit acte de bravoure ? Peut-être est-ce parce que nous transportons partout des mini-boucliers rectangulaires – nos téléphones – qui font écran entre nous et le monde extérieur, et barrent la route aux heureux hasards de la vie. Chaque fois que nous évitons une interaction, même insignifiante, nous renonçons dans une certaine mesure à cette possibilité. Nous parcourons les informations ou jouons à Candy Crush en attendant notre café, sans voir ceux qui nous entourent – affichant notre désintérêt. Nous nous enfonçons des écouteurs dans les oreilles et réduisons au silence nos voisins au parc à chiens ou au supermarché, signalant clairement que notre esprit est ailleurs. Nous coupons ainsi des dizaines de canaux minuscules mais essentiels, qui pourraient nous connecter à nos semblables. Nous nous fermons à la vie autour de nous, nous privant de la chaleur des autres. Si j'avais gardé le nez sur Twitter lorsque j'étais chez le coiffeur, je n'aurais sans doute jamais pris la peine d'adresser la parole à Sandy, qui aujourd'hui est l'une de mes amies les plus chères. Si Angela avait débarqué à Princeton avant tout désireuse d'entretenir ses Snapstreaks avec sa bande de potes BCBG du lycée, nous ne serions peut-être jamais devenues si proches.

J'entends bien sûr les arguments qu'on peut m'opposer. Un smartphone est un outil, après tout, et qu'est Internet, sinon un portail vers un univers pratiquement illimité de connexions potentielles. Le Web nous ouvre à de nouveaux points de vue, fait résonner des voix inaudibles jusque-là, encourage la collaboration et l'efficacité à travers tous les secteurs de la société. Bien utilisé, il nous permet d'approfondir notre connaissance du monde, nous révèle des atrocités comme des actes de bravoure ou de bonté dont nous ne soupçonnions même pas l'existence. Il nous donne le moyen de réclamer des comptes aux puissants, d'éprouver de l'empathie et de créer des liens au-delà des frontières et des cultures. J'ai parlé à de nombreuses personnes qui ont trouvé au sein de groupes en ligne une véritable planche de salut, des informations, du soutien et un réseau qui les aident à se sentir moins isolées.

C'est merveilleux, bien sûr. Pourtant, malgré ce bouillonnement de possibilités en permanence à notre portée, nous demeurons seuls – peut-être plus que jamais –, perdus dans un magma de contenus, ne sachant plus qui et que croire.

L'Edelman Trust Barometer, une étude annuelle qui mesure la satisfaction de la population dans vingt-huit pays du monde, a récemment conclu que la méfiance était devenue « l'émotion par défaut de la société[11] ». Par ailleurs, les médias sociaux ont été conçus pour créer en nous une soif insatiable, incitant aussi bien les jeunes que les esprits les plus brillants à réclamer toujours plus de likes, de clics et d'approbation. Ce qui signifie que les images que nous voyons et les messages que nous recevons ne sont pas sélectionnés en fonction de leur fiabilité mais des réactions qu'ils sont susceptibles de provoquer. L'indignation fait vendre. L'impulsivité est distrayante. Ainsi que le souligne le sociologue Jonathan Haidt, les réseaux sociaux sont faits de telle sorte que nous nous donnons en spectacle plus que nous établissons des liens[12]. Ce type de manipulation nous éloigne de ce qui est réel chez les autres, et souvent chez nous.

Je pense que nos téléphones ne nous livrent pas le genre d'information dont nous avons besoin pour nous aider à surmonter notre méfiance vis-à-vis de ce qui ne nous ressemble pas, ou alors, trop rarement. J'ai l'habitude de dire qu'il est beaucoup plus difficile de haïr de près. Quand nous affrontons notre peur, quand nous nous ouvrons aux autres, même pour échanger quelques mots, même si nous portons le masque – saluer quelqu'un dans un ascenseur, par exemple, ou bavarder dans la queue au supermarché –, nous pratiquons une forme de micro-connexion essentielle. Nous envoyons un signal de bienveillance et d'acceptation, nous ajoutons un peu de ciment social dans un monde qui en a désespérément besoin.

Quand on prend le temps d'aller à la rencontre des autres, le plus grand risque auquel on s'expose, c'est de se rendre compte que nos différences ne sont pas aussi profondes qu'on pourrait le croire, ou que certaines chaînes télévisées et certaines personnalités voudraient nous le faire croire. Les interactions « dans la vraie vie » tendent à démentir les stéréotypes. Elles peuvent même être étonnamment apaisantes

– un moyen modeste mais efficace pour désamorcer la colère ou remettre en question la méfiance généralisée. Pour cela, toutefois, il faut déjà déposer son bouclier.

MA CONCEPTION DE LA SOCIABILITÉ est très old-school, je l'admets volontiers. Elle remonte à mon enfance, et à la cuisine d'Euclid Avenue. Là où je pouvais être pleinement moi-même, où mes émotions – même les plus ridicules – n'étaient jamais réprimées. Si le quartier était un peu le Far West pour les enfants, je savais néanmoins que je pouvais rentrer chez moi et déverser tout ce que j'avais sur le cœur, les disputes mesquines, les béguins immatures et les querelles de clans, certaine d'être au bon endroit pour le faire, en sécurité, acceptée. La cuisine d'Euclid Avenue jouait aussi un rôle d'aimant pour d'autres : les voisins passaient dire bonjour, les cousins venaient manger, les copains dégingandés de mon grand frère s'affalaient sur une chaise et demandaient conseil à mon père, et ma mère distribuait des sandwichs au beurre de cacahuète et à la confiture à mes amies, nous laissant jouer aux osselets par terre et échanger des potins à propos de l'école pendant qu'elle préparait le dîner. La pièce était minuscule, environ trois mètres sur trois, basse de plafond, avec au milieu une table couverte d'une toile cirée et quatre chaises. Pourtant, le confort et le refuge qu'elle m'offrait étaient immenses.

Aujourd'hui, j'essaie d'en apporter autant à mon entourage. Je veux qu'auprès de moi ceux que j'aime se sentent chez eux, à leur place, protégés, écoutés. Et c'est ce que j'attends de l'amitié, ce sentiment enveloppant. J'ai baptisé mon cercle de proches ma « Table de cuisine » : les gens extérieurs à ma famille en qui j'ai confiance, sur qui je peux compter et dont la compagnie m'enchante – et pour qui je ferais n'importe quoi. Ceux à qui j'ai demandé de prendre une chaise et de s'asseoir à ma table.

J'ai aussi appris que le soutien, l'amour et l'approbation pouvaient venir de n'importe où, pas seulement de la famille. Parmi les personnes qui ont joué un rôle majeur dans mon parcours, il y a des femmes plus âgées qui ont pris le temps de me guider quand j'étais jeune, me révélant d'autres façons de vivre et me proposant des modèles différents de celui de mes parents. Czerny, l'infatigable directrice du centre multiculturel dont j'étais l'assistante à Princeton, m'a prise sous son aile et m'a permis d'observer le quotidien d'une femme qui conciliait ses tâches de mère célibataire et sa carrière. J'ai appris auprès d'elle qu'on pouvait trouver un équilibre dans une vie bien remplie. Des années plus tard, Valerie Jarrett m'a aidée à faire la transition professionnelle la plus importante de mon existence, lorsque j'ai quitté le droit des sociétés pour le service public. Elle est devenue une véritable grande sœur, sur les plans personnel et professionnel. Elle m'a guidée à travers divers changements et, aujourd'hui encore, elle me conseille quand je dois prendre des décisions, m'apaise si je suis contrariée. Elle m'a autorisée à être l'un de ses anatifes.

À ma table, j'accueille également un large cercle de jeunes dont l'opinion m'intéresse, qui m'aident à remettre en question la manière dont je me représente les choses et à me tenir au courant. Nous parlons de tout, des motifs tendance pour les ongles aussi bien que du dembow, un genre musical apparenté au reggaeton. Ils ont tenté tant bien que mal de me familiariser avec Tinder et TikTok. Et ils me reprennent quand ils estiment que je dis quelque chose de ringard ou de réac. Grâce à eux, je ne cesse jamais d'apprendre.

Une Table de cuisine n'est pas fixe. Les amis vont et viennent, sont plus ou moins présents en fonction des moments de la vie. Il peut s'agir d'un petit groupe ou de quelques amitiés individuelles. Peu importe. Le principal, c'est la qualité de la relation. Il faut faire preuve de discernement, savoir à qui on accorde sa confiance, à qui on se livre. J'évalue discrètement si je peux me fier à une nouvelle connaissance, si je me sens comprise et appréciée. Nos amis sont aussi là pour nous rappeler que nous comptons, qu'ils voient notre lumière, qu'ils entendent notre voix. Et nous leur en devons autant. J'ajouterai qu'il ne faut pas avoir peur de rompre ou de prendre ses distances dans le cas d'amitiés compliquées. Dans certaines circonstances, il vaut mieux renoncer, ou tout au moins accepter qu'on ne peut pas s'appuyer sur cette personne.

Les convives qui viennent s'asseoir à ma Table de cuisine ne se connaissent pas nécessairement très bien entre eux. Certains ne se sont même jamais rencontrés. Mais collectivement, ils sont formidables. Je me tourne vers l'un ou vers l'autre selon le moment et les besoins. Personne ne peut répondre à toutes vos attentes. Personne ne peut vous rassurer et vous soutenir au quotidien. Personne ne peut être là à n'importe quel moment, et vous apporter exactement ce qu'il vous faut à cet instant. C'est pourquoi il est bon de toujours tenir table ouverte, et de ne pas se fermer à de nouvelles connaissances. Vous ne cesserez jamais d'avoir besoin de vos amis ni d'apprendre auprès d'eux. Je vous le garantis.

À mon sens, la meilleure façon d'être soi-même un ami digne de ce nom, c'est d'être capable de reconnaître ce qui rend l'autre unique, d'apprécier ce qu'il offre et de le prendre comme il est. Parfois, cela signifie ne pas reprocher à quelqu'un ce qu'il ne veut ou ne peut pas donner. J'ai des amies très dynamiques toujours prêtes à gravir des montagnes et à partir en excursion, et d'autres qui préfèrent se prélasser sur un canapé en buvant une tasse de thé. Il y en a que j'appellerais en cas de crise et d'autres non. Certaines sont de bon conseil, d'autres me régalent d'anecdotes sur leur vie amoureuse. Quelques-unes sont des fêtardes impénitentes, d'autres se couchent religieusement à 21 heures. J'ai des amies qui n'oublient jamais les anniversaires ni les dates importantes, d'autres qui sont nulles pour ça, mais m'accordent leur attention pleine et sincère quand nous sommes ensemble. L'essentiel, c'est que je suis capable de les voir et de les apprécier, et réciproquement. Ma Table de cuisine m'aide à relativiser. Elle m'aide à mieux me comprendre. Pour reprendre les mots d'un personnage de *Beloved*, de Toni Morrison : « C'est l'amie de mon esprit […]. Les morceaux que je suis, elle les rassemble et elle me les rend tout remis en ordre[13]. »

Au fil des ans, certaines amies d'horizons différents ont noué des liens entre elles, en partie à cause de mon côté adjudant, parce que j'insiste pour nous réunir toutes dès que l'occasion se présente. J'aime à penser que nous avons créé un cercle d'entraide bienveillant, où chacune se mobilise pour la réussite des autres. Nous célébrons nos victoires et échangeons à propos de nos difficultés. Nous surmontons les épreuves ensemble, nous encourageant mutuellement et pratiquant l'écoute attentive. Nous entretenons une conversation qui ne s'éteint jamais. Je suis invitée à leur table comme elles le sont à la mienne. Notre relation repose sur l'intimité et l'honnêteté.

« Ne traversez pas la vie seules », dis-je souvent à mes filles. Il est essentiel de se créer des espaces où l'on se sent en sécurité, entouré, en particulier quand on est perçu comme différent. On a besoin d'un environnement où on peut retirer son armure et s'épancher. À ses amis les plus proches, on peut confier ce que l'on tait ailleurs. On peut laisser libre cours à sa colère, avouer sa peur des injustices et des humiliations. Parce qu'on ne peut pas tout garder à l'intérieur. On ne peut pas faire le tri seul. C'est trop gros, trop douloureux. Essayer de porter un tel fardeau sans aide peut être usant et destructeur.

Votre Table de cuisine est votre refuge, un havre à l'écart de la tempête. Le lieu où vous pouvez souffler un instant, oublier le parcours du combattant quotidien, et disséquer en toute sérénité les calomnies et les coups bas. Là où vous pouvez hurler, jurer et pleurer. Là où vous pansez vos plaies et rechargez vos batteries. Votre Table de cuisine est votre bouteille d'oxygène.

À LA MAISON-BLANCHE, Barack était entouré d'esprits remarquables, des membres de son gouvernement et des assistants brillants, toujours sur la brèche, qui constituaient une équipe d'une efficacité redoutable et un excellent système d'entraide. Malgré tout, j'ai eu l'occasion d'observer de près la solitude de sa fonction : le poids énorme que porte celui qui doit prendre des décisions lourdes de conséquences, le stress qui ne retombe jamais. Il commençait à peine à œuvrer à la résolution d'une crise qu'une autre surgissait déjà. Il était sans cesse sous le feu des critiques pour des problèmes qui ne dépendaient pas de lui, parfois fustigé parce que les choses n'avançaient pas assez vite. Il était aux prises avec un Congrès divisé et un pays touché par la récession, sans parler des difficultés à l'étranger. Je le voyais regagner son bureau le soir après dîner, sachant qu'il n'en sortirait pas avant 2 heures du matin, seul, s'efforçant de tout maîtriser.

Il ne souffrait pas d'isolement à proprement parler – il était trop occupé pour cela –, mais il avait besoin de se changer les idées. C'était un travail qui ne lui laissait aucun répit, et je m'inquiétais des conséquences sur sa santé. Une année, à l'occasion de son anniversaire, j'ai invité en cachette une dizaine de ses amis à Camp David pour le week-end. C'était le mois d'août. Les travaux du Congrès étaient suspendus. Il serait bien sûr accompagné d'un aréopage de conseillers et il assisterait à des briefings quotidiens, mais j'espérais qu'il pourrait lever un peu le pied.

Et je dois dire que le résultat a dépassé mes espérances. Je pense n'avoir jamais vu quelqu'un décompresser aussi vite que mon mari au cours de ce week-end. Il devait vraiment avoir besoin de cette parenthèse ! Il y avait d'anciens copains de lycée venus de Hawaï, des condisciples de l'université et quelques-uns de ses meilleurs amis de Chicago. Qu'ont-ils fait ? Ils ont joué. Tandis que Sasha, Malia et moi nous prélassions autour de la piscine avec un petit groupe d'épouses et d'enfants, les hommes se sont jetés à corps perdu dans toutes les activités à leur disposition.

C'était comme si on leur avait donné une carte « Vous êtes libéré de prison » qui les délivrait de toutes leurs obligations professionnelles et familiales le temps d'un week-end, et, comme mes amies et moi lors de nos séjours Boot Camp, ils n'avaient pas une seconde à perdre. Ils ont disputé un match de basket. Ils ont joué aux cartes et aux fléchettes. Ils ont tiré sur des pigeons d'argile. Ils ont joué au bowling. Ils ont fait un concours de *home runs* et de lancer de ballon. Ils comptaient les points, s'injuriaient pour rire, revisitaient bruyamment chaque partie et chaque défaite jusque tard dans la nuit.

Le « Campathalon », ainsi que nous l'avons surnommé, est devenu une institution dans la vie de Barack, une réunion annuelle qui dorénavant se tient à Martha's Vineyard, et inclut des trophées et une cérémonie d'ouverture. Aujourd'hui, mon bûcheur de mari a appris à compter sur cette pause. Pour lui, c'est un retour à l'insouciance de l'enfance, l'occasion de renouer avec des amis qui lui sont chers et de faire le pitre. Une cour de récréation où il peut se lâcher. Ces week-ends le reconnectent à sa joie.

La vie m'a enseigné que, la plupart du temps, les amitiés solides sont le fruit d'intentions solides. Une Table de cuisine se construit sciemment. Il faut réunir ses invités et s'en occuper activement. Il ne suffit pas de dire « Tu m'intéresses » à un ami potentiel, il faut consacrer du temps et de l'énergie à la relation pour qu'elle se développe et s'approfondisse, la privilégier quand les tracas du quotidien s'amoncellent et tendent à tout phagocyter. Instaurer des rituels et des habitudes est un bon moyen de ne pas perdre de vue l'essentiel : un café chaque semaine, un verre mensuel, une réunion annuelle. Mon amie Kathleen et moi nous rejoignons le matin pour aller nous promener le long du fleuve. J'ai un groupe qui, depuis plus d'une décennie, se retrouve tous les ans pour un week-end de ski mères-filles. La date est gravée dans nos agendas et nous nous y tenons coûte que coûte. Même nos filles, qui savent à présent l'importance d'avoir une Table de cuisine dans leur propre vie, ne le rateraient pour rien au monde. Mes séjours Boot Camp se sont espacés – et un peu ramollis – mais j'apprécie toujours autant les moments où nous transpirons ensemble.

Des chercheurs de l'université de Virginie ont mis à l'épreuve une théorie au sujet de l'amitié[14]. Ils ont équipé un groupe de volontaires de lourds sacs à dos et les ont placés l'un après l'autre au pied d'une haute colline, comme s'ils allaient devoir la gravir. Chacun devait évaluer la difficulté de l'ascension. La moitié d'entre eux se retrouvaient seuls devant la pente, alors que les autres avaient à leur côté quelqu'un qu'ils considéraient comme un proche. La conclusion était sans appel. Le second groupe estimait en majorité que la côte était moins raide, la montée plus facile. Quand il s'agissait d'amis de longue date, la différence était encore plus nette. Bien entouré, on est plus fort. Raison de plus pour soigner ses amis.

Voici le message que j'aimerais transmettre à ceux qui hésitent à franchir le pas à l'orée d'une relation naissante. Je m'inquiète quand j'entends des jeunes qui n'osent pas prendre le risque de nouer de nouvelles amitiés. J'ai envie de leur dire que les autres sont une source de richesse et un soutien, si on est ouvert et prêt à se laisser guider par sa curiosité. Nos amis deviennent notre écosystème. Plus nous en avons, plus notre vie est semée de pâquerettes. Plus il y a d'oiseaux dans les arbres.

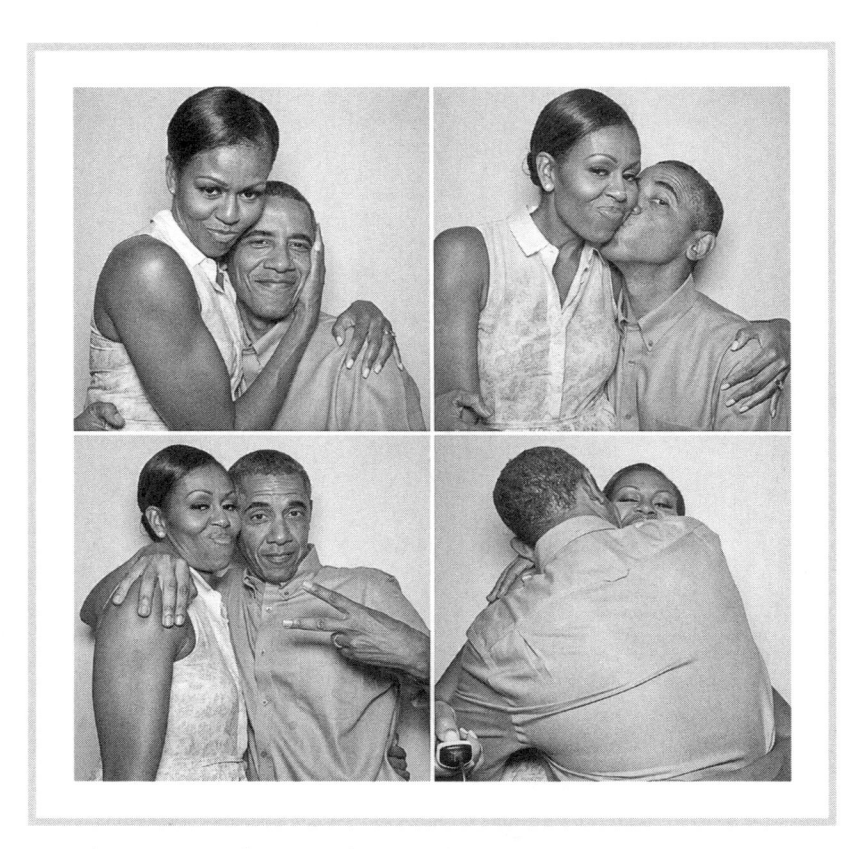

Barack est mon meilleur ami, l'amour de ma vie – et son agent perturbateur.

CHAPITRE SIX
ÊTRE BIEN ACCOMPAGNÉ

L'AN DERNIER, nos deux filles ont loué un appartement à Los Angeles. Il se trouvait qu'elles devaient toutes les deux s'installer là-bas – Sasha pour ses études, Malia pour un premier emploi de scénariste –, et elles ont déniché un petit logement dans un quartier tranquille qui leur convenait à toutes les deux. J'étais ravie qu'elles aient choisi d'habiter ensemble. Je suis heureuse d'avoir élevé des sœurs qui, maintenant qu'elles ont la vingtaine, sont également des amies.

Le premier jour du bail, elles ont emménagé dans l'appartement vide. Elles avaient surtout des vêtements. Comme beaucoup de jeunes de leur âge, nos filles ont été itinérantes jusque-là, hormis pendant les mois de confinement. Elles ont vécu dans des résidences universitaires et des meublés, ne possédant jamais plus que ce qu'elles pouvaient caser – raisonnablement – dans un coffre de voiture. Plusieurs fois par an, elles rentraient pour une semaine ou deux de vacances, s'extasiant devant le confort de notre existence d'adultes : un frigo plein, un lave-linge, pas de colocataires, la présence câline d'un chien. Elles profitaient de ces interludes pour bien manger, dormir, retrouver un peu d'intimité et passer du temps en famille. Puis elles fourraient quelques effets dans un placard et en choisissaient d'autres, échangeant leurs vêtements d'hiver contre une garde-robe plus estivale ou inversement, avant de prendre leur envol, pareilles à des oiseaux migrateurs.

Cette fois, cependant, c'était différent. Elles se posaient. Elles s'étaient trouvé un vrai logement, un lieu un peu moins provisoire. Nos filles elles-mêmes paraissaient plus adultes, plus rangées.

Pendant le premier mois, j'entrapercevais leurs efforts pour décorer leur appartement lors de nos appels vidéo. Je remarquais une jolie chaise qu'elles avaient récupérée quelque part ou des cadres accrochés avec goût. Elles ont acheté un aspirateur. Des coussins, des serviettes, et même des couteaux à steak, ce qui m'a amusée, car elles n'étaient pas plus portées sur la cuisine que sur la viande. En tout cas, elles aménageaient leur nid et elles y mettaient du cœur. Elles apprenaient à se créer un chez-soi.

Un soir où je bavardais avec Sasha sur FaceTime, j'ai été distraite par Malia à l'arrière-plan, qui passait une lingette sur une étagère chargée de livres et de bibelots. Elle faisait la poussière ! J'étais en état de choc, même si j'ai remarqué qu'elle n'avait pas encore le réflexe de soulever ou de déplacer les objets pour les épousseter sous toutes leurs faces.

Mais elle faisait – approximativement – la poussière ! J'étais transportée.

Dès que possible, Barack et moi sommes allés les voir à Los Angeles. Elles nous ont fait visiter les lieux, rayonnantes de fierté. Et il y avait de quoi. Elles avaient écumé les vide-greniers et acheté quelques meubles à Ikea, veillant à respecter leur budget. Elles dormaient sur des sommiers sans cadre, mais avaient déniché de ravissants couvre-lits pour les habiller. Elles avaient chiné d'adorables petites tables d'appoint. Et elles disposaient d'une table de salle à manger, mais n'avaient pas encore trouvé de chaises abordables.

Nous avions prévu de dîner au restaurant, mais avant, elles ont insisté pour nous offrir l'apéritif. Barack et moi nous sommes assis dans le canapé, et Malia est allée chercher une planche de fromage et de charcuterie, déclarant qu'elle n'aurait jamais cru qu'un morceau de fromage puisse coûter une telle fortune.

« Et je n'ai même pas pris les plus chers ! » s'est-elle écriée.

Sasha a préparé deux martinis dry légers – *Attends, tu sais faire les martinis ?* – qu'elle nous a servis dans des verres à eau, après avoir sorti des sous-verre tout neufs pour protéger leur table basse.

Je n'en croyais pas mes yeux. Ce n'est pas tant que j'étais surprise que nos filles aient grandi, mais la scène – les sous-verre en particulier – m'indiquait qu'une étape avait été franchie. J'y voyais le genre de détail que tous les parents guettent pendant des années : une manifestation de bon sens.

Alors que Sasha nous servait nos cocktails, je songeais à tous les sous-verre qu'elle et sa sœur n'avaient jamais pris la peine d'utiliser du temps où elles vivaient chez nous, à toutes les fois où j'avais essayé de sauver des tables, notamment à la Maison-Blanche.

Mais la dynamique avait changé. Nous étions à *leur* table, ce jour-là. Elle leur appartenait et elles voulaient en prendre soin.

COMMENT DEVIENT-ON ADULTE, une personne qui mène une vie mature et entretient des relations matures ? On apprend sur le tas. On tâtonne, on se cherche, et peu à peu, on comprend qui on est et ce dont on a besoin. Souvent, on s'est forgé une vague notion de ce à quoi la vie adulte est censée ressembler et on tâche de s'y conformer.

On essaie, on se trompe et on réessaie. On tire un enseignement de ses erreurs. Pendant longtemps, tout semble expérimental, incertain. On met à l'épreuve diverses manières d'être. On teste et rejette des attitudes, des modes de vie, des influences et des outils. Et, petit à petit, les pièces du puzzle s'emboîtent, on comprend mieux ce qui nous convient, ce qui nous est utile.

J'y ai beaucoup pensé récemment, alors que j'observais nos filles s'installer à Los Angeles, acheter de la vaisselle et des couverts, épousseter maladroitement leur mobilier.

Elles s'entraînent. Elles apprennent. Elles sont à mi-parcours. Chaque jour, par petites touches, elles affinent leur conception de la personne qu'elles sont et de la vie qu'elles aimeraient mener ; elles s'efforcent de comprendre où, comment et avec qui elles se sentent le plus stable, le plus en sécurité.

Sur le plan relationnel, Sasha et Malia traversent ce que j'appelle leur période « marché aux puces », cette phase un peu foutraque, un peu hétéroclite, où les amis sont autant de trésors fascinants qu'on pioche au hasard. Je me souviens d'être passée par là, à la vingtaine. La quête est joyeuse, le bazar coloré, et on est porté par l'excitation de la découverte. En même temps, elles sont inconsciemment engagées dans une entreprise plus sérieuse, plus responsable. Elles repèrent sur qui elles peuvent compter, auprès de qui elles se sentent bien, dans quelles amitiés elles désirent s'investir, lesquelles les accompagneront tout au long de leur vie. Elles réunissent leur propre Table de cuisine.

Il en va de même pour l'amour. Comme Barack et moi à leur âge, Malia et Sasha expérimentent. Autrement dit, elles sont sorties avec quelques personnes et elles ont essayé différents modèles de relations. Ce n'est qu'une partie du processus en cours, une pièce du puzzle.

Pour être honnête, je ne suis pas pressée que mes filles quittent le marché aux puces. J'espère qu'elles s'y attarderont encore un peu, s'autoriseront des relations fluides et insouciantes. Je voudrais qu'elles acquièrent avant tout les bases de l'indépendance – gagner sa vie, prendre soin de sa santé, de son bien-être, manger correctement – avant de s'engager. Je leur dis de commencer par devenir des personnes accomplies, capables de se tenir debout toutes seules. Quand on sait qui on est, quand on connaît sa lumière, alors on est plus à même de la partager. Mais cela nécessite de l'entraînement.

J'encourage mes filles à mûrir à travers leurs relations, sans essayer forcément d'atteindre un objectif précis. Je ne veux pas qu'elles croient qu'un mari est un trophée à se disputer ou à remporter, que des noces somptueuses sont le préambule indispensable à une vie épanouissante, ou qu'avoir des enfants est une obligation. J'espère au contraire qu'elles feront l'expérience de divers degrés d'engagement et sauront mettre un terme aux relations bancales pour en établir d'autres, plus prometteuses. J'aimerais qu'elles apprennent à gérer les conflits, découvrent l'euphorie de l'intimité, et qu'elles éprouvent les émois du cœur. Le jour où mes filles décideront de passer leur existence aux côtés d'une autre personne – si c'est ce qu'elles souhaitent –, je veux qu'elles soient solides, qu'elles sachent réellement qui elles sont et ce dont elles ont besoin.

Je ne révélerai rien de leurs amours ici, par respect pour leur vie privée (et parce qu'elles me tueraient). Mais je peux dire que c'est magnifique de les voir expérimenter et apprendre.

Quel est mon vœu le plus cher pour elles ?

Qu'elles trouvent leur chez-soi, peu importe la forme qu'il prendra.

ON ME DEMANDE SOUVENT conseil en matière de relations amoureuses. On commente les photographies où l'on nous voit, Barack et moi, riant, échangeant un regard, l'air heureux côte à côte, et on en déduit que chacun apprécie la compagnie de l'autre. On veut savoir comment nous nous débrouillons pour être encore mariés et épanouis au bout de trente ans de vie commune. J'ai envie de répondre : *Eh bien, à vrai dire, cela nous surprend aussi, parfois !* Et je ne plaisante pas. Nous avons nos problèmes, bien sûr, mais je l'aime et il m'aime, aujourd'hui comme hier, et, semble-t-il, comme demain.

Notre amour n'est pas parfait, mais il est authentique et nous lui sommes dévoués. Cette certitude s'impose partout où nous allons, avec la discrétion d'un piano à queue au milieu de la pièce. Pourtant, sous bien des aspects, nous sommes très différents. Mon mari est un oiseau de nuit solitaire. Je suis une lève-tôt hypersociable. À mon avis, il consacre trop de temps au golf. À son avis, je regarde trop d'émissions idiotes. Mais, entre nous, il y a une tendre confiance, l'assurance que l'autre sera là, à nos côtés, quoi qu'il arrive. Je suppose que c'est ce que les gens voient sur les photographies, ce petit sentiment de triomphe qui nous transporte, quand nous songeons que nous avons passé la moitié de notre vie ensemble et que, malgré le quotidien, malgré les agacements et nos différences, aucun de nous deux n'a claqué la porte. Nous sommes toujours là. Nous *persistons*.

Au cours de mon existence, j'ai vécu dans un tas d'endroits, mais je n'ai jamais eu qu'un seul véritable chez-moi. C'est ma famille. C'est Barack.

Notre relation, nous l'avons construite ensemble. Nous l'habitons chaque jour, cherchons à l'améliorer quand nous le pouvons, la laissant parfois « en l'état » pendant les périodes où nous avons d'autres préoccupations. Notre mariage est notre piste de décollage et d'atterrissage, un lieu où chacun de nous peut être totalement, confortablement – et souvent désespérément – lui-même. Cet espace que nous occupons ensemble n'est peut-être pas toujours net et bien rangé, ni exactement tel que chacun de nous le souhaiterait, mais nous avons appris à l'accepter, et le fait est qu'il résiste. Pour nous, c'est un roc, dans un monde où la certitude est devenue une denrée rare.

Beaucoup de questions qu'on me pose sur les réseaux sociaux, dans les lettres et les e-mails que je reçois tournent autour de cette notion de certitude : dans quelle mesure doit-on la ressentir, quand, avec quelle intensité et quel degré de fluctuation ? Comment savoir si j'ai trouvé la bonne personne, si c'est le moment de m'engager ? Ai-je tort de parfois détester mon conjoint ? Comment puis-je nouer une relation saine quand mes parents ne m'ont pas franchement donné un bon exemple ? Que faire en cas de conflit, d'exaspération, de difficultés, d'épreuves ?

Certains conçoivent le mariage comme un remède à leurs problèmes de couple. D'autres projettent de faire un bébé pour remettre leur mariage sur les rails. D'autres encore envisagent le divorce, se demandant s'ils devraient insister, ou fuir une relation aigrie, compliquée. Il y en a aussi qui pensent que le mariage est une tradition patriarcale ennuyeuse et démodée. Je reçois également des messages de jeunes qui ont peur de faire des erreurs, ou qui les ont déjà commises et se demandent ce qu'ils doivent faire.

« Bonjour, Madame Michelle, m'écrivait récemment une jeune femme de l'Alabama nommée Lexi. J'ai beaucoup de problèmes avec les garçons... »

Malheureusement, je n'ai pas de réponse à ces questions ni de recettes pour régler les difficultés individuelles. La seule histoire d'amour que je connaisse, c'est celle que je vis au quotidien. Votre chemin vers la certitude – si c'est ce que vous cherchez – sera nécessairement différent du mien. De même, votre conception de votre foyer et de la personne qui a sa place à vos côtés n'appartient qu'à vous.

Au sein d'un couple, on découvre peu à peu ce dont on a besoin et ce qu'on est capable de donner. On essaie. On apprend. On se plante. Parfois, on acquiert des outils qui ne servent à rien. Il n'est pas rare qu'au début on fasse des investissements dont on pourrait se dispenser. Qu'on achète un jeu de couteaux à steak – au hasard – parce qu'on présume que c'est ce que font les adultes.

On est obsessionnel, on coupe les cheveux en quatre et on gaspille notre énergie. On suit de mauvais conseils ou on en ignore de bons. On bat en retraite quand on est blessé. On se blinde quand on a peur. On attaque quand on est provoqué ou on cède quand on a honte. On peut également décider qu'on est heureux et épanoui sans quelqu'un à ses côtés. Le cas échéant, j'espère que vous considérez ce parti pris comme il se doit : un choix de vie parfaitement valable et réussi. Il arrive aussi que, inconsciemment, on reproduise ce qu'on a connu enfant, quel que soit le genre de foyer dans lequel on a grandi. Ce qui bien sûr peut se révéler merveilleux, horrible, ou quelque part entre les deux. L'amour vrai et durable, me semble-t-il, se situe dans cet entre-deux. Ensemble, on répond à la question : *Qui sommes-nous et qui voulons-nous être ?*

DE TEMPS EN TEMPS, j'ai l'impression d'observer mon mari de loin, comme à travers le voile du temps. Je vois une version grisonnante, un tantinet moins maigrichonne, un tantinet plus désenchantée du jeune homme de 27 ans qui a débarqué pour faire un stage dans le cabinet d'avocats où je travaillais il y a quelques décennies de cela, les cheveux humides, parce qu'il avait oublié son parapluie, à peine confus d'être en retard pour son premier jour. Qu'est-ce que son sourire avait de spécial ? Pourquoi sa voix m'a-t-elle autant plu ?

Il était charmant alors et il est charmant aujourd'hui. Il était vaguement célèbre alors – un étudiant en droit brillant qui faisait déjà parler de lui dans les cercles juridiques – et il est, je suppose, très célèbre aujourd'hui. Dans le fond, il est resté le même ; il a la même assurance, le même cœur, les mêmes défauts, les mêmes difficultés à être ponctuel ou à penser à prendre quelque chose d'aussi élémentaire et pratique qu'un parapluie par mauvais temps. Il est toujours cet idéaliste, tantôt séducteur, tantôt intello, qui s'est présenté à l'accueil de Sidley & Austin il y a toutes ces années. Quand j'ai découvert sa silhouette longiligne et sa prestance singulière avant de lui serrer la main, j'ignorais encore que je contemplais l'amour de ma vie – et son agent perturbateur.

Comme beaucoup de gens, j'avais un tas d'idées préconçues sur le mariage. Enfant, je m'amusais à prédire l'avenir avec mes amis. « MASH » était un jeu très en vogue à l'époque, qui ne nécessitait qu'une feuille et un crayon, et permettait d'imaginer dans quelle maison on vivrait ou le nombre d'enfants qu'on aurait. Il y avait aussi la cocotte en papier dont on soulevait les rabats pour découvrir le nom de son promis. Les résultats nous arrachaient des gloussements et des cris horrifiés : épouserais-je réellement Marlon Jackson des Jackson 5 avec qui je m'installerais en Californie et conduirais-je un break ? Mon amie Terry aurait-elle neuf enfants avec notre copain de classe Teddy, et habiteraient-ils une grande villa en Floride ?

Ce que je savais, c'était que les possibilités étaient infinies. Ce que je *croyais* savoir, c'était que je ferais un mariage de princesse avec tout le tralala, et que je vivrais des années de félicité passionnée sans jamais connaître la routine. N'était-ce pas censé se passer ainsi ? J'étais trop jeune pour imaginer me satisfaire un jour d'un mariage sur le modèle de celui de mes parents. Ils étaient dévoués l'un à l'autre et s'entendaient bien ; ils formaient une équipe amicale et efficace, gouvernée par le bon sens. Ils se faisaient rire. Ils accomplissaient toutes les corvées ensemble. Chaque année, pour la Saint-Valentin et l'anniversaire de ma mère, mon père filait au centre commercial Evergreen Plaza lui acheter une jolie tenue, qu'il lui offrait dans un paquet orné d'un ruban.

Je voyais bien qu'ils étaient plutôt heureux, mais j'avais passé des heures devant *La Force du destin*, fascinée par les amours tumultueuses d'Erica Kane. À côté, la vie conjugale de mes parents semblait un peu pépère. En tout cas trop ennuyeuse pour moi, qui fantasmais sur une histoire passionnelle, pas si différente des scénarios hollywoodiens que mes copines et moi inventions pour nos Barbie et nos Ken. Je savais aussi, ayant observé mes grands-parents, que les mariages ne fonctionnaient pas toujours. Les parents de ma mère s'étaient séparés bien avant ma naissance et, à ma connaissance, ne s'adressaient plus la parole. Ceux de mon père avaient vécu chacun de leur côté pendant la majeure partie de son enfance, puis, à la surprise générale, s'étaient remis ensemble.

Rétrospectivement, je me rends compte que ce n'étaient pourtant pas les indices qui manquaient autour de moi : tout suggérait que, sur la durée, la vie de couple n'était ni idyllique ni glamour. Ma mère raconte encore sa première dispute avec mon père, peu après leur mariage en 1960, alors qu'elle avait 23 ans et lui 25. Après un bref voyage de noces, ils avaient emménagé ensemble, et avaient brutalement compris que désormais il faudrait cohabiter avec quelqu'un qui avait déjà des habitudes et des rites bien établis. Quel était le sujet de leur différend ce jour-là ? Pas l'argent. Pas la question des enfants ni les grands événements de ce monde. Non, c'était à propos de la position du rouleau de papier toilette sur le dérouleur : l'extrémité libre devait-elle être placée par-dessus ou par-dessous ?

Papa venait d'une maisonnée « par-dessous », tandis que maman avait été élevée dans une famille « par-dessus », et, au moins pendant quelque temps, le conflit a pris des dimensions épiques et insolubles. Dans la mesure où il n'y avait que deux possibilités, l'un des deux devait s'incliner. Ce genre de désaccord peut sembler mesquin, mais ce qui se joue derrière l'est rarement. Quand on s'unit à quelqu'un, on est soudain confronté – et souvent censé s'adapter – à une autre histoire familiale, à d'autres comportements. Dans le cas de la Grande Dispute du Papier Toilette de 1960, c'est ma mère qui a cédé, décidant que le jeu n'en valait pas la chandelle. À compter de ce jour, les Robinson ont vécu paisiblement sous le régime du « par-dessous ». La question n'a plus fait débat, du moins jusqu'au jour où Craig et moi avons fondé un foyer à notre tour (vous serez heureux d'apprendre que les Obama étaient « par-dessus », et qu'ils le sont encore à cette date). Le mariage est semé de négociations en apparence anodines qui dissimulent des enjeux cruciaux.

Dans *Devenir*, je raconte que, malgré la stabilité de leur relation, il arrivait à ma mère d'envisager une vie sans mon père. De temps en temps, elle s'offrait une petite rêverie, et s'autorisait à imaginer qu'elle franchissait le seuil de la maison et se retrouvait dans une autre vie. À quoi ressemblerait son quotidien si elle avait épousé un millionnaire, un mystérieux inconnu du Sud ou un ancien copain du lycée ?

Ces pensées lui venaient en général au printemps, après un long hiver gris et glacé à devoir se calfeutrer dans un espace exigu et encombré. Elle aspirait à un ailleurs, dans ces moments-là, inspirée par la bouffée d'air frais qui s'engouffrait par les fenêtres, quand le temps était enfin assez doux pour les rouvrir. Une fantaisie séduisante, une lune de miel chimérique.

Puis elle éclatait de rire, songeant à l'enfer qu'elle aurait probablement vécu auprès de son mystérieux inconnu. Quant à son copain du lycée, il traînait pas mal de casseroles. Et même un millionnaire devait avoir son lot de problèmes.

Après cette escapade imaginaire, elle retournait à la vraie vie et à mon père.

C'était sa manière de raviver son engagement dans l'intimité de son cœur, je pense, de se rappeler qu'elle avait une famille aimante, un couple solide, et de bonnes raisons d'être là.

QUAND ON DÉCIDE de faire sa vie avec quelqu'un, on doit sans cesse renouveler cet engagement en choisissant de rester. C'est plus facile si, dès le début, on est prêt à travailler, à faire des concessions, à accepter et même à apprécier cet entre-deux, l'alternance entre le merveilleux et l'insupportable, parfois en l'espace d'une conversation, parfois sur des années. Au fil du temps, on s'aperçoit en général que l'équilibre absolu n'existe pas. L'image qui me vient à l'esprit est plutôt celle du boulier, sur lequel les perles glissent tantôt d'un côté, tantôt de l'autre, le calcul rarement précis, l'équation jamais entièrement résolue. Une relation est toujours en mouvement, toujours en évolution. À aucun instant les deux partenaires n'auront le sentiment que tout est juste et équitable. Il faut constamment s'adapter. Faire des sacrifices. Tantôt on est en haut, tantôt on est en bas. Si les responsabilités financières incombent principalement à l'un, l'autre assumera une plus grande part des tâches familiales. Ces choix, et les tensions qu'ils entraînent, sont réels. J'ai cependant appris que nous traversons tous des phases au cours de notre vie. On s'épanouit rarement dans tous les domaines – amoureux, familial et professionnel – en même temps. Dans une relation saine, les deux personnes font des compromis tour à tour, aménagent ensemble cet espace intermédiaire de manière que chacun s'y sente chez soi.

Quelles que soient l'intensité et la profondeur de votre amour, vous devrez vous accommoder des petites manies de l'autre. Vous devrez ignorer beaucoup de sujets d'agacement mineurs, quelques causes d'irritation majeures, et essayer de dépasser tout ça – les heurts et les inévitables perturbations – à force d'amour et de constance. Vous devrez vous y employer souvent et avec toute l'empathie possible. Il faut bien sûr que la personne en face soit elle aussi désireuse et capable de faire preuve de souplesse et de tolérance, qu'elle soit prête à vous aimer et à vous accepter tel que vous êtes, et quelle que soit votre attitude dans les moments où ça va vraiment mal.

C'est un engagement insensé et périlleux, quand on y songe. D'ailleurs, la réussite n'est pas toujours au rendez-vous (ce qui est souhaitable : si une relation vous cause plus de mal que de bien, il est temps d'y mettre un terme). Mais quand ça marche, on a l'impression de vivre un petit miracle – c'est ça l'amour, après tout. Toute relation durable est un pari sur l'avenir.

Lorsque Barack et moi avons choisi de faire notre vie ensemble, nous n'avions aucune espèce de garantie. Jamais je n'aurais pu imaginer le tour que prendrait notre existence. Notre situation financière était encore précaire, nous avions tous les deux de lourds prêts étudiants à rembourser. Il n'y avait pas d'issue certaine, à quelque niveau que ce soit. Ce qui était prévisible, en revanche, c'était qu'il n'emprunterait jamais le chemin le plus direct vers la réussite. On pouvait compter sur lui pour fuir la facilité. Il était déterminé à jongler entre les emplois et à refuser les postes plus lucratifs dans de grands cabinets, parce qu'il voulait écrire, enseigner, et vivre selon ses valeurs. Nous n'étions ni l'un ni l'autre des héritiers et ne disposions d'aucune fortune personnelle pour assurer nos arrières. Nous n'avons pas tardé à découvrir que nous n'étions pas sûrs non plus de pouvoir fonder une famille et avons entamé un combat contre l'infertilité qui a duré des années. Et bien sûr, il y a eu sa carrière politique, cette folle chevauchée sur une moto volante.

Nous nous sommes embarqués pour ce grand voyage chaotique, avec une seule certitude : il valait mieux l'affronter unis.

J'AI APPRIS TRÈS TÔT que l'autre ne peut pas résoudre vos problèmes ni combler vos manques. Chacun est comme il est.

On ne peut pas forcer quelqu'un à être une personne qu'il ne veut ou ne peut pas être. Je souhaitais un compagnon qui serait guidé par ses propres valeurs, indépendamment de mon amour. Je désirais qu'il soit honnête parce qu'il attachait de l'importance à l'honnêteté, fidèle parce qu'il attachait de l'importance à la fidélité.

Aujourd'hui, je mets mes filles en garde : ne choisissez pas quelqu'un pour qu'il subvienne à vos besoins, qu'il soit aux petits soins, ou parce que vous cherchez un père pour vos enfants, ou encore un remède à vos problèmes. Ces unions se terminent rarement bien, d'après ce que j'ai pu observer. L'objectif est de trouver la personne qui fera le travail *avec* vous et non *pour* vous, qui s'impliquera dans tous les domaines et de toutes les manières. Si l'autre insiste pour ne remplir qu'un seul rôle, s'il déclare : « C'est moi qui rapporte l'argent à la maison, donc ne compte pas sur moi pour changer les couches », mieux vaut prendre le large. Un bon couple, comme une équipe de basket gagnante, doit être composé d'individus accomplis, dotés d'une panoplie de compétences solides et permutables. Chaque membre doit savoir marquer, mais aussi dribler, passer le ballon et jouer en défense.

Il y aura nécessairement des différences, des domaines où l'un pourra suppléer aux faiblesses de l'autre. Mais, ensemble, on doit être capables d'occuper tout le terrain et veiller à demeurer polyvalents. Vivre en couple ne modifie pas la personne que vous êtes fondamentalement, même si cela vous demande de vous adapter. Ni Barack ni moi n'avons tant changé au cours des trente-trois dernières années. Je suis toujours la bosseuse pragmatique qui lui a serré la main le premier jour, et il reste l'intello optimiste qui mène en parallèle des réflexions sur trois sujets distincts.

Le changement s'est opéré à travers les innombrables ajustements, compromis et sacrifices que chacun a consentis pour accorder de la place à l'autre. Ce qui est né le jour de notre rencontre, la petite graine de curiosité réciproque qui a germé à l'instant où nous avons commencé à nous parler : voilà ce qui a poussé et mûri lentement pour engendrer la certitude. C'est le miracle qui se poursuit, la conversation inachevée, notre chez-nous. Il est lui. Je suis moi. Mais nous nous connaissons bien. Très, très, très bien.

Je me suis toujours efforcée de casser l'image idéalisée de notre mariage, de montrer la réalité dans ce qu'elle a de plus prosaïque. Je me suis appliquée à dissiper le mythe qui voudrait faire de lui un homme parfait, de nous un couple exemplaire, de l'amour en général un petit nuage sur lequel on flotte. J'ai relaté dans *Devenir* que nous avions consulté un conseiller conjugal après la naissance des filles, parce que nous étions devenus distants, irritables et que nous nous sentions tous les deux dépassés par la situation. J'ai plaisanté au sujet des fois où mon mari m'horripilait tellement que j'avais envie de le pousser par la fenêtre. J'ai évoqué les rancœurs mesquines que j'étais capable de nourrir, et qu'il m'arrive d'éprouver aujourd'hui encore, et sans doute pour le restant de mes jours. La véritable intimité peut être exaspérante. Mais on tient bon.

Mes efforts n'ont pas toujours été bien accueillis. Certains préfèrent la façade. J'ai été étrillée par une chroniqueuse du *New York Times* pour avoir osé dire que mon époux n'était pas un dieu, mais un simple mortel qui parfois oubliait de ramasser ses chaussettes ou de ranger le beurre dans le frigo. Mes sentiments à ce sujet n'ont pas changé : si on cache qui on est réellement, on ne parvient qu'à se faire du mal. Et je pense que c'est vrai pour tout le monde.

J'AI UNE AMIE, que j'appellerai Carissa, qui récemment a passé plus d'un an à se voiler la face. Carissa a la trentaine. C'est une Afro-Américaine ravissante, une cheffe d'entreprise et une femme très bien entourée : quelqu'un qui a réussi. Son unique problème, c'était qu'elle était seule et que le célibat ne lui convenait pas. Elle désirait un compagnon. Elle espérait avoir un jour des enfants. Elle a rencontré en ligne un homme qui lui plaisait beaucoup. Ils sont sortis ensemble. Ils ont fait une brève escapade aux Antilles, où ils ont passé un merveilleux moment. À leur retour, ils ont continué à se voir, mais ils étaient tous les deux très occupés entre leur travail et leurs amis respectifs. Ils voulaient une relation « sans prise de tête », selon Carissa.

Ce qu'elle n'a compris que plus tard, c'est que cet homme et elle rejouaient éternellement leur premier rendez-vous. Ils étaient prisonniers du « sans prise de tête ». Ils passaient du bon temps, certes, mais ils évitaient soigneusement les désaccords et les questions personnelles, tout ce qui aurait pu craqueler la carapace ou inciter l'autre à creuser. « Sans prise de tête » était synonyme de facile. Être ensemble ne devait rien leur coûter, ni gêne ni travail. Seulement, la réalité finit toujours par vous rattraper.

Alors qu'ils se fréquentaient depuis un peu plus d'un an, Carissa a invité cet homme et l'une de ses amies les plus proches à dîner chez elle, afin de les présenter. Au cours du repas, l'amie, de nature curieuse et extravertie, a innocemment bombardé l'homme de questions, déterrant méthodiquement une foule d'informations inédites pour Carissa. Il avait eu une relation compliquée avec son père. Enfant, il ne se sentait pas aimé. Il avait eu du mal à s'engager dans ses histoires amoureuses.

Rien de tout cela n'était en soi un problème. C'était seulement nouveau, un aspect de lui que Carissa ignorait totalement. Elle n'avait pas osé l'interroger. Elle ne lui avait jamais posé de questions trop personnelles, et lui non plus. Depuis des mois, ils sortaient ensemble, mais évitaient toute intimité émotionnelle, chacun s'efforçant de rester invulnérable. Carissa s'était convaincue qu'une relation « sans prise de tête » lui convenait, même si cela allait à l'encontre de ce qu'elle affirmait rechercher. Était-ce seulement ce que lui désirait ? Elle n'en avait aucune idée, en fait. Ils n'en avaient jamais discuté sérieusement. Il semblait trop tard pour repartir de zéro. C'était comme s'ils avaient mangé des bonbons pendant un an au lieu de faire un vrai repas.

Ce que Carissa n'avait pas voulu voir, c'était qu'elle se racontait des histoires. Elle prétendait qu'elle n'attendait pas plus ni mieux, et semblait croire que le simple passage du temps était un gage de l'évolution de leur relation.

Ils ont fini par rompre. Plus tard, elle m'a confié qu'elle s'était retenue d'afficher trop de curiosité ou de parler d'engagement parce qu'elle avait peur de paraître trop exigeante et que cela ne soit un repoussoir. Elle était ambitieuse sur le plan professionnel, très à cheval sur les principes dans le quotidien, mais redoutait que ces qualités se retournent contre elle dans une relation amoureuse.

Carissa ne voulait pas donner l'impression qu'elle était prête à s'investir, de crainte de faire fuir un homme que, dans le fond, elle ne connaissait pas vraiment.

« Je ne voulais pas avoir l'air en demande, a-t-elle ajouté. Je voulais la jouer cool. »

Mais la jouer cool ne l'avait menée – ne les avait menés – nulle part, pour finir.

JE DISCUTE PARFOIS avec des jeunes qui ont érigé au rang d'art la coolitude et la désinvolture, oubliant que l'authenticité et la vulnérabilité sont des piliers de l'intimité. Ils ne semblent pas comprendre qu'il y a de la place pour la profondeur et la sincérité dans les relations, même pendant la période « marché aux puces » de la vie. À 20 ans, ils collectionnent peut-être les histoires, mais ils ne pratiquent pas le b.a.-ba de l'engagement et de la communication, ne voient pas qu'il n'y a aucune honte à partager ses émotions et à révéler ses failles. Ils se gavent de bonbons, mais ne développent pas de muscle. Et quand vient le moment d'aller plus loin, quand ils se projettent dans une existence plus stable et qu'ils veulent fonder une famille, soudain c'est la panique, car ils découvrent que la vie de couple est tout sauf cool et sans prise de tête, et qu'il leur reste tout à apprendre.

Quand j'ai rencontré Barack, il est très vite apparu qu'il n'essayait pas de la jouer cool. Il s'est montré tellement direct, d'ailleurs, que c'était presque perturbant. Avant lui, j'avais fréquenté des hommes moins sûrs d'eux et de ce qu'ils voulaient. J'étais aussi sortie avec un ou deux dragueurs en série, des garçons séduisants qui m'avaient tourné la tête, mais qui passaient un peu trop de temps à regarder par-dessus mon épaule pour voir s'il n'y avait pas d'autres jolies filles dans la salle. Mes premières amours m'avaient appris les leçons habituelles : on m'avait menti et trompée quelques fois. C'était pendant ma propre période « marché aux puces ». J'expérimentais, je m'outillais pour la vie. Je n'avais pas nécessairement envie de m'engager. Je me cherchais et j'essayais de déterminer ce que je désirais et ce dont j'avais besoin.

Barack était différent de tous les garçons que j'avais connus. Il savait ce qu'il voulait et il était capable de l'exprimer clairement. Cette certitude était inhabituelle, pour moi en tout cas. Si j'avais eu moins d'expérience dans le domaine amoureux, je ne me serais sans doute pas rendu compte de ce que son attitude avait d'insolite.

« Tu me plais, m'avait-il annoncé après quelques déjeuners professionnels. Je crois que nous devrions sortir ensemble. »

Je tergiversais et j'hésitais à céder à mon attirance croissante, redoutant que sortir avec quelqu'un du cabinet soit mal vu, mais Barack ne s'est pas démonté. Il était déterminé sans être lourdement insistant, convaincu que nous étions bien assortis. Il m'a laissé le loisir de réfléchir, mais il a clairement formulé son intérêt. Il appréciait ma compagnie et voulait mieux me connaître. Il m'a exposé son point de vue de manière très similaire à ce que je le verrais faire des années plus tard, dans le Bureau ovale, joignant les doigts des deux mains et énumérant ses arguments comme les différents points d'une démonstration imparable :

Numéro un, j'étais belle et intelligente.

Numéro deux, il était sûr que j'aimais bien discuter avec lui, moi aussi.

Numéro trois, on ne pouvait pas vraiment parler d'histoire de bureau, puisqu'il n'était là que pour un stage d'été.

Numéro quatre, il avait envie de passer du temps avec moi et personne d'autre. Et dans la mesure où il reprenait la fac de droit dans huit semaines, il ne fallait pas traîner.

Alors, pourquoi pas ?

Avec lui, il n'y a eu ni ruses ni stratagèmes romantiques. Jouer au chat et à la souris ne l'amusait pas. Au contraire, il a posé ses sentiments sur la table d'entrée de jeu, comme pour dire : *Voici l'intérêt que je te porte. Le respect que j'ai pour toi. Je propose qu'on parte de là. Et qu'on voie où ça nous mène.*

Ce mélange de franchise et de certitude était flatteur et rafraîchissant. C'était également très sexy.

Son assurance est devenue la fondation de notre relation. Je n'avais jamais fréquenté quelqu'un d'aussi volontaire, d'aussi sûr de lui, d'aussi peu enclin à la jouer cool. Il m'interrogeait sur mes sentiments, mes idées, ma famille ; il répondait à toutes mes questions le concernant. Avec lui, je pouvais me montrer avide – de son histoire, de son affection, de son soutien – sans crainte de le faire fuir, car l'avidité était réciproque. Aucun de nous deux n'était désinvolte. Un monde nouveau s'ouvrait à moi. Notre curiosité mutuelle a contribué à balayer mes peurs. Je ne perdais plus d'énergie à me demander si l'homme avec qui je sortais allait me rappeler. Je ne doutais plus de moi dans les soirées, ni au lit, ni quand je parlais de mes aspirations profondes. J'étais plus forte à l'intérieur. Je me sentais appréciée. Je me sentais respectée. Je me sentais *vue*.

Étions-nous amoureux ? Il était encore tôt pour le dire. Mais nous étions follement et profondément curieux. Cette curiosité nous a portés tout l'été et jusqu'à l'automne, lorsque Barack est retourné à l'université sur la côte Est et que j'ai retrouvé le train-train du cabinet. Mais je marchais un peu différemment, désormais, comme si on avait appuyé sur un interrupteur. Ce garçon et sa curiosité faisaient briller ma lumière d'un éclat plus vif.

Alors que nous sortions ensemble depuis quelques mois, Barack m'a invitée à passer Noël dans sa famille, à Honolulu, afin que je découvre l'endroit où il avait grandi. J'ai aussitôt accepté. Je n'avais jamais mis les pieds à Hawaï ni imaginé y aller. L'idée que je me faisais de l'île n'était qu'une collection de clichés : les ukulélés, les torches, les pagnes et les noix de coco. Cette vision était largement, voire entièrement inspirée par les trois épisodes du feuilleton « The Brady Bunch » qui se déroulent à Oahu en 1972, où l'on voit Greg se mettre au surf, Jan et Marcia s'exhiber en bikini et Alice se coincer une vertèbre en apprenant le hula.

J'imaginais notre séjour là-bas à partir de ce que je croyais savoir de Hawaï. Barack et moi en étions encore aux prémices romantiques de notre relation. Nous ne nous étions jamais disputés. Nos conversations téléphoniques étaient un peu mièvres et joyeuses, vibrantes de désir. Je raccrochais, convaincue que Hawaï serait le lieu idéal pour notre premier Noël ensemble. À l'approche des fêtes, il régnait à Chicago un froid mordant et le soleil se couchait chaque jour un peu plus tôt. Il faisait nuit le matin quand je partais au travail et le soir quand je rentrais chez moi, mais je songeais déjà aux palmiers qui ondulaient sous la brise tiède, aux siestes sur la plage, aux mai-tai en fin d'après-midi : une suite de journées langoureuses, entièrement consacrées à tomber amoureux.

QUAND OAHU EST APPARUE par le hublot, j'ai découvert un paysage de rêve, la réalité se confondant presque avec le fantasme. J'avais Barack à côté de moi et le paradis sous mes pieds, alors que l'avion décrivait un cercle autour de Honolulu, par un bel après-midi de fin décembre. Je distinguais les eaux émeraude scintillantes du Pacifique, les montagnes volcaniques d'un vert luxuriant et l'arc blanc de Waikiki Beach. J'en croyais à peine mes yeux.

De l'aéroport, nous avons pris un taxi jusqu'à l'immeuble de South Beretania Street, où Barack avait passé son adolescence auprès de ses grands-parents tandis que sa mère faisait des recherches anthropologiques en Indonésie. Pendant le trajet, je me rappelle avoir été surprise par l'immensité de Honolulu, une ville tout ce qu'il y a de plus urbaine, pas si différente de Chicago, en un sens. Il y avait une autoroute, beaucoup de circulation et des gratte-ciel, des éléments insolites qui, autant que je m'en souvienne, ne figuraient ni dans la visite télévisée des Brady ni dans mes rêveries. Mon cerveau moulinait, s'efforçant de traiter ces nouvelles informations. J'avais 25 ans, je découvrais cet endroit aux côtés d'un garçon que j'avais l'impression de connaître, mais que je ne connaissais pas tant que ça, dans le fond. Tout cela était très nouveau pour moi. Nous avons longé une série de barres d'immeubles serrées, aux balcons encombrés de vélos, de jardinières et de linge qui séchait. J'ai pensé : *Ah, d'accord, c'est la vraie vie.*

Les grands-parents de Barack vivaient aussi dans une tour, mais plus petite. Un ensemble moderniste et fonctionnel en béton. De l'autre côté de la rue se trouvait une église ancienne bordée d'une vaste pelouse. Trimballant nos sacs dans l'air humide, harassés par le voyage, nous avons pris l'ascenseur jusqu'au dixième étage, puis nous avons emprunté un couloir extérieur pour nous retrouver devant la porte de l'appartement où Barack avait passé la majeure partie de son existence.

Quelques minutes plus tard, je faisais la connaissance de tout le monde : la maman de Barack, ses grands-parents – Toot et Gramps – et sa jeune sœur Maya, alors âgée de 19 ans (l'année suivante, je rencontrerais le côté kenyan de sa famille, notamment sa sœur Auma dont il était très proche). Ils m'ont accueillie à bras ouverts. Ils étaient curieux de savoir qui j'étais, mais ils semblaient surtout heureux de retrouver Barack, « Bar », comme ils le surnommaient (un diminutif de Barry, qu'ils prononçaient « bair »).

Au cours de ces dix jours de vacances, j'ai un peu vu la ville, et beaucoup la famille de Barack. Nous dormions chez un ami de Maya. Le matin, nous marchions main dans la main jusqu'à South Beretania Street, où nous passions une heure ou deux à faire un puzzle tous ensemble ou à bavarder dehors, sous la petite véranda qui donnait sur l'église d'en face. L'appartement douillet et densément meublé offrait un mélange curieux de batiks indonésiens et de souvenirs du Midwest. Dans le fond, il n'était pas si différent du logement de Dandy et Grandma à Chicago. Je découvrais que Barack avait grandi dans une famille aussi modeste que la mienne. La cuisine était étroite, tout en longueur, et l'appartement trop exigu pour accueillir une table. Nous mangions donc sur des plateaux télé, dans le salon. Sa grand-mère, Toot, nous servait des sandwichs au thon avec de la moutarde et des petits légumes au vinaigre, des repas qui me rappelaient étrangement Euclid Avenue.

NOUS ÉTIONS À LA FOIS différents et semblables, Barack et moi. Tandis que ses proches et lui rattrapaient un an de séparation, je recensais nos points communs et nos divergences.

Barack et sa mère avaient des conversations passionnées et sinueuses sur la géopolitique et l'état du monde. Gramps adorait blaguer. Toot avait travaillé dans la banque, et était à la retraite depuis quelques années. Elle souffrait du dos, ce qui la rendait un peu bougonne, mais elle aimait jouer aux cartes. Elle me faisait l'effet d'une femme pragmatique, qui avait subvenu aux besoins de sa famille pendant une grande partie de sa vie. Maya était enthousiaste et adorable. Elle me racontait des anecdotes sur sa première année de fac à New York, et demandait conseil à Barack pour l'aider à choisir ses matières.

Je les comparais à une constellation dont les étoiles dispersées dans le ciel étaient toutes reliées les unes aux autres, dessinant une figure à cinq points unique en son genre. Ils avaient toujours entretenu des liens par-delà les océans et les continents, et s'en accommodaient très bien. À eux cinq, ils avaient trois noms de famille. Barack et Maya étaient nés de deux pères différents, de cultures différentes. Leur mère,

Ann, était une femme cérébrale et anticonformiste qui s'était efforcée de se démarquer de ses parents, des Blancs du Kansas issus d'un milieu conservateur. Quant à Barack, il s'était fait sa place parmi tous ces astres scintillants. Il avait hérité de l'esprit rebelle de sa mère, du caractère économe et responsable de sa grand-mère, de la fantaisie de son grand-père. Son père, Barack Obama senior, n'avait pas été très présent dans sa vie, pourtant il lui avait transmis un niveau d'exigence élevé, et notamment une grande rigueur intellectuelle et le sens de la discipline.

Ils étaient très tactiles. Ils s'embrassaient et se disaient si souvent « Je t'aime » que j'en étais presque gênée, étant peu habituée à de telles marques d'affection. Cela expliquait sans doute la franchise rafraîchissante de Barack. Sa famille était clairement plus expansive que la mienne, ce qui était probablement lié au fait qu'ils vivaient loin les uns des autres et n'avaient souvent que les mots pour exprimer leur affection, par le truchement de lettres occasionnelles et de coups de fil longue distance. Ils se déclaraient leur amour à travers l'éther avec emphase, pour que l'écho résonne plus longtemps. Tout était à l'avenant : leurs étreintes, les conversations intenses, les heures passées à assembler un puzzle. Ils emmagasinaient une année entière de tendresse, conscients qu'ils ne disposaient que de dix jours. Chaque fois qu'ils se voyaient, ils savaient qu'il s'écoulerait des mois avant que l'occasion ne se représente.

Ma constellation à moi obéissait à des règles différentes. Non contents de vivre à Chicago, la plupart des membres de ma famille habitaient le même coin du South Side. Nous formions un groupe plus dense. Nous étions tous à un quart d'heure en voiture les uns des autres. Bien que gagnant confortablement ma vie, j'avais élu domicile au-dessus de chez mes parents : j'occupais le premier étage de la maison d'Euclid Avenue et, le dimanche, je retrouvais mon frère et une flopée de cousins autour d'un festin de travers de porc et de macaronis au fromage. Chez moi, on n'avait pas l'habitude de dire « Je t'aime » ni de s'épancher. Ce n'était pas nécessaire. On haussait les épaules et on se lançait : « Allez, à dimanche prochain », sachant que tout le monde serait présent. Notre vie familiale était prévisible et répétitive. Chez les Robinson, l'amour se manifestait par la constance et la régularité.

Au cours des années suivantes, ce serait la pierre d'achoppement de notre couple : nos conceptions distinctes et parfois incompatibles de ce que signifiait prendre un engagement, la position que nos deux étoiles occupaient dans le ciel l'une par rapport à l'autre, la façon dont nous gérions l'incertitude. Je ne supportais pas qu'il soit en retard et traite cavalièrement ses rendez-vous. Il se sentait envahi quand je prévoyais trop de choses et que j'invitais trop de monde. Quels fossés fallait-il combler ? Avec lesquels valait-il mieux composer ? Qui devait s'adapter et se défaire de ce qu'il avait appris ?

Il nous a fallu du temps et beaucoup d'expérience pour régler nos désaccords. En cas de conflit, Barack a tendance à vouloir s'attaquer au nœud du problème sur-le-champ. Il ne gaspille pas ses émotions. C'est sans doute dû au fonctionnement de sa famille : ils se voyaient si rarement qu'ils devaient tirer parti de chaque instant passé ensemble. Si nous nous disputons, il part bille en tête. Il va droit au but et déploie tout son arsenal logique, pressé d'aborder l'étape suivante, la phase de réconciliation. Comme lorsqu'il était enfant, il ne perd pas de temps et privilégie l'efficacité pour aboutir rapidement à une solution.

De mon côté, je suis à la fois plus impétueuse et plus lente que mon mari. Je m'échauffe, puis je reviens progressivement à la raison, ce qui est peut-être une conséquence de la latitude dont je bénéficiais petite fille, quand on m'encourageait à exprimer tout ce qui me passait par la tête. Ce n'était pas le temps qui manquait, chez les Robinson. Au début d'une querelle, il n'est pas rare que j'implose et, dans ce cas, je n'ai aucune envie de me lancer dans une grande conversation avec arguments rationnels à l'appui, pour savoir qui a tort ou proposer un compromis. Quand je me sens acculée, je peux prononcer des mots injustes ou blessants. Il est arrivé au cours de notre vie commune que Barack insiste pour parler immédiatement de ce qui n'allait pas, et se voie brûlé par le feu de ma colère.

Nous avons dû apprendre à gérer nos différences. Nous avons dû trouver le moyen de réagir en prenant en compte nos habitudes, nos personnalités et nos attentes respectives. Barack s'efforce de me donner l'espace et le temps dont j'ai besoin pour me calmer et analyser mes émotions. De mon côté, j'ai appris à être plus efficace et moins cinglante. Et je m'attache à ne pas laisser les problèmes en suspens trop longtemps, sachant que chez lui, on n'attendait pas que les choses s'enveniment.

Nous avons découvert qu'il n'y a ni bonne ni mauvaise façon de procéder. Notre vie de couple n'obéit pas à des principes rigides. Seuls importent les compromis auxquels nous parvenons ensemble, accordant nos deux singularités jour après jour, année après année, tantôt insistant, tantôt cédant, puisant dans nos réserves de patience pour essayer de nous comprendre un peu mieux. Je prise la présence physique plus que les mots. J'accorde une grande valeur à la ponctualité, au temps passé ensemble, à la routine, à la régularité – ce qui comptait moins dans sa famille. Barack a besoin d'espace pour réfléchir, il privilégie l'anticonformisme, une certaine insouciance, la flexibilité – ce qui comptait moins dans la mienne. C'est toujours plus facile quand on essaie de mettre des mots sur nos émotions et de replacer les désaccords dans le contexte de notre histoire personnelle, au lieu de s'en tenir à des reproches aveugles.

PENDANT CE PREMIER SÉJOUR à Hawaï, l'après-midi, nous parcourions à pied les quelques kilomètres qui nous séparaient de la partie la plus tranquille de Waikiki Beach. Nous achetions de quoi grignoter en chemin, cherchions un endroit isolé au bord de l'eau et étendions une natte sur le sable. Alors je me sentais réellement en vacances, loin du travail et de la maison, tous les deux totalement présents l'un à l'autre. Après nous être baignés, nous nous laissions sécher au soleil, discutant parfois pendant des heures d'affilée, jusqu'au moment où Barack se levait et déclarait : « Il est l'heure de rentrer. »

Ah oui, pensais-je, un peu déçue. *C'est la vraie vie.*

Dans ces moments-là, je regrettais le Hawaï de mes fantasmes. Au lieu de rentrer à South Beretania Street pour avaler un modeste dîner devant les informations avec ses grands-parents, au lieu de regarder Barack aider sa sœur à établir un plan de financement pour ses études ou débattre avec sa mère de sa thèse dont elle ne voyait pas le bout sur la place des forgerons dans l'économie de l'Indonésie rurale, j'aurais aimé que, libérés de toute obligation, nous puissions tous les deux nous asseoir à la terrasse d'un restaurant et boire des mai-tai, tandis que le ciel du Pacifique se drapait de rose, de violet puis de noir. Et j'aurais adoré finir la soirée un peu éméchée dans la suite nuptiale au dernier étage d'un hôtel.

C'était ce dont je rêvais dans mon bureau à Chicago, lorsque j'avais posé mes congés. C'était la vision que je tâchais d'écarter pour ne pas bouder, tandis que Barack roulait la natte et que nous entamions le long trajet de retour.

J'étais jeune. J'avais un bilan dans la tête : mes gains d'un côté, mes sacrifices de l'autre. Je ne savais pas encore ce qui était réellement précieux. Je m'efforçais de déterminer ce que j'attendais de la vie à deux, ce qui était nécessaire à mon cœur pour entretenir la flamme sur la durée.

Je peux dire aujourd'hui que ce ne sont ni les mai-tai ni les suites nuptiales. Ce ne sont pas les couchers de soleil exotiques, ni les mariages de princesse, ni l'argent, ni les paillettes.

Il m'a fallu un moment pour saisir ce qu'il m'était donné de voir. Il ne m'a pas fallu une, mais dix soirées dans le petit appartement de South Beretania Street pour prendre la mesure de ce qui se déroulait sous mes yeux, pour comprendre quel serait l'actif à mon bilan. J'étais en compagnie d'un homme dévoué aux siens, qui tous les jours, matin et soir, allait rendre visite à sa famille, sachant qu'ensuite il ne reviendrait pas avant un an. Il me présentait sa version de la constance. Par la suite, quand nous emménagerions ensemble, j'apprendrais que, même quand il était loin physiquement, Barack occupait une place centrale dans la vie de ses proches, et remplissait un rôle qu'aucun des deux époux d'Ann n'avait jamais tenu : il conseillait sa mère et sa sœur chaque fois qu'elles avaient un problème et discutait longuement avec elles au téléphone.

Tout cela se révélerait très utile pendant la période la plus difficile de notre mariage. Nos filles étaient encore très petites, et à l'époque Barack s'absentait trois ou quatre jours par semaine, accaparé par ses responsabilités politiques. J'avais une certaine vision du couple, certaines attentes liées à mon éducation, et son éloignement me pesait. Je me sentais vulnérable, chancelante, un peu abandonnée. Je craignais que le fossé entre nous ne devienne impossible à combler.

En discuter, tout particulièrement avec l'aide d'un psychothérapeute, nous a permis de prendre le recul nécessaire et d'apprécier la base solide de notre couple. Je connaissais l'histoire de Barack et lui la mienne. Nous pouvions surmonter nos différences, tant que nous en restions conscients. Nous pouvions vivre dans l'entre-deux. Nous savions que la distance n'était pas un problème pour lui, même si c'en était un pour moi. Il était capable d'aimer de loin. C'était ainsi qu'il avait grandi, et il lui avait bien fallu apprendre. Les filles et moi demeurerions le centre de son univers, quoi qu'il arrive. Je ne serais jamais abandonnée. Il m'en avait donné la preuve à Hawaï.

Tous les soirs, alors que nous passions les fêtes de fin d'année ensemble pour la première fois, je le voyais débarrasser les assiettes, faire des mots croisés avec son grand-père, recommander des ouvrages à sa sœur, et lire toutes les clauses des bilans financiers de sa mère pour s'assurer qu'elle n'était pas escroquée. Il était prévenant, patient et présent. Il ne partirait qu'une fois la vaisselle faite et les conversations closes, quand tout le monde serait prêt à aller se coucher.

Je rêvais égoïstement de la suite nuptiale et de l'attention pleine et entière de cet homme, alors qu'il me laissait entrevoir ce que pourrait être notre avenir si nous décidions de le construire à deux. Nous n'essayions pas de la jouer cool. Voilà comment, petit à petit, j'ai pris conscience que nous ne serions pas un simple feu de paille dans la vie de l'autre.

La certitude commence là : un soir, tard dans l'ascenseur, alors que vous descendez du dixième étage. Vous glissez votre main dans la sienne et vous sortez dans la nuit parfumée hawaïenne, la voûte étoilée au-dessus de vos têtes, quand soudain vous comprenez que vous êtes chez vous.

NOUS ALLONS À HAWAÏ tous les ans, le plus souvent à Noël. Nous y retrouvons nos deux filles qui désormais arrivent de chez elles, de leur nouvelle vie. Maya est là aussi, avec sa famille. Nous rendons visite aux anciens copains de lycée de Barack et recevons des amis du continent. Cela fait maintenant plus de trente ans que nous venons à Oahu. Je ne m'extasie plus lorsque j'aperçois du hublot les palmiers frissonnants, et la masse verte de Diamond Head, la montagne volcanique au sud-est de Waikiki, ne m'impressionne plus autant.

J'éprouve à la place une sensation de profonde familiarité. Je suis liée à cet endroit d'une manière que je n'aurais jamais imaginée enfant. Je reste une visiteuse, mais grâce à nos séjours réguliers je connais cette île intimement – presque aussi intimement que l'homme qui me l'a fait découvrir. J'anticipe chaque virage de la route qui mène de l'aéroport à la côte nord. Je sais où trouver le meilleur granité hawaïen et un délicieux barbecue coréen. Je suis capable de reconnaître le parfum d'un frangipanier apporté par la brise et de me réjouir à la vue de l'ombre d'une raie manta qui glisse sous l'eau. L'onde limpide de la baie de Hanauma, où nous avons appris à nager à nos filles, n'a plus aucun secret pour moi. Et j'accompagne mon mari quand il va se recueillir sur les falaises venteuses de Lanai, où il a dispersé les cendres de sa mère et de sa grand-mère bien-aimées.

Il y a deux ans, Barack et moi avons célébré notre anniversaire de mariage à Honolulu. Pour le dîner, il m'avait ménagé une surprise. Il avait réservé un espace privé sur le rooftop d'un hôtel au bord de l'océan et loué les services d'un petit groupe de musiciens.

Nous avons pris le temps de contempler la vue. C'était la fin de l'après-midi, et le regard embrassait le long ruban de Waikiki Beach. Des surfeurs attendaient la vague parfaite, flottant nonchalamment sur leur planche, et des vieillards jouaient aux échecs dans le parc. On distinguait le zoo où nous emmenions les filles à Noël, et Kalakaua Avenue, l'artère animée où nous déambulions, admirant les jongleurs et autres artistes de rue qui divertissaient les touristes le soir. Nous avons essayé de repérer les divers hôtels où nous avions séjourné au fil des ans, dès que nous avions eu assez d'argent pour ne plus avoir à dormir chez des amis de la famille, songeant aux trois décennies qui s'étaient écoulées depuis notre première visite. D'une certaine manière, la boucle était bouclée. Mon vieux rêve hawaïen naïf s'était réalisé. Je me tenais sur une terrasse au coucher de soleil, en tête à tête avec l'homme que j'aimais.

Nous nous sommes assis et avons commandé des martinis. Nous avons parlé de sa famille et de cette première visite à South Beretania Street. Nous étions si jeunes, alors. Rétrospectivement, nous nous connaissions à peine. Nous avons évoqué la natte et les longues promenades jusqu'à la plage, puis le retour chez ses grands-parents.

Nous avons ri, admettant que c'était quand même une sacrée galère.

Puis nous avons trinqué et regardé le ciel se parer de rose à l'horizon.

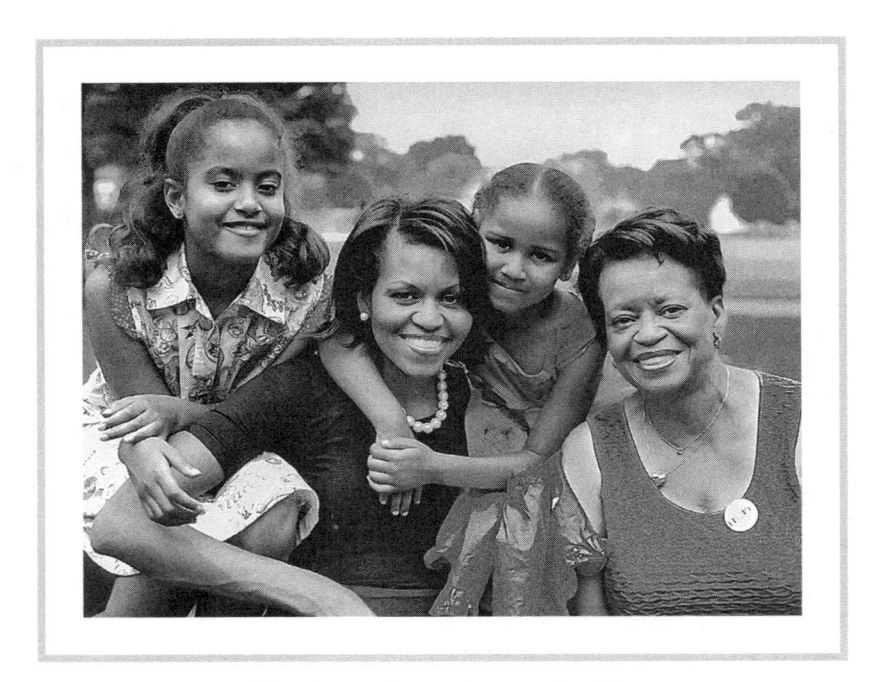

Ma mère est le roc de notre famille.

CHAPITRE SEPT
JE VOUS PRÉSENTE MA MÈRE

APRÈS L'ÉLECTION DE BARACK, la nouvelle n'a pas tardé à s'ébruiter : Marian Robinson, ma mère de 71 ans, allait emménager avec nous à la Maison-Blanche. L'idée était qu'elle s'occupe de Sasha et de Malia, qui à l'époque avaient 7 et 10 ans, au moins le temps qu'elles trouvent leurs marques. Ensuite, dès que tout le monde serait installé, elle rentrerait à Chicago. Aussitôt, il y a eu un déluge d'articles et de reportages. Enthousiastes, les médias l'avaient baptisée « première mamie » et « grand-mère en chef ». C'était comme si un nouveau personnage charismatique faisait son arrivée dans une série télévisée. Soudain, ma mère était aux informations. Elle *faisait* l'information.

Si vous connaissiez ma mère, vous sauriez que la célébrité ne l'intéresse aucunement. Elle a accepté quelques interviews, consciente que cela faisait partie du processus de transition, mais s'est étonnée à plusieurs reprises de l'attention qu'elle suscitait.

Ma mère estime qu'elle n'a rien de spécial. Elle se plaît également à souligner que, bien qu'elle nous chérisse tendrement, mon frère et moi n'avons rien de spécial non plus. Nous avons simplement reçu suffisamment d'amour et eu une chance immense. Elle s'efforce de rappeler aux gens que les quartiers comme le South Side de Chicago sont remplis de « petites Michelle et de petits Craig ». Dans toutes les écoles, toutes les rues. Malheureusement, beaucoup sont négligés et sous-estimés, si bien que ce potentiel reste inexploité. D'une certaine manière, c'est le fondement de sa philosophie : « Tous les enfants sont extraordinaires. »

Ma mère a aujourd'hui 85 ans. Elle s'emploie à ce qu'elle fait avec une grâce joyeuse et discrète. Le luxe et la solennité la laissent de marbre. Elle les ignore, convaincue que tout le monde devrait être traité sur un pied d'égalité. Je l'ai vue parler au pape et au facteur avec la même douceur imperturbable. Si on lui pose une question, elle répond sans détour, affichant en toute circonstance un amusement détaché et n'adaptant jamais son discours à son auditoire. Car ma mère est opposée à toute forme de manipulation de la vérité.

Autrement dit, à notre arrivée à la Maison-Blanche, quand un journaliste l'interrogeait, elle s'exprimait sincèrement, sans rien édulcorer, et dédaignait les éléments de langage fournis par des conseillers en communication fiévreux. Nous avons vite compris que, si Grandma parlait à la presse, Grandma dirait ce qu'elle pensait, point.

C'est ainsi qu'elle a expliqué dans les médias nationaux que ses propres enfants l'avaient plus ou moins arrachée à son paisible bungalow d'Euclid Avenue, pour la traîner de force à la Maison-Blanche.

Elle ne voulait pas être désobligeante. Elle était honnête. Ce qu'elle racontait aux journalistes ne différait en rien de ce qu'elle avait déjà eu l'occasion de me dire (elle n'aurait pas tenu un autre discours au pape ou au facteur). Elle ne souhaitait pas venir à Washington, mais je l'avais suppliée. Et comme elle restait insensible à mes prières, j'avais appelé Craig à la rescousse. Ma mère était notre point d'ancrage. Depuis la naissance des filles, elle les gardait en dehors des heures de crèche, et nous dépannait quand Barack et moi jonglions tant bien que mal entre nos carrières respectives, les périodes de surcharge au travail et les activités extrascolaires de nos enfants.

Donc, oui, je le reconnais, je lui ai un peu forcé la main.

Le problème, c'était qu'elle était parfaitement heureuse chez elle. Elle était à la retraite depuis peu. Elle appréciait sa maison, et était plutôt rétive au changement. À Euclid Avenue, elle vivait entourée de tous les objets auxquels elle tenait. Elle y dormait dans le même lit depuis trente ans. La Maison-Blanche ressemblait trop à un musée à son goût, et pas assez à un foyer (une observation qu'elle a bien sûr confiée à un journaliste). Cependant, tout en clamant que son installation à Washington était contrainte et a priori provisoire, elle ne cachait pas que son amour pour ses petites-filles et son désir de les voir heureuses éclipsait le reste : « Si quelqu'un d'autre que leurs parents doit s'occuper de ces petites, autant que ce soit moi[15]. »

Sur ce, elle a décidé qu'elle arrêterait là les interviews.

À LA MAISON-BLANCHE, ma mère est vite devenue une célébrité, même si elle ne faisait rien pour cela. C'était elle, la reine du bal. Tout le monde l'appelait simplement « Mme R. ». Le personnel l'appréciait en raison de sa discrétion. Les majordomes, en majorité afro-américains, se réjouissaient d'avoir une grand-mère noire à demeure. Ils lui montraient des photos de leurs petits-enfants et lui demandaient conseil à l'occasion. Les fleuristes qui changeaient régulièrement les compositions florales s'attardaient pour bavarder avec elle. Les membres du Secret Service lui emboîtaient le pas dès qu'elle franchissait les grilles pour aller au drugstore de 14th Street ou au grand magasin qui se trouvait dans l'autre direction, ou encore quand elle passait chez Betty Currie – l'ancienne assistante de Bill Clinton – pour jouer aux cartes. Les femmes de ménage étaient aux petits soins, bien qu'elle ait décrété qu'elle ne voulait pas qu'on s'occupe d'elle et n'avait pas besoin qu'on nettoie derrière elle.

« Montrez-moi comment marche le lave-linge, et je me débrouillerai », disait-elle.

Conscients du service qu'elle nous rendait, nous tâchions de ne pas trop lui en demander. Elle accompagnait Sasha et Malia à l'école et les aidait à s'acclimater. Lorsque mes devoirs de première dame m'accaparaient, elle s'assurait qu'elles avaient bien leur goûter et tout ce dont elles avaient besoin pour leurs activités extrascolaires. Elle écoutait avec intérêt le récit des événements qui avaient marqué leur journée, comme elle l'avait fait pour moi autrefois. Dès que nous avions un moment en tête à tête, elle me racontait tout ce que j'avais manqué, puis me prêtait la même oreille attentive, me laissant m'épancher et me prodiguant des conseils.

Quand ma mère ne s'occupait pas des filles, elle restait à l'écart. Elle estimait que nous devions avoir une vie de famille indépendamment d'elle. Et qu'elle avait droit elle aussi à sa vie privée. Elle tenait à sa liberté. Elle tenait à son intimité. En règle générale, elle intervenait le moins possible. Elle était venue à Washington pour nous épauler, Barack et moi, et pour veiller sur ses petites-filles. Le reste ne la concernait pas.

Parfois, nous recevions des célébrités à dîner. Ils cherchaient ma mère des yeux et demandaient si elle se joindrait à nous.

Je riais et j'indiquais le deuxième étage, où se trouvait sa chambre. Elle était souvent à côté, dans un petit salon dont les hautes fenêtres donnaient sur le Washington Monument. « Non, répondais-je. Grandma est en haut, dans son royaume enchanté. »

Ce qui en clair signifiait : « Désolée, Bono, mais maman est devant "Jeopardy!" avec un verre de vin et des travers de porc. Si tu crois que tu peux rivaliser, tu rêves... »

CET ARRANGEMENT fonctionnait plutôt bien. Et ma mère a finalement passé les deux mandats à la Maison-Blanche. Sa présence discrète et sa simplicité offraient un contrepoids salutaire au vacarme et à l'emballement constants qui entouraient la présidence. Grandma nous aidait à garder la tête sur les épaules. Elle n'était pas là pour suivre la progression d'Ebola, débattre de l'obstruction parlementaire, ni déterminer qui testait des missiles balistiques au-dessus de la mer du Japon.

Elle était là pour veiller à l'équilibre de la famille. Et nous avions besoin de ça. Nous avions besoin d'elle. Elle était notre roc.

En l'espace de huit ans, nos deux écolières aux grands yeux innocents sont devenues des adolescentes impatientes d'acquérir leur indépendance et d'accéder aux privilèges de l'âge adulte. Elles ont, comme il se doit, testé quelques limites et commis leur lot de bêtises. Quelqu'un a été privé de sortie pour ne pas avoir respecté l'heure du couvre-feu. Quelqu'un a posté sur Instagram un selfie en bikini et dû le retirer très vite, sur les instructions du service de communication de l'aile ouest. Quelqu'un a été exfiltré d'une fête non surveillée alors que la police arrivait sur les lieux. Quelqu'un a répondu au président des États-Unis, qui avait eu l'audace de demander (avec un manque de tact affligeant) comment il était possible de réviser son espagnol en écoutant du rap.

Toute incartade, même bénigne, me plongeait dans les affres de l'angoisse, ravivant ma plus grande crainte : et si la vie à la Maison-Blanche faisait d'elles des adolescentes perturbées ? Alors nous avions failli à notre tâche de parents. Toujours à l'affût, mon vieil ami le cerveau peureux me noyait sous des torrents de remords et de culpabilité (ai-je mentionné que le cerveau peureux adore les enfants ? Il connaît tous vos points faibles et s'en donne à cœur joie dans ce genre de situation).

Au moindre accroc, rongée par le doute, je remettais en question toutes les décisions que Barack et moi avions prises. Les femmes, on l'a vu, sont imbattables quand il s'agit de se juger. C'est le résultat d'un traitement inégalitaire qui les abreuve d'images irréalistes de la « perfection » féminine dès leur plus tendre enfance. Aucune de nous – littéralement aucune – ne peut atteindre cet idéal. Or on s'entête. Comme dans le cas du mariage et du couple, on entretient une vision idyllique de la parentalité, alors que la réalité est loin, très loin de cette chimère.

Chez les mères, le sentiment de ne pas être à la hauteur peut se révéler particulièrement aigu. Les images de perfection maternelle véhiculées par les publicités et les réseaux sociaux sont aussi trompeuses et manipulatrices que les corps féminins photoshopés – affamés, sculptés, botoxés –, qui définissent souvent les critères de la beauté dans notre société. On aspire à la silhouette parfaite, mais également à des enfants parfaits, à l'équilibre parfait entre travail et vie personnelle, à la famille parfaite, à la patience et à la sérénité parfaites. Peu importe si personne – encore une fois, absolument personne – ne peut coïncider avec cet idéal. Le doute généré par de tels artifices peut se révéler destructeur. Quand on est mère et qu'on regarde autour de soi, il est difficile de ne pas se demander : *Est-ce que tout le monde assure sauf moi ?*

Je suis moi aussi sujette à l'autoflagellation. Lorsque nous étions à la Maison-Blanche, au moindre conflit, au moindre heurt avec les filles, je passais en revue mes erreurs. Avais-je été trop sévère ? Trop indulgente ? Trop présente ? Trop absente ? Avais-je oublié d'étudier un manuel incontournable sur la parentalité, quinze ans plus tôt ? Était-ce un incident isolé ou la manifestation d'un problème plus profond ? Quelles leçons de vie essentielles avais-je omis de leur inculquer ? Était-il trop tard pour y remédier ?

Si vous avez un enfant sous votre responsabilité, ce genre d'inquiétude doit vous être familière, le sentiment obsédant que vous n'avez pas fait assez pour lui, ou alors que vous avez tout fait de travers, et que vous payez à présent le prix de votre négligence et de vos mauvaises décisions. C'est une torture que nous sommes nombreux à nous infliger, et ce dès les premiers instants, quand on découvre le cher visage innocent d'un nouveau-né, et qu'on se dit : *Par pitié, pourvu que je ne te bousille pas.*

Être parent, c'est lutter constamment contre le désespoir qui vous étreint à l'idée de faillir à la tâche qui vous a été confiée. Cette détresse alimente une véritable industrie, qui va de la gymnastique cérébrale pour les bébés au coaching personnalisé, en passant par les poussettes ergonomiques. C'est un puits sans fond. Aux États-Unis, le coût élevé des frais de garde (qui représentent environ 20 % du revenu moyen d'un citoyen américain[16]) ne fait qu'aggraver le stress. Dans un tel environnement, on a tôt fait de se convaincre que l'on condamne peut-être son enfant à l'échec en le privant d'un minuscule avantage, que ce soit par ignorance ou par manque d'argent.

Et il ne suffit pas qu'une étape ou une autre soit franchie pour que les soucis s'envolent. Le désespoir ne disparaît pas lorsque l'enfant commence à faire ses nuits, ni lorsqu'il marche, va à la maternelle, puis au lycée, ni même quand il emménage dans son premier appartement et achète des couteaux à steak. On continue de s'inquiéter ! On a toujours peur pour eux ! Jusqu'à votre dernier souffle, vous vous demanderez si vous pourriez en faire plus. Le monde paraît plus terrifiant et plus dangereux quand on a un enfant, même adulte. Et on fait tout ce qu'on peut pour se convaincre qu'on a un semblant de contrôle. Aujourd'hui encore, mon mari, l'ancien commandant en chef des États-Unis, ne peut pas s'empêcher d'envoyer à nos filles des liens vers des articles relatant des faits divers pour les mettre en garde contre les périls de la route et leur rappeler qu'il vaut mieux éviter de se promener seule la nuit. Lorsqu'elles ont emménagé en Californie, il leur a adressé un long papier sur la prévention des risques liés aux tremblements de terre et leur a proposé que le Secret Service leur fasse un topo sur les consignes de sécurité en cas de catastrophe naturelle (« Non merci », lui a-t-on répondu poliment).

Élever ses enfants et les regarder grandir est l'une des entreprises humaines les plus gratifiantes qui soient. Mais cela peut aussi rendre fou.

PAR CHANCE, je dispose d'une arme secrète qui depuis toujours m'aide à repousser les assauts de l'anxiété : ma propre mère. Elle est mon filet de sécurité, mon bouddha, quelqu'un qui pose un regard pondéré et sans jugement sur mes nombreuses insuffisances, ce qui s'est avéré vital pour ma santé mentale. Depuis la naissance des filles, ma mère veille sur elles, attentive à leur croissance et à leur épanouissement, sans intervenir dans nos choix parentaux.

Elle m'apporte du recul et une présence rassurante. Elle sait écouter, peut rapidement balayer mes peurs ou me ramener à la raison quand je dramatise. Elle pense qu'il est important de toujours attendre le meilleur de nos enfants, qu'il vaut mieux leur donner la possibilité d'être à la hauteur de nos espérances et de notre estime plutôt que de constamment redouter qu'ils justifient nos doutes et nos inquiétudes.

Ma mère est convaincue qu'on doit leur accorder notre confiance, et non leur demander de la gagner. C'est sa façon à elle de « commencer sur une note bienveillante ».

À la Maison-Blanche, elle était là pour me ramener à la réalité. Elle posait sur moi ses yeux de septuagénaire qui en a vu d'autres, me rappelant que Sasha et Malia étaient des adolescentes, que tel ou tel événement n'était pas la manifestation d'un manquement de notre part mais une étape normale et prévisible de leur développement – et que j'avais fait plus ou moins les mêmes bêtises à leur âge. Ses encouragements étaient brefs et sobres, en adéquation avec sa personnalité, mais ils étaient également rassurants.

« Ces petites sont très bien comme elles sont, disait-elle avec un haussement d'épaules caractéristique. Elles font leurs expériences, voilà tout. »

Ce qu'elle me disait, c'était que moi aussi, j'étais très bien comme j'étais, que je pouvais me détendre et me fier à mon propre jugement. Ce message a toujours été au cœur de son enseignement.

SI VOUS PASSEZ UN PEU de temps avec ma mère, vous remarquerez qu'elle a l'habitude de glisser ces perles de sagesse dans la conversation. En général, elles sont liées à sa conviction qu'il est possible de bien élever des enfants sans drame ni excès. Ce ne sont jamais des déclarations fracassantes. Au contraire, il faut presque tendre l'oreille pour les percevoir. Elle laisse échapper discrètement ses réflexions malicieuses, comme des pièces de monnaie qui tomberaient de sa poche.

Depuis des années, je les ramasse et les fourre dans mes propres poches. Elles me guident et m'aident à apaiser mes doutes et mes inquiétudes. À un moment donné, je me suis dit qu'elle aurait matière à écrire son propre livre, pour raconter son histoire et partager les observations qui m'ont si souvent frappée par leur pertinence. Lorsque je le lui ai suggéré, elle a levé les yeux au ciel : « Quelle idée ! Pourquoi est-ce que j'irais faire une chose pareille ? »

Elle m'a autorisée cependant à reproduire ici certaines de ses maximes éprouvées, des réflexions qui m'ont aidée à trouver une certaine sérénité, à culpabiliser un peu moins, à être un peu meilleure mère. Mais à l'expresse condition que je les fasse précéder de cet avertissement : « Fais-leur bien comprendre que je ne suis pas là pour dire aux gens comment ils doivent mener leur vie. »

1. Apprenez aux enfants à se réveiller seuls.

À 5 ANS, pour mon entrée en grande section de maternelle, mes parents m'ont offert un petit réveil électrique. Il avait un cadran rond et des aiguilles vert phosphorescent. Ma mère m'a montré comment régler la sonnerie et l'éteindre. Puis elle a récapitulé avec moi tout ce que je devais faire le matin – prendre mon petit déjeuner, me brosser les cheveux, m'habiller, nouer mes lacets, et j'en passe – pour calculer le nombre de minutes dont j'avais besoin entre le moment où je me levais et celui où je franchissais la porte. Elle m'a fourni les instructions nécessaires, elle m'a fourni l'outil, mais c'était à moi d'apprendre à m'en servir.

J'adorais ce réveil.

J'adorais ce qu'il m'offrait : une forme de contrôle sur ma petite vie. Ce n'était pas un hasard, ainsi que je le comprendrais plus tard, si ma mère m'avait remis cet outil à ce stade précis de mon développement. J'étais à un âge où on ne rechignait pas à l'idée de devoir se lever pour aller à l'école, et elle-même n'avait pas eu jusque-là besoin de me réveiller le matin. Cela lui retirait un souci, certes, mais la véritable bénéficiaire de l'opération, c'était moi : j'étais capable de me réveiller seule. *J'étais capable de me réveiller !*

Si j'avais une panne d'oreiller, si je traînais des pieds, ma mère n'était pas du genre à me houspiller ou à me supplier. Elle ne s'en mêlait pas, me faisant bien comprendre que c'était mon problème. « Je suis adulte, disait-elle. Je suis déjà allée à l'école. C'est ta vie, pas la mienne. »

2. C'est *leur* vie. Un bon parent s'efforce de se rendre superflu.

L'HISTOIRE DU RÉVEIL était représentative de l'éducation que nos parents s'appliquaient à nous donner. Leur but était de nous apprendre à nous tenir sur nos deux jambes, physiquement et émotionnellement. Du jour où elle a donné naissance à ses enfants, ma mère s'est astreinte à un objectif : se rendre plus ou moins obsolète. Étant donné ce que je viens de raconter au sujet du rôle essentiel qu'elle a joué dans ma vie ces dernières années, il est clair qu'elle a encore du pain sur la planche. Mais ce n'est pas faute d'avoir essayé.

Ma mère ne cherchait pas à cacher qu'elle espérait qu'on se passerait bientôt d'elle, en particulier en ce qui concernait les petites corvées quotidiennes. Et plus vite ce moment arriverait, plus elle considérerait avoir rempli sa mission avec succès. « Je n'élève pas des bébés, aimait-elle à dire. J'élève des adultes. »

On risque de crier au scandale, surtout à une époque où la mode est aux parents dits « hélicoptères », qui supervisent dans les moindres détails la vie de leurs enfants. Pourtant, dans le cas de ma mère, je suis persuadée que la plupart de ses décisions étaient avant tout guidées par cette question : *Comment aider mes enfants en m'en tenant au strict minimum ?*

Ne voyez là ni désinvolture ni égoïsme, au contraire. À la maison, l'autonomie était une vertu cardinale. Mes parents savaient qu'ils devaient nous élever avec des moyens limités – du point de vue financier, mais aussi de l'espace, des privilèges, de l'énergie qu'ils pouvaient nous consacrer et, dans le cas de mon père malade, du temps qu'il lui restait à vivre –, ce qui les amenait à être économes dans tous les domaines. Mon père estimait que nous avions de la chance, et que nous ne pouvions pas nous permettre de tenir cette chance pour acquise. Il nous a appris à apprécier ce que nous avions, les cadeaux qu'on nous faisait, que ce soit une glace ou une sortie au cirque. Il nous encourageait à savourer l'instant, à résister à l'impulsion de toujours penser au prochain petit plaisir ou d'envier les autres.

Ses réprimandes étaient bienveillantes et taquines, mais avisées. « Jamais content », plaisantait-il si quelqu'un avait à peine ouvert un cadeau d'anniversaire qu'il se jetait déjà sur le suivant. « Jamais content ! » disait-il si nous réclamions « Encore ! » avant d'avoir fini notre coupelle de glace. Il nous incitait à réfléchir à nos désirs.

Nous apprendre à nous débrouiller seuls et à connaître nos besoins était d'une certaine manière l'unique avantage que nos parents étaient en mesure de nous transmettre. Faute de pouvoir nous offrir des passe-droits, ils s'efforçaient de nous enseigner des compétences. Les espoirs qu'ils nourrissaient pour nous se résumaient en une phrase : si Craig et moi voulions aller plus loin qu'eux dans la vie, il nous faudrait un moteur puissant, un réservoir plein, et être capables d'effectuer les réparations nous-mêmes.

Ma mère estimait qu'elle ne pourrait qu'entraver nos progrès en faisant les choses à notre place. Elle préférait nous montrer comment faire avant de s'écarter. Autrement dit, Craig et moi lavions la vaisselle juchés sur un marchepied, bien avant d'être assez grands pour atteindre l'évier. Nous faisions nos lits et notre linge. Ma mère, j'en ai parlé plus haut, m'a encouragée à aller à l'école toute seule dès que possible. C'étaient des compétences minuscules, mais ainsi nous nous entraînions à ne dépendre de personne, à résoudre nos problèmes nous-mêmes et à surmonter nos peurs pas à pas. À force, les doutes diminuaient, l'exploration et la découverte devenaient plus faciles. Une habitude bien ancrée permettait d'en développer d'autres.

Le résultat était souvent loin d'être parfait, mais nous étions capables de nous tirer d'affaire. Personne ne le faisait à notre place. Ma mère n'intervenait pas. Elle ne corrigeait pas nos erreurs, ne critiquait pas notre manière de faire, même si elle n'aurait sans doute pas procédé tout à fait pareil. C'est ainsi que j'ai pris conscience de mes forces et de mes atouts. J'aimais qu'on me confie des tâches. « C'est plus facile de commettre des erreurs quand on est petit, m'a répondu ma mère récemment, alors que je l'interrogeais. Il faut laisser les enfants se tromper. Et ne pas en faire tout un pataquès. Sinon, ils n'oseront plus essayer. »

Elle nous regardait nous dépêtrer comme nous pouvions des corvées ménagères, de nos devoirs, de nos relations avec nos enseignants, nos coachs et nos amis. Rien de tout cela n'affectait son estime de soi ni son ego. Elle ne se vantait pas de nos réussites. C'était notre vie, pas la sienne, ainsi qu'elle le répétait. Tout ce qu'elle voulait, d'une certaine manière, c'était se débarrasser de nous. En d'autres termes, son humeur ne fluctuait pas en fonction de nos victoires et de nos échecs. Son bonheur n'était pas corrélé à nos notes, ni au nombre de paniers marqués par Craig au basket, ni à mon élection au bureau des élèves. Quand il y avait une bonne nouvelle, elle était contente pour nous. Si nous avions un problème, elle nous aidait à faire le point, avant de retourner à ses propres tâches. L'important, c'était qu'elle nous aimait indépendamment de nos réussites et de nos échecs. Son visage s'éclairait chaque fois que l'un de nous franchissait le seuil.

Ma mère nous observait avec une vigilance discrète, et ne se précipitait pas pour résoudre nos difficultés à notre place. Il s'agissait avant tout d'apprendre à gérer nos relations avec les autres : identifier les personnes dont on veut s'entourer, celles qu'on souhaite prendre pour guide, et pourquoi. Lorsqu'elle avait le temps, elle proposait son aide à l'école, ce qui lui donnait un aperçu de notre quotidien hors de la maison, et lui permettait sans doute de déterminer quand nous avions réellement besoin d'elle, et quand nous « faisions nos expériences », autrement dit, la plupart du temps.

Les jours où je rentrais à la maison en tempêtant contre un enseignant (ce qui, je l'admets, arrivait assez régulièrement), ma mère me laissait patiemment débiter ma tirade sur l'injustice d'une remarque, la stupidité d'un devoir ou la nullité profonde de Mme Trucmuche.

Puis, quand j'avais terminé, quand j'avais évacué ma colère et que j'étais capable de raisonner clairement, elle me posait une question toute simple, une question sincère, quoique non sans arrière-pensée : « Est-ce que tu veux que j'aille voir ta maîtresse pour en parler ? »

À deux ou trois reprises, j'ai réellement eu besoin de l'aide de ma mère, et elle me l'a apportée. Mais dans 99 % des cas son intervention n'était pas nécessaire. En me posant cette question, en me donnant la possibilité d'y répondre, elle m'incitait discrètement à pousser la réflexion un peu plus loin. Était-ce grave ? Quelles étaient les solutions ? Que pouvais-je faire ?

C'est ainsi que j'ai appris à me faire confiance et à répondre : « Je vais me débrouiller. »

Ma mère m'aidait à mettre mes émotions à plat et à trouver des stratégies pour les canaliser, notamment en me laissant les exprimer et en évitant de les étouffer sous ses propres sentiments et opinions. Si j'étais particulièrement maussade, elle me chargeait d'une corvée quelconque, pas pour me punir mais pour que je prenne du recul. « Remue-toi et va nettoyer la salle de bains. Ça te changera les idées », disait-elle.

Elle avait créé au sein de notre foyer une sorte de bac à sable émotionnel où Craig et moi pouvions extérioriser nos sentiments dans un environnement protégé et faire le tri dans nos réactions. Elle nous laissait retourner nos problèmes dans tous les sens, qu'il s'agisse d'une équation mathématique ou d'une dispute de cour de récréation. Son avis, quand elle le donnait, était concret et pratique. Le plus souvent, c'était une incitation à relativiser et à réfléchir à l'objectif recherché – à ne jamais perdre de vue le résultat final.

Un jour où je me plaignais d'une professeure de mathématiques du lycée que je trouvais arrogante, après m'avoir écoutée en opinant d'un air compréhensif, ma mère a déclaré : « Tu n'as pas besoin d'aimer ta prof et elle n'a pas besoin de t'aimer. Mais elle a un savoir dont tu as besoin. Alors tu devrais peut-être juste aller en cours et te concentrer sur les maths. »

Elle m'a regardée et elle a souri, comme si c'était une évidence : « Quand tu as besoin d'être aimée, tu peux rentrer à la maison. Ici, on t'aimera toujours. »

3. Savoir ce qui est véritablement précieux.

MA MÈRE SE SOUVIENT que, dans la maison du South Side où elle a grandi, au milieu du salon trônait une imposante table basse en verre. Elle était fragile et toute la famille circulait autour sur la pointe des pieds.

Ma mère a toujours été observatrice. Elle était celle du milieu dans une fratrie de sept enfants. Entre ses parents, très différents, qui ne s'entendaient pas très bien, ses trois sœurs aînées et les trois benjamins, elle n'avait pas le temps de s'ennuyer. Pendant toute son enfance, elle a étudié silencieusement les dynamiques à l'œuvre autour d'elle, élaborant peut-être inconsciemment une conception du foyer qu'elle aimerait fonder un jour.

Elle voyait son père – mon grand-père Southside – dorloter ses enfants, en particulier ses sœurs qu'il conduisait partout en voiture pour leur éviter de prendre le bus. Il les appelait le matin pour qu'elles n'aient pas à mettre de réveil. Il voulait tout contrôler et semblait aimer qu'elles dépendent de lui.

Ma mère enregistrait tout cela.

De son côté, ma grand-mère Rebecca était une femme rigide aux manières policées, clairement insatisfaite, et peut-être – ma mère en est convaincue aujourd'hui – dépressive. Plus jeune, elle rêvait d'être infirmière, mais mon arrière-grand-mère, une blanchisseuse qui avait élevé sept enfants en Virginie et en Caroline du Nord, avait décrété que l'école d'infirmière coûtait trop cher et que les Noires avaient de toute manière peu de chances d'obtenir un emploi correct. Rebecca avait donc épousé mon grand-père et avait eu elle aussi sept enfants, un sort qui la laissait frustrée (elle finirait par quitter son mari pour être aide-soignante, alors que ma mère avait 14 ans. Sans elle, Southside se montrerait un père un peu plus souple).

Chez Rebecca, les enfants étaient tenus d'être sages comme des images. À table, ils n'avaient pas droit à la parole. Ils devaient écouter respectueusement la conversation de leurs aînés sans y prendre part. Ma mère avait l'impression d'avoir un tas de pensées inexprimées qui s'amoncelaient dans sa tête, un sentiment oppressant dont elle se souvient aujourd'hui encore. Même psychologiquement, tout le monde marchait sur la pointe des pieds, attentif à chacun de ses gestes.

Quand Rebecca recevait de la visite, les enfants s'asseyaient dans le salon avec les adultes. Tous, quel que soit leur âge, devaient dire bonjour, puis rester sagement à leur place et se taire.

Ma mère a gardé un souvenir exécrable de ces après-midi. La bouche close, elle brûlait d'intervenir dans la conversation, d'émettre des objections ou de demander des explications, mais elle se retenait, les yeux fixés sur la table en verre étincelante au milieu du salon, sur laquelle on ne voyait jamais ne serait-ce qu'une trace de doigt. C'est sans doute au cours de ces longues heures qu'elle a décidé, consciemment ou non, que ses enfants, si elle en avait un jour, seraient non seulement autorisés mais encouragés à parler. Des années plus tard, ce serait la règle chez nous. Dans la maison d'Euclid Avenue, toutes les idées étaient les bienvenues, toutes les opinions étaient prises en compte. Aucune question sincère n'était réprouvée. Le rire et les larmes étaient admis. Personne ne marchait sur la pointe des pieds.

Un soir où ma grand-mère recevait une amie pour la première fois, celle-ci a balayé du regard les petits êtres fébriles qui s'entassaient dans le salon, avant de poser une question candide : « Comment peut-on avoir une table en verre avec tous ces enfants ? »

Ma mère ne se souvient pas de la réponse de Rebecca, mais, pour elle, c'était une évidence. Sa propre mère était passée à côté d'un principe fondamental. Elle n'avait pas compris ce qui était réellement précieux. À quoi bon avoir des enfants si on voulait qu'ils soient aussi sages et silencieux que des images ?

Aucun d'eux n'osait toucher à cette table ni prononcer un mot, sachant qu'il serait puni. On restreignait les enfants au lieu de les laisser grandir.

Un jour où Rebecca recevait des amis, alors que ma mère avait une douzaine d'années, l'un d'entre eux a eu la brillante idée de s'asseoir sur la table. Sous les yeux horrifiés de ma grand-mère, le plateau de verre s'est brisé en mille morceaux.

Ma mère est restée imperturbable, mais l'ironie de la situation ne lui a pas échappé. Et elle en rit encore.

4. Élevez l'enfant que vous avez.

CHEZ MES PARENTS, il n'y avait rien qui ressemblait de près ou de loin à une table en verre. Nous avions peu de bibelots fragiles ou même cassables. Il est vrai que nous n'avions pas les moyens de nous offrir de belles choses, mais, en raison de son enfance, ma mère n'éprouvait aucun désir de posséder le moindre objet de valeur. À ses yeux, rien n'était précieux sous notre toit, hormis nos personnes.

À la maison, nous avions le droit d'être nous-mêmes. Craig était un garçon attentionné qui s'inquiétait facilement. J'étais fougueuse et indépendante. Nos parents prenaient en considération nos personnalités singulières dans l'éducation qu'ils nous donnaient. Ils s'efforçaient de cultiver nos qualités, de faire ressortir ce qu'il y avait de meilleur en nous, au lieu de vouloir à tout prix nous obliger à rentrer dans un moule. Mon frère et moi respections nos aînés et obéissions à quelques règles élémentaires, mais nous donnions notre avis à table, jouions au ballon dans la maison, écoutions la chaîne stéréo à fond et chahutions sur le canapé. S'il y avait un accident, si un verre ou une tasse était cassé, voire une vitre, personne n'en faisait un drame.

J'ai essayé de reproduire cette attitude avec mes enfants. Je désirais que mes filles se sentent libres de s'exprimer et d'être elles-mêmes. Barack et moi avions bien sûr établi un cadre. Malia et Sasha ont fait leur lit dès qu'elles en ont été capables, comme moi à leur âge. Elles ont découvert le plaisir de la lecture très tôt, comme Barack à leur âge.

Cependant, nous avons rapidement compris qu'élever des enfants avait au moins un point commun avec la grossesse et l'accouchement : on peut passer des heures à rêver, préparer et tout planifier, au bout du compte, rien ne se déroule jamais comme prévu et il faut improviser. On peut appliquer des méthodes et établir des rituels, suivre à la lettre les préceptes de tel ou tel gourou – en matière d'éducation, ils sont légion – concernant le sommeil, l'alimentation et la discipline. On peut rédiger une charte familiale, clamer haut et fort sa religion et sa philosophie, se perdre en discussions avec son conjoint. Tôt ou tard – en général plus tôt que tard –, il faut se rendre à l'évidence : on ne contrôle pas grand-chose, pour ne pas dire rien du tout. Vous commandez peut-être votre paquebot depuis des années avec une maîtrise admirable, un degré d'exigence en matière d'ordre et d'hygiène digne d'un hôpital, peu importe : des pirates hauts comme trois pommes sont passés à l'abordage et, que cela vous plaise ou non, ils vont le mettre à sac.

Ce n'est pas faute de vous aimer, mais vos enfants sont des individus à part entière et ils apprendront à leur manière, en dépit de tous les plans que vous aviez ébauchés pour eux.

Ils débordent de curiosité et sont décidés coûte que coûte à explorer, tester et toucher tout ce qui se présente. Ils envahiront la passerelle de navigation, poseront leurs menottes graisseuses partout, casseront sans le faire exprès tout ce qui est fragile, et mettront votre patience à rude épreuve.

Voici une anecdote dont je ne suis pas particulièrement fière. Nous habitions encore à Chicago. Malia avait 7 ans, Sasha tout juste 4. J'étais rentrée à la maison après une longue journée de travail. Comme c'était fréquent à l'époque, Barack était à l'autre bout du pays, au Sénat à Washington, et je me sentais sans doute un peu frustrée. J'avais fait dîner les filles, j'avais bavardé avec elles, je leur avais donné le bain, et je terminais la vaisselle, harassée, n'éprouvant qu'une envie : me poser une demi-heure tranquille pour décompresser.

Les filles étaient censées être en train de se brosser les dents, mais je les entendais monter et descendre l'escalier menant à la salle de jeux qui se trouvait au deuxième étage, gloussant bruyamment.

« Malia, Sasha, maintenant, on va se coucher ! ai-je crié du rez-de-chaussée. *Immédiatement !* »

Il y a eu un bref silence – trois secondes, peut-être –, puis les cavalcades et les glapissements ont repris de plus belle.

« Il est l'heure d'aller au lit ! » ai-je insisté.

Il était clair que je m'époumonais dans le vide, sans aucun effet sur elles. Je sentais la chaleur me monter aux joues, ma patience s'évanouir, la colère bouillonner. J'étais au bord de l'explosion.

Une seule chose importait à mes yeux. Je voulais que ces gamines aillent se coucher.

Depuis ma propre enfance, ma mère me conseille de compter jusqu'à dix dans ces moments-là, de respirer, le temps de revenir à la raison. De répondre au lieu de réagir.

Je ne pense pas être allée au-delà de huit. J'étais à bout. J'étais furieuse. J'ai gravi les marches quatre à quatre et appelé les filles du premier pour qu'elles descendent de la salle de jeux. J'ai pris une profonde inspiration et compté encore jusqu'à deux, m'efforçant de contenir ma rage. Lorsqu'elles sont apparues toutes les deux en pyjama, le visage rougi par l'excitation et la sueur perlant à leur front, je leur ai annoncé que je démissionnais. Je rendais mon tablier de maman.

Avec tout le calme dont j'étais capable, autrement dit pas beaucoup, j'ai déclaré : « Vous ne m'écoutez pas. Manifestement, vous pensez que vous n'avez pas besoin de mère. Vous pensez que vous pouvez vous débrouiller, alors, très bien… Vous n'aurez qu'à vous nourrir et vous habiller toutes seules dorénavant. Et vous vous mettrez au lit toutes seules. C'est vous qui êtes responsables de vos vies, maintenant. Faites ce que vous voulez, je m'en fiche. » J'ai levé les mains au ciel pour leur montrer à quel point je me sentais démunie et blessée. « J'en ai assez. »

Je crois que jamais je n'ai vu aussi clairement la différence entre mes filles que ce jour-là.

Les yeux de Malia se sont écarquillés, sa lèvre inférieure s'est mise à trembler.

« Oh non, maman. Ne fais pas ça. »

Là-dessus, elle a couru à la salle de bains se brosser les dents.

Quelque chose en moi s'est relâché. *Waouh*, ai-je pensé. *Quelle efficacité.*

Sasha, 4 ans, n'avait pas bougé. Serrant contre elle la petite couverture bleue qu'elle trimballait partout, elle a pris le temps d'assimiler la nouvelle de ma démission avant d'exprimer son propre ressenti : un grand ouf de soulagement.

Tandis que sa sœur se brossait docilement les dents, Sasha m'a tourné le dos et elle est remontée à toute allure à la salle de jeux, comme pour dire : *Enfin ! Je suis débarrassée de cette femme !* Quelques secondes plus tard, j'entendais la télé.

Dans un moment de lassitude et de frustration extrêmes, je lui avais donné les clés de sa vie, et elle s'était empressée de les accepter, quand bien même elle était encore beaucoup trop jeune pour cela. J'avais beau être d'accord avec ma mère et aimer l'idée de me rendre superflue, il était un peu tôt pour démissionner (j'ai d'ailleurs aussitôt rappelé Sasha, je l'ai escortée manu militari à la salle de bains et je l'ai mise au lit).

D'une certaine manière, cet épisode m'a fourni un mode d'emploi de mes filles. J'en avais une qui souhaitait plus de garde-fous, et l'autre qui en voulait moins, l'une qui était réceptive à mes émotions, l'autre qui me prenait au pied de la lettre.

Chacune avait son tempérament propre, sa sensibilité, ses besoins, ses qualités, ses limites et une manière d'interpréter le monde autour d'elle. Barack et moi observerions l'expression de ces différences à maintes reprises au fil des ans. Sur les pistes de ski, Malia effectuait des virages précis et prudents, tandis que Sasha descendait tout schuss, son anorak claquant au vent. Si on interrogeait Sasha à propos de sa journée à l'école, elle répondait en cinq mots avant de filer dans sa chambre. Malia, elle, nous offrait un rapport détaillé, heure par heure. Malia n'hésitait pas à nous demander notre avis – comme son père, elle aime prendre des décisions mûrement réfléchies –, alors que Sasha se réjouissait qu'on lui fasse confiance et qu'on la laisse se débrouiller. Aucune des deux n'avait tort ou raison. Elles étaient – elles sont – différentes.

Peu à peu, je me suis détournée des manuels et des maîtres à penser pour écouter mon instinct, m'inspirant des conseils intemporels de ma mère : garder son calme et se fier à son jugement. Barack et moi avons appris progressivement à repérer certains indices dans les attitudes de nos filles, à nous adapter à ce qu'elles nous révélaient, et à interpréter leur comportement à partir de ce que nous savions de leurs qualités et de leurs besoins. Aujourd'hui, j'aime comparer l'art d'être parent à la pêche à la mouche, quand on se retrouve jusqu'aux genoux dans une rivière tourbillonnante, s'efforçant de tenir compte du courant, mais aussi du vent et de la position du soleil. C'est une pratique qui exige de délicats mouvements de poignet. Il est crucial de se montrer patient, de choisir le bon angle et de faire preuve d'habileté.

Au bout du compte, votre enfant deviendra la personne qu'il était en puissance. Il se forgera sa propre expérience. Vous aurez prise sur certains aspects de sa vie mais pas sur tous. Vous ne le protégerez pas de tous les malheurs. Vous n'ôterez pas tous les obstacles de son parcours. Ce que vous pouvez donner à vos enfants, ce que nous pouvons donner à tous les enfants, à vrai dire, c'est un espace où ils se sentent compris et entendus, la possibilité d'exercer leur jugement pour être un jour en mesure de prendre des décisions rationnelles fondées sur des valeurs justes, et la certitude que vous serez toujours heureux de les voir.

5. Rentre à la maison. Ici, on t'aimera toujours.

MA MÈRE NOUS L'A DIT et répété, à Craig et à moi. C'était le message qui l'emportait sur tous les autres. Si on avait besoin d'amour, on pouvait rentrer à la maison. Là, on serait toujours heureux de nous voir.

Dans les chapitres précédents, il a beaucoup été question de la famille et de la notion de chez-soi. J'ai la chance d'avoir été élevée dans un foyer équilibré. Petite, j'ai été environnée de tendresse et de joie, ce qui m'a donné un avantage non négligeable en grandissant. Désireuse de reproduire ce bien-être affectif dans ma vie, j'ai cherché des amis, des relations et pour finir un compagnon qui ont contribué à apporter plus de lumière et plus de joie dans mon monde. Et, à mon tour, je me suis attachée à communiquer ces sentiments à mes enfants, afin de les doter des mêmes atouts. Aujourd'hui, savoir reconnaître et apprécier la lumière en chacun est peut-être mon outil le plus précieux pour surmonter les incertitudes et les épreuves, pour ne pas sombrer dans le cynisme et le découragement, et, surtout, pour garder l'espoir.

Je comprends que pour certains la notion de « chez-soi » soit moins évidente. Cela peut représenter un lieu, des gens ou un ressenti que l'on préfère laisser derrière soi. Un endroit douloureux où l'on ne souhaite pas retourner. Vous êtes seul juge. Et savoir ce qui n'est pas fait pour vous est une force.

Découvrir ce que l'on souhaite construire en est une autre.

Comment créer un espace où résonne la joie – pour nous et pour nos proches, les enfants en particulier –, un lieu où l'on voudra toujours revenir ?

Peut-être vous faudra-t-il trouver le courage de réviser votre conception de la famille et de ce qui constitue un chez-soi, construire un refuge avec les moyens du bord, raviver une flamme qui a été étouffée tout au long de votre enfance. Peut-être vous faudra-t-il cultiver une famille de cœur au détriment de votre famille biologique et apprendre à poser vos limites. Peut-être vous faudra-t-il accomplir des changements radicaux dans votre vie, réaménager et repeupler l'espace autour de vous autant de fois que nécessaire avant de découvrir ce qu'est réellement un chez-soi, ce que cela signifie d'être accepté, soutenu et aimé.

Ma mère s'est installée (contrainte et forcée, certes) à Washington en partie pour s'occuper des filles, et en partie parce que j'avais besoin de sa joie. Je ne suis après tout qu'une enfant qui a grandi, quelqu'un qui à la fin d'une longue journée passe la porte fatiguée, en quête d'affection, de réconfort, de tolérance, et aussi d'un truc à grignoter.

Sa franchise et sa sagesse nous donnaient de la force. Sa lumière brillait pour nous chaque jour, afin qu'à notre tour nous puissions éclairer les autres. Grâce à elle, la Maison-Blanche ressemblait moins à un musée et plus à un chez-nous. Pendant ces huit années, nous nous sommes efforcés d'ouvrir les portes à un plus large public, plus représentatif de la diversité de notre pays, et surtout à plus d'enfants, les invitant à toucher les meubles et à explorer les lieux. Nous espérions que ce serait pour eux l'occasion de s'approprier l'histoire de cette nation et de comprendre qu'ils comptaient assez – qu'ils étaient assez précieux – pour participer à la construction de son avenir. Nous souhaitions qu'ils y voient un palais joyeux, une maison où ils étaient aussi chez eux.

Nous voulions leur transmettre un message fort et simple : *Ici, on vous aimera toujours.*

Ma mère prétend n'y avoir aucune part, bien entendu. Elle serait la première à vous dire – aujourd'hui encore – qu'elle n'a rien de spécial et que de toute façon ce n'est pas de sa vie qu'il s'agit.

Fin 2016, environ un mois avant que le nouveau président ne prête serment, elle a fait ses bagages sans regret. Il n'y a pas eu de cérémonie, pas même – à sa demande – de fête d'adieu. Elle a quitté la Maison-Blanche et elle est rentrée à Chicago, où elle a retrouvé la maison d'Euclid Avenue, son lit et ses affaires, avec la satisfaction de la tâche accomplie.

TROISIÈME PARTIE

Ce qu'on ne voit pas, on le présume impossible.
Quel raisonnement destructeur[1] !

    Octavia Butler

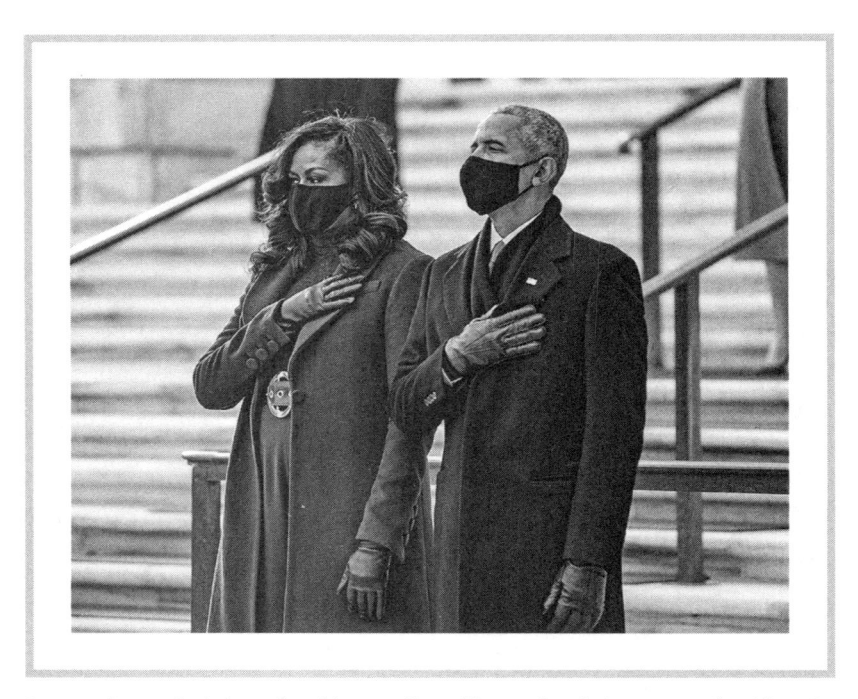

Peu après avoir été profondément ébranlée par les événements du 6 janvier au Capitole, j'ai trouvé réconfortant de participer au rituel démocratique de la cérémonie d'investiture du président Joe Biden le 20 janvier 2021.

CHAPITRE HUIT
NOUS, TOUT ENTIERS

IL M'ARRIVE DE LIRE dans la presse des portraits de businesswomen en vue, des battantes qui prétendent avoir tout gagné sans avoir rien perdu au change. Elles dégagent souvent une impression d'aisance nonchalante : bien coiffées, bien habillées, dirigeant d'une main de maître tel ou tel empire, tout en ayant l'air de cuisiner pour leurs enfants le soir, de plier le linge propre de la maisonnée et d'avoir encore le temps de faire du yoga et de parcourir les étals des marchés le week-end. Parfois, elles partagent avec nous leurs trucs et astuces : des tuyaux sur la gestion du temps, des conseils sur leur choix de mascara ou d'encens, leur recette de smoothie aux baies d'açaï. Le tout accompagné d'une liste des cinq bouquins super littéraires qu'elles viennent de terminer.

Je suis là pour vous dire que c'est plus compliqué que ça. La plupart du temps, ce que vous voyez dans ces articles est la personne qui se trouve au sommet de la pyramide, et qui renvoie l'image de quelqu'un d'élégant, d'équilibré, ayant la situation bien en main. Mais, premièrement, cet équilibre n'est souvent que temporaire. Et, deuxièmement, tout ça n'existe que grâce aux efforts collectifs d'une équipe de managers, de nounous, de gouvernantes, de coiffeurs et autres professionnels dévoués corps et âme à l'efficacité et à l'apparence de la personne en question. Nous sommes nombreux, moi la première, à nous appuyer sur le travail invisible et souvent ingrat de collaborateurs de l'ombre. Personne ne peut réussir seul. Je crois qu'il est important pour les gens qui, comme moi, bénéficient d'une aide en coulisses de le mentionner systématiquement quand on évoque notre parcours.

Si vous me connaissez un peu, alors vous connaissez aussi les gens exceptionnellement talentueux et infatigables qui font partie de mon équipe depuis des années. Ce sont eux qui résolvent les problèmes, ont l'œil sur des myriades de détails, démultiplient mon énergie et ma capacité d'action. À la Maison-Blanche, j'ai eu pour assistantes deux jeunes femmes dynamiques – Kristen Jarvis pendant le premier mandat, Kristin Jones pendant le second –, qui m'accompagnaient chaque fois que je faisais le moindre pas en public et m'aidaient à respecter mon planning et à me préparer pour toutes les occasions qui se présentaient. Encore aujourd'hui, Sasha et Malia les considèrent comme des grandes sœurs.

Depuis mon retour à la vie civile, j'ai entrepris plusieurs nouveaux projets, de l'écriture de livres à la production de programmes télévisés, en passant par la supervision de la Fondation Obama, tout en poursuivant mon travail de lobbying sur des sujets comme le droit de vote, l'éducation des filles et la santé infantile. Rien de tout ça ne serait possible sans l'aide de Melissa Winter, qui a quitté son emploi au Capitole en 2007 pour m'assister pendant la campagne présidentielle de Barack avant de devenir une de mes principales conseillères alors que j'étais première dame. Quinze ans plus tard, elle est toujours à mes côtés, occupant désormais le poste de directrice de cabinet, où elle veille avec brio sur tous les aspects de ma vie professionnelle en me déchargeant d'une grande part de mes responsabilités. Je ne dirai jamais assez combien je lui dois.

Les cinq premières années après mon départ de la Maison-Blanche, j'ai eu la chance d'avoir une assistante éminemment compétente, Chynna Clayton, qui avait rejoint mon cabinet en 2015 et avait ensuite accepté de rester auprès de moi alors que j'apprenais à redevenir une simple citoyenne. Chynna me servait de contrôleuse aérienne, coordonnant chaque journée, chaque moment de ma nouvelle vie. Quand des amis voulaient savoir si j'étais libre pour venir dîner chez eux le mardi suivant, en général je répondais en riant : « Il faut demander à ma mère ! » Ma mère étant, bien sûr, Chynna, chargée de mon calendrier.

C'est aussi elle qui conservait mes cartes de crédit. Elle avait le numéro de téléphone de ma mère (la vraie). Elle appelait mes médecins, planifiait mes déplacements, organisait ma sécurité avec le Secret Service et programmait mes sorties entre amies. Elle savait s'adapter à toutes sortes d'environnement, rester imperturbable en toute circonstance. Je pouvais, par exemple, dans une même journée, passer d'une conversation avec un groupe d'élèves dans une école à un studio de télévision ou de radio pour enregistrer une émission ou un podcast. Je pouvais rencontrer un chef d'État ou le président d'une organisation caritative, puis dîner avec des célébrités mondiales. C'était toujours Chynna qui facilitait chaque étape.

Nous étions quasiment inséparables. Nous nous déplacions dans la même voiture, étions assises côte à côte dans l'avion. À l'hôtel, nous prenions des chambres attenantes. À force, nous avons développé une vraie complicité. Chynna a pleuré avec moi quand nous avons perdu notre vieux chien adoré, Bo. J'ai fêté avec elle l'achat de sa première maison. Non seulement elle faisait partie intégrante de ma vie, mais elle était devenue chère à mon cœur.

VOILÀ POURQUOI j'ai paniqué quand, environ un an après notre départ de la Maison-Blanche, Chynna m'a demandé très officiellement un rendez-vous en tête à tête. Dans la mesure où nous étions pour ainsi dire tout le temps ensemble, c'était une requête insolite, et Chynna m'avait semblé inquiète en la formulant, ce qui n'avait pas manqué de m'inquiéter à mon tour. Je ne voyais qu'une raison possible à ce rendez-vous : elle allait m'annoncer sa démission.

Lorsqu'elle s'est assise dans mon bureau, je m'attendais au pire.

« Euh… madame ? a-t-elle commencé (le « madame » est un curieux reste de l'époque de la Maison-Blanche, une habitude respectueuse qu'un certain nombre de nos assistants, même parmi les plus anciens, tiennent à conserver). J'ai quelque chose à vous dire…

– Très bien. Je vous écoute.

– C'est au sujet de ma famille.

– D'accord, ai-je répondu en la regardant se tortiller nerveusement sur sa chaise.

– De mon père, plus précisément.

– OK...

– Je ne crois pas l'avoir déjà évoqué, mais je pense qu'il le faut. Il a été condamné à de la prison.

– Oh, Chynna... », ai-je réagi en m'imaginant que c'était une nouvelle récente.

Je connaissais la mère de Chynna, Doris King, mais je n'avais jamais rencontré son père, et elle ne m'en avait jamais parlé.

« C'est terrible, ai-je poursuivi, je suis désolée. De quand ça date ?

– Eh bien, il a été incarcéré quand j'avais 3 ans. »

J'ai marqué une pause, le temps de faire le calcul dans ma tête.

« Vous voulez dire, il y a vingt-cinq ans ?

– Oui, grosso modo. Il est ressorti quand j'en avais 13. Il m'a semblé que je devais vous en parler, au cas où ce serait un problème.

– Un *problème* ? Pourquoi ce serait un problème ?

– Je ne sais pas. J'avais peur que ce le soit.

– Attendez... C'est quelque chose qui vous tracasse depuis que vous avez commencé à travailler pour moi ?

– Un peu, oui, m'a-t-elle avoué avec un sourire penaud.

– Et c'est pour cette raison que vous m'avez demandé un rendez-vous ? »

Hochement de tête.

« Donc... vous ne comptez pas démissionner ?

– Hein ? Non ! » a-t-elle répliqué, visiblement choquée par ma suggestion.

Nous nous sommes alors dévisagées pendant quelques secondes, toutes les deux muettes de soulagement, je crois. Finalement, j'ai éclaté de rire.

« J'en ai fait des cauchemars, vous savez ? J'ai cru que vous vouliez partir.

– Non, madame, pas du tout, m'a rassurée Chynna en riant à son tour. J'avais simplement besoin de partager cette information avec vous. Je trouvais que c'était le moment. »

Nous avons continué à discuter quelques instants, conscientes que « cette information » était loin d'être anodine.

Chynna se sentait plus légère après m'avoir confié cette partie de son histoire, comme délestée d'un poids qu'elle portait depuis trop longtemps. Elle m'a expliqué que, toute sa vie, elle avait eu honte de dire aux gens que son père avait fait de la prison. Elle l'avait caché à ses professeurs et à ses amis quand elle était jeune, ne voulant pas être jugée ou cataloguée en raison de sa situation familiale. À l'université, puis à la Maison-Blanche, où elle était entourée de gens qui lui paraissaient tous très sophistiqués, elle avait senti la pression s'accentuer, le fossé entre ses origines et le milieu dans lequel elle évoluait ne cessant de se creuser. Comment raconter nonchalamment à votre voisin de siège à bord d'Air Force One que, petite fille, vous ne voyiez votre père qu'au parloir d'un établissement pénitentiaire fédéral ?

Passer sous silence cette partie de son histoire était devenu pour elle à la fois un réflexe et une stratégie. Mais les efforts qu'elle devait parfois déployer pour contourner le sujet, pour éviter tout début de conversation qui risquait de dévier vers son enfance l'avaient habituée, au fil des années, à toujours rester prudente, sur ses gardes, retranchée derrière une carapace. Elle cultivait la discrétion, de crainte d'être démasquée et perçue comme une usurpatrice. Ce que, bien sûr, elle n'était pas.

CE JOUR-LÀ, dans mon bureau, j'ai fait tout mon possible pour convaincre Chynna que son histoire – dans son intégralité – ne me posait aucun problème. Je lui étais reconnaissante de me l'avoir racontée. Cela n'avait fait qu'accroître l'admiration que j'avais pour elle, en éclairant d'un jour nouveau la jeune femme extraordinairement compétente que j'avais devant moi. Qu'elle ait réussi à surmonter le stress d'avoir un parent en prison pendant toute son enfance en disait long sur sa résilience, son indépendance, sa ténacité. Cela me donnait une clé supplémentaire pour comprendre comment elle était devenue une telle experte en logistique et en résolution de problèmes, puisqu'elle avait dû apprendre très jeune à réfléchir vite et sur plusieurs niveaux à la fois. Son malaise vis-à-vis de cette partie de son histoire expliquait peut-être aussi qu'elle ait toujours été une des personnes les plus discrètes de notre équipe. À présent, je ne voyais plus uniquement une facette de cette femme que je respectais tant, mais je la voyais tout entière ; ou davantage, en tout cas. Je voyais quelqu'un dont l'histoire possédait de nombreux chapitres.

Je savais que Chynna avait grandi à Miami, élevée par une mère déterminée qui avait assumé seule son éducation, travaillant de nuit pour pouvoir être à la maison quand sa fille rentrait de l'école et l'encourageant à saisir la moindre opportunité. J'avais eu l'occasion de rencontrer Doris à plusieurs reprises et j'avais pu voir de mes propres yeux combien elle était fière de sa fille. Le parcours de Chynna, sa carrière, son intelligence et sa maturité étaient une immense victoire. Ses réussites témoignaient en partie de l'investissement et du dur labeur de sa mère.

Je savais aussi, d'après ma propre enfance, que ce genre de soutien pouvait parfois se traduire par un surcroît de pression, même si vos proches ne l'entendent pas ainsi. Quand vous faites figure de pionnier au sein de votre famille – en étant le premier à quitter le quartier, à faire des études supérieures, à acheter une maison ou à jouir d'un minimum de stabilité –, vous trimballez avec vous la fierté et les attentes de tous ceux qui vous ont précédé, de tous ceux qui vous ont poussé vers le sommet, persuadés que vous l'atteindrez même si eux se sont cassé les dents avant vous.

Aussi merveilleux que ça puisse paraître, c'est aussi une responsabilité supplémentaire, que vous ne pouvez pas traiter par-dessus la jambe. Vous quittez le nid en sachant que vous avez entre les mains un plateau qui croule sous les espoirs et les sacrifices des autres. Et vous voilà à essayer de préserver ce plateau en vous frayant un chemin tel un funambule à travers le monde universitaire et professionnel, où l'on vous voit comme quelqu'un de différent, où votre place n'est jamais acquise.

Au vu de tous ces efforts et de toute cette précarité, on pourrait comprendre que vous ne teniez pas à prendre davantage de risques en partageant votre histoire personnelle. On pourrait vous pardonner votre réserve, votre prudence, votre carapace. Au fond, vous essayez juste de rester concentré et de garder l'équilibre pour ne pas tomber.

Avec le recul, Chynna raconte aujourd'hui que cette conversation l'a aidée à débloquer quelque chose en elle, lui a permis de se débarrasser d'une partie de sa peur et de son sentiment d'imposture. Grâce à la confiance que nous avions bâtie avec le temps, à la complicité sécurisante de notre relation, elle a pu choisir d'ouvrir le coffre-fort et de révéler au grand jour une part d'elle-même, une portion de son histoire qui lui avait toujours conféré une impression de vulnérabilité, un de ses *en dépit de*.

Je conçois qu'à ses yeux partager cela avec moi ait pu sembler une prise de risque, même si nous avions toutes les deux une relation bien plus intime que la plupart des gens ont avec leur employeur. Et je sais aussi que dans beaucoup de milieux professionnels, ou pour quelqu'un avec moins d'ancienneté que Chynna, ou si elle avait été une des seules femmes ou personnes de couleur de l'équipe, le risque aurait paru encore plus grand. Ce que nous décidons de partager dans le cadre du travail, ce que nous montrons de nous-mêmes et à quel moment est un choix non seulement personnel, mais profondément complexe ; c'est souvent une délicate affaire de tempo, de circonstances et de discernement. Il faut toujours bien réfléchir aux enjeux et à l'interlocuteur qu'on a en face de soi. Il n'y a pas de règle qui vaille à tous les coups.

NOUS REVIENDRONS dans les chapitres suivants sur les questions de savoir *quand* et *comment* parler de soi d'une façon authentique et efficace. Mais je voudrais d'abord expliquer *pourquoi* il est important de rechercher ces occasions de se sentir plus à l'aise avec soi-même et avec son histoire, tout autant que de créer un espace d'écoute et de bienveillance pour les histoires des autres, que ce soit au travail ou dans nos vies personnelles – ou même, idéalement, dans les deux.

Déjà, tout bêtement, cela peut être un soulagement de prendre un risque calculé et de sortir un secret du coffre-fort, en se libérant ainsi de l'obligation de dissimuler ou d'essayer de compenser ce qui pourrait nous distinguer de nos pairs. Souvent, c'est le signe qu'on commence à intégrer à l'image globale qu'on a de soi-même les parties qu'on avait jusque-là volontairement omises. C'est une façon de trouver sa lumière intérieure, qui souvent aidera ensuite les autres à la voir à leur tour. Chez certains, ça peut être un processus intime, mené avec l'aide d'un thérapeute, dans la sécurité de cette relation confidentielle. Il faut parfois des années avant de trouver le bon moment et le contexte propice pour se livrer. Nous sommes nombreux à attendre trop longtemps avant d'essayer de connaître et de formuler notre propre histoire. Le plus important est de parvenir à examiner le contenu du coffre et de décider si cela nous sert ou nous dessert de le laisser sous clé.

Après m'avoir parlé de son enfance et s'être aperçue que cela ne changeait rien à l'estime que je lui portais, Chynna s'est sentie de plus en plus confiante et à l'aise pour aborder ce chapitre de son histoire avec d'autres personnes de son entourage, ce qui a eu pour effet d'émousser sa peur et de la rendre encore plus confiante et à l'aise d'une manière générale. Elle a aussi commencé à mesurer la quantité d'énergie qu'elle avait perdue, même inconsciemment, à garder tout ça pour elle.

Pendant des années, elle avait vécu dans la crainte d'être jugée pour quelque chose dont elle n'était absolument pas responsable, et qui par ailleurs est d'une banalité extraordinaire dans notre pays. À travailler dans le petit monde élitiste de la Maison-Blanche, elle s'était imaginé qu'avoir eu un parent incarcéré faisait d'elle une sorte d'« exception ». Pourtant, ce n'était sûrement pas le cas. Les statistiques gouvernementales montrent que plus de 5 millions d'enfants aux États-Unis – soit environ 7 % – ont eu un de leurs parents en prison à un moment ou un autre[2]. On peut donc raisonnablement penser que Chynna était moins seule qu'elle ne le croyait. Mais, bien sûr, personne n'en parlait. Après tout, pourquoi en parler ? Nous avons souvent l'impression – et à juste titre, vu la culture du jugement dans laquelle on vit – d'être plus en sécurité en passant nos vulnérabilités sous silence.

Mais le résultat est que beaucoup sont persuadés d'être des « exceptions » alors qu'ils ne le sont peut-être pas. Nos coffres-forts peuvent nous isoler, nous séparer des autres, en exacerbant la souffrance de l'invisibilité. C'est un fardeau lourd à porter. Ce que nous renfermons là, à l'abri des regards, protégé par un instinct de peur ou de honte, peut contribuer au sentiment plus général de ne pas être à sa place ou d'être insignifiant ; le sentiment que notre vérité intime ne s'accordera jamais avec la réalité du monde tel qu'il est. En gardant nos vulnérabilités pour nous, nous ratons l'occasion de savoir qui d'autre se trouve dans la même situation, qui d'autre pourrait comprendre, voire être aidé par ce que nous cachons à l'intérieur.

Environ un an après notre conversation, j'ai invité Chynna à participer à une série de podcasts que j'animais sur Spotify à propos des relations entre mentors et mentorés. Au cours de la discussion, elle a évoqué le fait d'avoir grandi avec un père en prison, expliquant qu'elle avait appris à se défaire de la honte qu'elle avait toujours crue indissociable de cette partie de son histoire, et à la voir comme une expérience qui avait contribué à forger la personne accomplie qu'elle était devenue.

Au bout du compte, en partageant publiquement son passé, Chynna avait rendu service non seulement à elle-même, mais à d'autres. Sitôt après la mise en ligne de l'épisode, des messages ont commencé à affluer des quatre coins du pays, un magnifique chœur de gens qui avaient tous quelque chose à lui dire en retour. Ils la remerciaient pour son témoignage. Beaucoup – vieux, jeunes, et même quelques enfants – écrivaient pour raconter qu'ils comprenaient parfaitement les sentiments qu'elle décrivait, ayant eux-mêmes connu l'angoisse de vivre avec un proche en prison et de devoir trouver un moyen de partager leur expérience, de l'incorporer à leur propre trajectoire.

Le fait que Chynna se soit exprimée non pas avec honte mais plutôt avec calme et une certaine fierté était particulièrement déterminant. Cette partie de son histoire était aussi la leur. En un sens, cela les élevait collectivement, créant une sphère plus large dans laquelle ils pouvaient se sentir visibles et acceptés. L'idée qu'une petite fille ayant fréquenté les parloirs d'une prison fédérale avait aussi fréquenté les couloirs de la Maison-Blanche était un symbole pour eux tous.

QUAND UNE PERSONNE choisit de lever le voile sur ce qui est perçu comme une faille dans son parcours, sur un événement ou une différence habituellement assimilés à des faiblesses, souvent elle révèle en fait le code source de sa solidité et de sa force. Or, ainsi que nous l'avons vu à maintes reprises dans l'histoire de notre pays, la force d'une seule âme déterminée peut galvaniser le plus grand nombre. C'est à cela que j'ai pensé quand j'ai eu le privilège, lors de la cérémonie d'investiture du président Biden le 20 janvier 2021, de voir une jeune autrice du nom d'Amanda Gorman monter sur scène dans un manteau jaune soleil et électriser des millions de téléspectateurs en récitant un poème qui résonnait parfaitement avec l'un des moments les plus tendus et compliqués de notre histoire récente.

Exactement deux semaines plus tôt, excitée par le président sortant, une foule d'environ deux mille personnes avait envahi le Capitole pour essayer d'empêcher le Congrès de certifier la victoire électorale de Joe Biden. Les émeutiers avaient cassé des vitres, enfoncé des portes, agressé et blessé des policiers, et s'étaient introduits jusque dans les locaux du Sénat, où ils avaient terrorisé nos représentants et mis la démocratie elle-même en péril. Barack et moi avions assisté à ces scènes en direct à la télévision, abasourdis. Les événements de cette journée m'ont profondément choquée. Je savais que notre pays était en proie à des dissensions politiques éminemment toxiques, mais voir la rhétorique se muer en une violence haineuse et irresponsable cherchant à faire annuler une élection m'était insupportable. Voir un président américain encourager un assaut contre son propre gouvernement était peut-être la chose la plus terrifiante dont j'aie jamais été témoin.

En tant que citoyens, nous ne sommes pas toujours d'accord avec nos élus. Mais en tant qu'Américains, nous avons historiquement fait confiance à la démocratie au sens plus général, un ensemble d'idéaux dans lesquels nous avons placé notre foi. Quand j'étais première dame, j'ai rencontré quantité de hauts fonctionnaires gouvernementaux sérieux et dévoués, des gens qui avaient consacré leur vie entière au service de l'État, beaucoup ayant exercé leurs talents et assuré une continuité au fil de plusieurs administrations successives, quel que soit le parti au pouvoir. J'avais observé la même chose au sein du gouvernement local de l'Illinois pendant la période où Barack y était sénateur, et à la mairie de Chicago où j'avais travaillé pour le cabinet du maire. Les dirigeants allaient et venaient, ils étaient tour à tour élus et battus, mais l'administration elle-même – une démocratie pacifique, participative, fondée sur le concept d'élections libres – restait toujours en place et en marche, telle une roue en lente rotation permanente. Tout n'était pas parfait, mais c'était là le pacte de notre union, de nos États-Unis. Le gage de notre liberté.

Même si l'ordre fut finalement rétabli et que le Congrès parvint à certifier les résultats de l'élection dans la nuit, les dégâts causés en ce 6 janvier furent incommensurables ; on aurait dit que la psyché de la nation tout entière avait été déchiquetée. La douleur était palpable, et le traumatisme réel. La tension restait forte à l'approche de l'investiture. Le FBI avait publié un communiqué mettant en garde contre de nouvelles violences potentielles et placé la totalité des cinquante États en alerte. Très honnêtement, j'avais peur de ce qui pourrait arriver.

Mais, à l'évidence, il fallait choisir entre la peur et la confiance, pas seulement pour nous qui serions présents en chair et en os sur la scène afin d'assister à la prestation de serment d'un nouveau président fraîchement élu, mais pour les citoyens en général. Quelle position allions-nous adopter ? Malgré l'incertitude qui grondait en arrière-plan, serions-nous capables de nous mobiliser pour défendre notre démocratie ? Pourrions-nous rester calmes et déterminés ? Quatre ans plus tôt, j'avais pris part à cette même cérémonie pour le compte d'un président dont je n'avais pas soutenu la candidature et en qui je n'avais pas confiance pour diriger le pays. Ça ne m'avait pas fait plaisir, mais j'étais quand même venue. J'étais venue pour perpétuer et honorer le processus en lui-même, pour réaffirmer la solidité de nos grands principes. Après tout, les investitures ne sont rien d'autre que ça, un réengagement rituel à poursuivre nos idéaux, une injonction à accepter la réalité décidée par le corps électoral, quelle qu'elle soit, et à continuer.

Cette fois-ci, les enjeux paraissaient plus élevés que jamais. Réussirions-nous à faire abstraction du bruit de fond et à nous rappeler nos valeurs ?

Plusieurs semaines auparavant, avec l'aide de ma styliste de longue date, Meredith Koop, j'avais sélectionné ma tenue pour la cérémonie, quelque chose qui soit confortable et pratique, un manteau de laine prune sur un pantalon et un col roulé de la même couleur, rehaussés par une grosse ceinture à boucle dorée. J'avais aussi choisi des bottines à talons carrés et une paire de gants noirs. Je portais également un masque (bien sûr), mais pas de sac à main. Barack et moi avions eu droit à plusieurs briefings de sécurité en amont de l'événement, si bien que, le jour J, nous nous sommes mis en route vers le Capitole relativement confiants. Par précaution, j'avais demandé à Chynna – qui, en temps normal, aurait dû m'accompagner et m'attendre dans une loge en coulisses – de rester chez elle.

J'ai attrapé la main de Barack et je me suis avancée sur l'estrade officielle en m'efforçant de mobiliser toute l'audace dont j'allais avoir besoin ce jour-là. Au moment de m'asseoir, j'ai fait la même chose que lors des trois investitures précédentes auxquelles j'avais assisté : j'ai pris une grande inspiration et j'ai rassemblé mon sang-froid.

Je vous jure qu'on sentait tout vibrer dans l'air ce matin-là sur le National Mall : la tension et la détermination, le profond désir de changement, l'anxiété provoquée par la pandémie, le spectre de la violence qu'on avait vue se déchaîner au Capitole, les inquiétudes plus vastes sur les perspectives du pays, le rayon de lumière d'une aube nouvelle. Tout était là, planant de façon tacite, contradictoire et un peu déroutante. Nous étions une fois de plus réunis au nom de l'Histoire. À l'issue d'un processus démocratique, nous avions obtenu une nouvelle chance d'écrire le prochain chapitre du grand roman américain, de faire tourner la roue. Mais personne n'avait encore mis de mots sur tout cela.

Du moins, jusqu'à ce qu'une femme se lève et nous offre son poème.

L'éloquence d'Amanda Gorman ce jour-là fut incandescente. Sa voix incarnait la puissance à l'état pur. Elle avait des talents d'oratrice rares, a fortiori chez quelqu'un de 22 ans, et elle s'en servit pour réveiller les espoirs d'un pays endeuillé, démoralisé. *Ne baissez pas les bras*, nous disait son poème. *Poursuivez vos efforts.*

Voici un extrait du long cri de ralliement à la fin du texte. Comme pour toute œuvre poétique, celle-ci mérite d'être lue à voix haute :

> Laissons donc après nous un pays meilleur que celui qu'on nous a légué.
> À chaque souffle de nos poitrines martelées de bronze,
> Nous élèverons ce monde écorché vers un monde émerveillé.
>
> Nous surgirons des collines dorées de l'Ouest !
> Nous surgirons des terres du Nord-Est balayées par les vents, où nos ancêtres ont, les premiers, accompli la révolution !
> Nous surgirons des villes bordées de lacs des États du Midwest !
> Nous surgirons du Sud chauffé par le soleil !
>
> Nous tâcherons de reconstruire, réconcilier et raviver […]

Le poème d'Amanda Gorman nous remémorait l'histoire de notre pays, à un moment où nous avions besoin de nous souvenir de notre résilience. Sa lecture parvint à apaiser les esprits. Chez beaucoup d'entre nous, je crois même qu'il parvint à inverser la tendance et, presque miraculeusement, à dissiper une bonne partie de la peur qui nous tenaillait ce jour-là, en nous insufflant non seulement de l'espoir mais du courage.

Je n'ai su que plus tard qu'Amanda Gorman était née avec un trouble de l'audition, entraînant un défaut d'élocution qui lui rendait très difficile de prononcer les « r ». Quasiment toute sa vie, elle s'était battue contre ça. C'est seulement à l'âge de 20 ans qu'elle avait pu dire correctement son propre nom de famille.

Maintenant, réécoutez donc son poème en repérant tous les « r ». Vous pourrez admirer la prouesse.

QUAND J'AI EU l'occasion d'interviewer Amanda Gorman, peu de temps après l'investiture, elle m'a expliqué qu'elle avait fini par considérer son trouble de la parole comme une chance. Les difficultés qu'elle avait eues pendant des années à bien prononcer les mots avaient été une épreuve, certes, mais elles l'avaient aussi poussée plus loin dans ses explorations et ses expérimentations sur la langue et les sons, d'abord enfant, puis adolescente, et désormais en tant que jeune poétesse au courage de lionne. Les efforts qu'elle avait dû fournir pour surmonter ce défaut d'élocution l'avaient conduite à se découvrir de nouvelles capacités.

« Pendant longtemps, j'ai vu ça comme une faiblesse, me dit-elle. Maintenant, je le vois vraiment comme une force[3]. » Elle avait transformé ce qui s'apparentait à une vulnérabilité en un atout unique, quelque chose de puissant et d'utile. Cette particularité qui l'avait marquée toute sa vie – qui la rendait différente des autres élèves de l'école, et que la plupart des gens considéreraient comme un handicap – lui avait permis de devenir la personne qu'elle était.

Nous avions vu lors de sa prestation éblouissante sur la scène de l'investiture une jeune femme en pleine consécration. Mais ça, c'était juste un jour de sa vie, un chapitre de son histoire, et elle voulait s'assurer qu'on se représentait bien la colline qu'elle avait gravie. Depuis qu'elle est sous le feu des projecteurs, célébrée comme une autrice de talent, Amanda Gorman n'a cessé d'insister sur le fait que son succès n'a pas été instantané et qu'elle s'est appuyée sur de nombreuses personnes tout au long du chemin – des membres de sa famille, des orthophonistes, des professeurs. « Je veux souligner qu'il m'a fallu toute une vie, et toute une communauté », m'a-t-elle confié. Sa victoire la plus éclatante n'était advenue qu'après des années de petits échecs et d'imperceptibles progrès. Chaque « r » qu'elle parvenait à articuler était un pas en avant. Et chaque nouveau pas lui faisait davantage mesurer son pouvoir et sa volonté. Elle avait gagné en assurance syllabe après syllabe, et au cours du processus elle avait découvert le code source de sa propre force.

Maintenant qu'elle le connaissait, elle avait bien l'intention de le conserver et de s'en servir. Car elle avait encore beaucoup d'autres consécrations à vivre.

« En tant que jeunes femmes de couleur, on nous voit comme des éclairs, ou des paillettes d'or au fond du tamis, pas comme quelque chose de durable, dit-elle. Il faut vraiment se persuader soi-même que ce qu'on est et ce qu'on fait va au-delà du moment présent. Je suis en train de comprendre que je ne suis pas comme la foudre qui ne frappe qu'une fois. Je suis l'ouragan qui revient tous les ans, et vous pouvez être sûrs que vous me reverrez. »

Parmi les gens que je connais qui ont réussi, beaucoup ont appris à utiliser de cette façon leurs *en dépit de*. Ils s'en servent comme d'un terrain d'entraînement. Cela ne veut pas forcément dire que les gens qui ont le mieux réussi ont triomphé de tous les obstacles, ni qu'ils se baladent en voyant autour d'eux des licornes et des arcs-en-ciel là où d'autres voient des systèmes d'oppression ou des murs trop hauts à escalader. Souvent, cela signifie juste qu'ils ont fait exactement ce que le poème d'Amanda Gorman nous invitait tous à faire : *Ne baissez pas les bras. Poursuivez vos efforts.*

Partout autour de moi, je vois des gens intelligents et créatifs qui se fraient un chemin pas à pas vers davantage de pouvoir et de visibilité, dans bien des cas après avoir compris comment exploiter plutôt que dissimuler ce qui les singularise. En faisant cela, on s'habitue à accepter toutes les contradictions et les influences qui nous rendent uniques. On normalise la différence. On révèle un nouveau pan de la grande mosaïque humaine. On contribue à rendre plus ordinaire chaque histoire individuelle.

Une de mes humoristes préférées est Ali Wong. Elle distille des vérités bien senties avec un talent caustique. Je l'ai découverte en 2016, quand Netflix a mis en ligne une captation de son spectacle de stand-up, *Baby Cobra*. On l'y voit arpenter la scène, enceinte de sept mois et demi, vêtue d'une courte robe moulante et de grosses lunettes à monture rouge, d'une fémininité fabuleuse et presque provocante alors qu'elle se livre à un monologue grivois et sans tabous sur le sexe, la race, la fertilité et la maternité. Elle parvient à être à la fois féroce, sexy et sincère, tout en étant guidée, encombrée, et en même temps aucunement décontenancée par la ronde protubérance de son ventre. Elle se montre à nous tout entière, et le résultat est fascinant.

Une journaliste du magazine *The New Yorker* a un jour demandé à Ali Wong ce qu'elle pouvait répondre aux jeunes humoristes qui voulaient connaître le secret pour percer dans le monde du stand-up où, en tant que femme d'origine asiatique et mère d'enfants en bas âge, elle restait largement minoritaire. Ali Wong a alors expliqué que, pour elle, la clé consistait justement à ne considérer aucun de ces éléments comme un obstacle. « Il suffit de changer de perspective et de se dire : "Attends un peu : je suis une femme ! Et la plupart des comédiens de stand-up sont des hommes. Tu sais ce que les humoristes hommes ne peuvent pas faire ? Tomber enceinte ! *Jouer* enceinte." Donc, justement, je vais me servir de toutes ces différences[4]. »

Nos différences sont des trésors, mais également des outils. Elles sont utiles, légitimes, précieuses et importantes à partager. Quand on en prend conscience, non seulement chez nous-même mais aussi chez les gens autour de nous, on peut commencer à réécrire les histoires de notre insignifiance. On crée de nouveaux modèles, et ainsi plus d'espace pour davantage de gens. Pas à pas, on réduit la solitude de ceux qui ne trouvent pas leur place.

Le défi consiste à changer de perspective afin de célébrer la valeur de la différence en nous-même et chez les autres, en l'envisageant comme une raison de se mettre en avant plutôt qu'en retrait, de se lever plutôt que de rester assis, de prendre la parole plutôt que de se taire. C'est un effort difficile, qui requiert souvent de l'audace. Et on n'a jamais aucune garantie sur la façon dont ce sera perçu. Mais chaque fois que quelqu'un y parvient, chaque fois qu'un funambule réussit sa traversée, quelque chose bouge. Ça bouge quand une humoriste d'origine asiatique, enceinte, fait rire des millions de gens. Ça bouge quand une femme noire de 22 ans se lève et, presque à elle seule, remonte le moral de toute une nation. Ça bouge quand un musulman devient PDG d'une entreprise ou quand un élève trans devient délégué de classe. Ça bouge quand on se sent suffisamment en sécurité pour se montrer tel qu'on est, sans honte, et qu'on trouve le moyen de parler ouvertement des expériences qui ont forgé notre identité. Et enfin, comme nous l'avons vu ces dernières années, ça bouge quand on a la possibilité de s'exprimer haut et fort et d'atténuer l'isolement d'autres personnes grâce à deux mots aussi simples que « *me too* ».

Toutes ces histoires élargissent le champ des possibles. Et elles affinent également notre compréhension de la condition humaine. Grâce à elles, il y a soudain plus de choses à voir. Le monde dans lequel on vit commence à nous paraître plus vaste et plus nuancé – il ressemble davantage à ce qu'il est réellement.

NE BAISSEZ PAS LES BRAS. Poursuivez vos efforts. C'est un mantra louable, mais je ne peux pas continuer sans évoquer également l'injustice intrinsèque qu'il renferme. La visibilité est un combat difficile à mener, dont la charge est loin d'être répartie de façon équitable. Il se trouve que je connais bien le fardeau de la représentation et le deux poids, deux mesures en matière d'excellence qui rend encore plus escarpées les collines que nous sommes si nombreux à essayer de gravir. Une vérité demeure, et elle est accablante : on en demande toujours trop à ceux qui sont marginalisés, et trop peu aux autres.

Croyez-moi, je ne l'oublie jamais quand je vous invite à voir vos obstacles comme des atouts et vos vulnérabilités comme des forces. Je ne prends rien de tout ça à la légère. Je ne considère rien de tout ça comme allant de soi.

Ma propre expérience m'a montré que les risques étaient réels, et que le boulot n'était jamais fini. Sans compter que beaucoup d'entre nous avons déjà atteint un stade où nous sommes – pour de bonnes raisons – fatigués, méfiants, apeurés ou tristes. Comme j'y ai déjà fait allusion, les obstacles en travers de votre route ont souvent été placés là délibérément ; ce sont des mines dissimulées au sein même de systèmes et de structures dont le pouvoir repose sur le fait qu'il n'est pas partagé par tout le monde. Ces obstacles peuvent paraître insurmontables, surtout si vous avez l'impression d'être seul à vous y attaquer. Encore une fois, je voudrais vous rappeler la valeur des petites actions, des petits gestes, des petits pas pour vous remettre sur les rails. Tout le monde n'est pas une lionne ou un ouragan. Mais ça ne veut pas dire que vos efforts ne compteront pas. Ni que votre histoire ne mérite pas d'être racontée.

Il ne faut pas non plus se voiler la face : il y aura des déceptions. On peut s'être démené comme un beau diable pour accéder à une position de visibilité et de relatif pouvoir, et pourtant avoir le cœur gros en découvrant ce qui nous attend à l'arrivée. On peut grimper péniblement jusqu'à je ne sais quel sommet qu'on espérait atteindre – un emploi, une université, une opportunité quelconque –, chargé des nobles espoirs et attentes de ses proches, repoussant en chemin tous les messages humiliants et stigmatisants tel un super-héros ; et quand l'ascension touche à son terme et qu'on atteint enfin, épuisé, en nage, ce point culminant d'où on rêvait de pouvoir admirer la vue, il y a une chose qu'on est presque sûr d'y trouver : un autocar de luxe climatisé et un groupe de gens qui n'ont eu aucun effort à fournir pour arriver là puisqu'on les y a déposés directement par la route, les nappes de pique-nique déjà prêtes et les agapes en bonne voie.

C'est un sentiment très décourageant. Je l'ai vu chez d'autres et je l'ai moi-même éprouvé.

Il y aura des moments – peut-être multiples – où vous aurez besoin de vous arrêter le temps de prendre une grande inspiration et de vous remettre d'aplomb. Vous pourrez alors regarder autour de vous et vous apercevoir que vous êtes en réalité plus fort et plus svelte après avoir parcouru tout ce chemin à pied, en portant tout ce poids sur vos épaules. Vous pourrez vous dire que les terrains accidentés que vous avez dû traverser vous ont rendu agile, et vous sentir fier de votre agilité.

Mais tout ça ne répare pas l'injustice.

Si ce n'est que, une fois l'effort accompli, les compétences acquises en chemin le sont pour toujours. Vous ne les perdrez pas, on ne vous les enlèvera pas. Désormais, elles vous appartiennent et vous pourrez vous en resservir à l'infini. C'est cela, j'espère, que vous retiendrez en priorité.

Il existe encore une dernière ironie du sort : malgré tous les efforts que vous aurez déployés et les objectifs que vous aurez atteints, il y aura toujours des gens pour vous accuser d'avoir pris des raccourcis ou de n'avoir pas mérité votre place au sommet de la colline. Ils auront toute une panoplie d'expressions – *discrimination positive, étudiant boursier, quota hommes/femmes, embauche préférentielle pour minorités visibles* – qu'ils utiliseront comme des armes de mépris. Toujours le même bon vieux message : *Tu n'es pas digne de ce que tu as.*

Le seul conseil que je peux vous donner, c'est de ne pas les écouter. De ne pas laisser ce poison vous atteindre.

Voici une histoire à méditer : il y a une vingtaine d'années, la chaîne NBC avait décidé d'adapter pour la télévision américaine une sitcom anglaise à succès. Une équipe de huit auteurs avait été recrutée pour travailler sur les scénarios. Il n'y avait parmi eux que deux personnes de couleur, dont l'une – et ce n'était peut-être pas un hasard – se trouvait aussi être l'unique femme. Elle avait 24 ans. C'était son premier contrat pour la télé, et elle était terrorisée. Non seulement elle était doublement minoritaire, mais en plus elle était complexée d'être arrivée là grâce à une initiative relativement récente de la chaîne en faveur de la diversité. Elle craignait qu'on la considère non pas pour son talent, mais comme quelqu'un qui ne servait qu'à cocher des cases.

« Pendant longtemps, j'en ai eu honte, a-t-elle plus tard confié à une journaliste. Personne ne m'en parlait, mais tout le monde savait. Et j'en avais pleinement conscience[5]. » Elle avait l'impression d'être marquée au fer rouge, stigmatisée[6].

Cette femme, c'est Mindy Kaling, et la série en question était « The Office », dont elle a fini par interpréter un des rôles principaux pendant huit saisons. Elle a également écrit vingt-deux épisodes, davantage qu'aucun autre scénariste de l'équipe, et elle est devenue la première femme de couleur nommée à l'Emmy Award du meilleur scénario pour une série comique.

À présent, Mindy Kaling raconte volontiers, et avec fierté, qu'elle a été engagée grâce à un dispositif de discrimination positive. Elle considère que c'est un aspect important de son parcours, et elle veut que les gens sachent à quoi elle doit en partie sa réussite professionnelle. Il n'y a pas de quoi avoir honte. Elle dit avoir commencé à se débarrasser de ses doutes et de ses complexes quand elle a compris les avantages dont ses collègues avaient bénéficié depuis toujours, l'aisance et les relations qui découlaient du simple privilège d'être un homme blanc dans un système bâti et entretenu essentiellement par des hommes blancs. « Il m'a fallu un moment pour me rendre compte qu'on m'avait simplement ouvert une porte que les autres pouvaient ouvrir grâce à leur réseau[7] », explique-t-elle.

Elle aurait pu reculer, au lieu de quoi elle a foncé. Elle a supporté l'inconfort d'être une « exception », elle a redoublé d'efforts, et au bout du compte elle a ouvert la porte à d'autres qui venaient derrière elle, faisant de la place à de nouveaux auteurs et de nouvelles histoires. Elle a littéralement conquis sa visibilité par sa plume. Depuis, bien sûr, Mindy Kaling est devenue une locomotive dans son domaine : elle crée, produit, écrit et joue dans une multitude de films et de séries à succès, qui racontent presque toujours des histoires de femmes de couleur. Par son travail, elle a élargi la sphère de nos représentations.

QUAND ON PARTAGE son histoire avec un souci d'honnêteté et d'exhaustivité, on s'aperçoit souvent qu'on est moins atypique et isolé qu'on aurait pu le croire. On crée de nouveaux ponts entre nous. J'ai pu le vérifier à différents moments de ma vie, notamment dans les mois qui ont suivi la publication de *Devenir*, et qui m'ont donné une vraie leçon d'humilité. J'ai été stupéfaite par le nombre de gens qui venaient assister aux événements autour de la promotion du livre, avides de partager ce qui nous liait. Ils venaient avec leurs histoires. Ils m'ouvraient leur cœur. Ils savaient ce que c'était d'avoir un parent atteint de sclérose en plaques. Ils avaient fait des fausses couches, perdu des amis emportés par le cancer. Eux aussi, ils étaient tombés amoureux de quelqu'un qui avait fait bifurquer leur vie dans une nouvelle et folle direction.

« La langue est un lieu où se retrouver, pas où se cacher[8] », écrivait l'autrice britannique Jeanette Winterson, et ce fut le cas pour moi. En ouvrant mon coffre-fort et en dévoilant au grand jour les moments de ma vie où je m'étais sentie le plus vulnérable et impuissante, j'avais finalement découvert autour de moi une caisse de résonance insoupçonnée. Certes, j'étais déjà « connue » à ce stade, mais il ne s'agissait pas de ça. Les grandes lignes de mon histoire personnelle avaient déjà été racontées à maintes reprises – par moi et par d'autres –, mais, en ayant le temps et l'énergie d'écrire un livre, affranchie pour la première fois depuis des décennies du monde politique qui était celui de mon mari, j'avais pu raconter les à-côtés, les sentiments et les expériences plus intimes qu'on avait moins de chance de lire sur une page Wikipédia ou dans un article de magazine. Dans ces Mémoires, je me montrais sans fard, je baissais la garde comme je ne l'avais jamais fait, et j'ai été étonnée de voir combien de gens baissaient la leur en réponse.

Les sujets dont les lecteurs avaient envie de me parler n'avaient que très rarement à voir avec la couleur de leur peau ou leur appartenance politique. Nos points communs allaient bien au-delà de ces choses-là et semblaient presque les éclipser. Ils ne concernaient pas non plus des domaines particulièrement glamour ni exaltants. Personne n'est jamais venu me voir pour me raconter la fois où il avait porté une robe de bal, rencontré un sénateur ou visité la Maison-Blanche. Personne ne s'intéressait non plus tellement à ma carrière ni à mes réussites professionnelles.

Non, nous nous retrouvions plutôt sur des éléments comme le fait d'avoir exigé dans notre enfance un régime quasi exclusif de beurre de cacahuète, d'avoir eu du mal à choisir le métier qui nous conviendrait, d'avoir dû s'y reprendre à deux fois pour réussir ses examens, d'avoir un chien incapable d'apprendre la propreté, ou un époux systématiquement en retard. C'étaient les menus détails terre à terre de l'expérience humaine qui tissaient les liens entre nous, en plaçant nos ressemblances avant nos différences. Vous n'imaginez pas combien de fois, dans des villes aux quatre coins du pays, des femmes sont venues à moi, ont pris mes mains entre les leurs, m'ont regardée droit dans les yeux et m'ont dit : « Vous savez, quand vous racontez qu'à la pause déjeuner vous avaliez un burrito dans votre voiture, garée sur le parking du centre commercial, et que c'était le seul moment de la journée que vous aviez pour vous ? Je vois *exactement* ce que vous voulez dire. C'est ma vie. »

Derrière chaque infime point de connivence entre nous je devinais aussi la possibilité d'une forme de compréhension plus large, dépassant ces éléments qui nous liaient. Car la vérité, c'est que si nous avons beaucoup en commun, il y a aussi beaucoup de choses qui nous séparent. Nous sommes tous différents. De la même façon que vous ne pourrez jamais véritablement connaître les contours les plus intimes de ma vie ou de mes sentiments, je ne connaîtrai jamais les vôtres. Je ne comprendrai jamais viscéralement ce que ça signifie d'être originaire de Tucson, du Vietnam ou de Syrie. Je ne peux pas savoir exactement ce que ça fait d'attendre un déploiement militaire, de cultiver du sorgho dans l'Iowa, de piloter un avion ou de se battre contre une addiction. J'ai mon propre vécu de femme noire, mais ça ne veut pas dire que je sais forcément ce qu'a enduré un autre corps de femme noire.

Tout ce que je peux faire, c'est essayer de me rapprocher de votre singularité, de me sentir reliée à vous par les points de recoupement entre nous. C'est comme ça que fonctionne l'empathie ; et que, à partir de nos expériences individuelles, on peut tisser du commun. L'empathie réduit le fossé entre les gens, sans toutefois le combler totalement. On parvient à apercevoir des bouts de la vie des autres grâce à ce qu'ils veulent bien nous en montrer quand ils se sentent en confiance, et à la générosité qu'on leur témoigne dans la rencontre. Morceau par morceau, personne par personne, on commence à appréhender le monde dans toute sa richesse.

Je crois que le mieux qu'on puisse espérer, au fond, c'est d'avancer jusqu'au milieu du pont, en s'estimant heureux d'être déjà arrivé jusque-là. J'y ai souvent pensé quand je m'allongeais à côté de Sasha et Malia le soir, à l'heure du coucher. Je les regardais s'endormir, les lèvres entrouvertes, le souffle régulier, et je prenais conscience que, malgré tous mes efforts, je ne connaîtrais jamais ne serait-ce que la moitié de ce qu'elles avaient dans la tête. Nous sommes seuls, tous autant que nous sommes. C'est le dur lot de la condition humaine.

En revanche, nous nous devons d'essayer de construire le plus de ponts possible entre nous, même s'ils sont faits de beurre de cacahuète et de burritos, et même s'ils ne nous permettront jamais que de franchir la moitié du fossé. Je ne dis pas qu'il faut pour autant divulguer d'un coup tous vos secrets, ni vous lancer dans un grand projet aussi exposé et public que d'écrire un livre ou de témoigner dans un podcast. Il n'y a aucune obligation à dévoiler toutes vos angoisses intimes ou toutes vos opinions. Peut-être que, pendant un temps, vous pouvez vous contenter d'écouter. De devenir un écrin sécurisant pour les histoires des autres, en vous exerçant à voir ce que ça fait d'accueillir la vérité de quelqu'un avec bienveillance, sans jamais oublier de protéger la dignité de ceux qui ont le courage de se livrer avec honnêteté. Montrez-vous digne de confiance et tendre avec vos amis et leurs histoires. Gardez les secrets, résistez aux ragots. Lisez des livres de gens qui n'ont pas le même point de vue que le vôtre, écoutez des voix que vous n'avez encore jamais entendues, cherchez des récits qui sont nouveaux à vos oreilles. Vous y trouverez peut-être de la place pour vous-même.

On ne pourra jamais éradiquer la souffrance propre à la condition humaine, mais je crois sincèrement qu'on peut l'atténuer. Ça commence par s'entraîner à avoir moins peur de partager, et plus envie d'écouter. Ça commence quand votre histoire tout entière s'ajoute à l'entièreté de la mienne. *Je vois un bout de toi, tu vois un bout de moi.* On ne saura jamais tout, mais on se connaîtra un peu mieux.

Chaque fois qu'on prend les mains de quelqu'un entre les siennes et qu'on se reconnaît dans un morceau de l'histoire qu'il essaie de raconter, on comprend et on affirme deux vérités en une : nous sommes seuls, mais pas isolés.

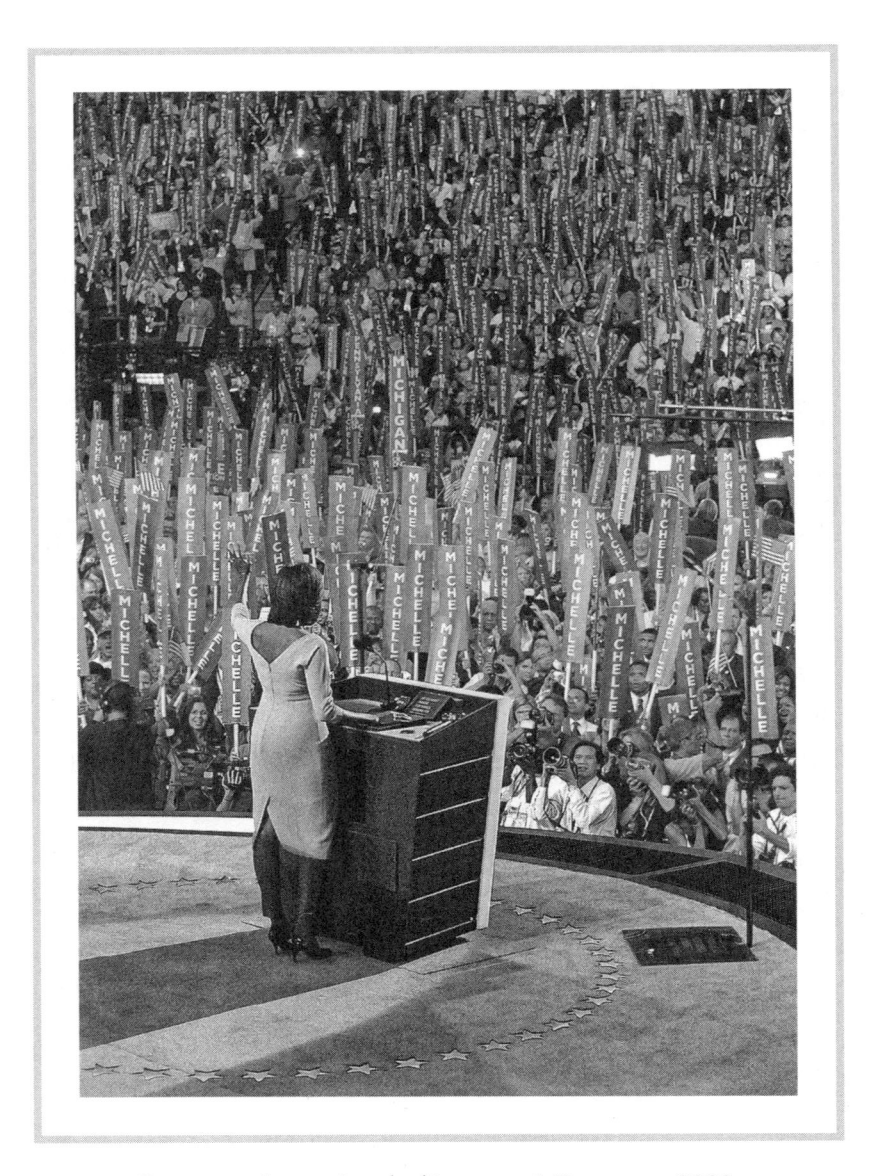

La convention nationale démocrate à Denver, en 2008.

CHAPITRE NEUF
L'ARMURE QUE NOUS PORTONS

CHAQUE FOIS que je dois prononcer un discours important, j'essaie de l'apprendre par cœur bien avant le jour J. Je répète et je me prépare des semaines à l'avance, pour essayer de ne rien laisser au hasard, ou le moins possible. La première fois que j'ai parlé en direct à la télévision devant un très large public, c'était en 2008, lors de la convention nationale démocrate qui se tenait au Pepsi Center de Denver. C'était quelques mois à peine avant l'élection, à l'époque où Barack et moi en étions encore à nous faire connaître des Américains, et il s'est produit une mini catastrophe.

Mon frère, Craig, avait été choisi pour chauffer la salle avant mon entrée en scène ce soir-là. Il me présenta en des termes adorables, et conclut en demandant à toute l'assistance de bien vouloir accueillir « [sa] petite sœur et la prochaine première dame des États-Unis, Michelle Obama ! ».

Tonnerre d'applaudissements alors que je sortais des coulisses. J'ai croisé Craig à mi-chemin et je l'ai pris dans mes bras, pétrifiée de trac mais rassurée de savoir que mon frère était là pour me soutenir par un dernier petit mot d'encouragement. Comme il m'enlaçait, j'ai senti qu'il me serrait très fort contre lui et qu'il collait ses lèvres à mon oreille pour que je puisse l'entendre par-dessus la musique tonitruante et le rugissement d'une foule de plus de vingt mille spectateurs. Je m'attendais à ce qu'il me motive par un « Tu vas assurer ! » ou « Je suis fier de toi, frangine ! », au lieu de quoi il s'est penché et m'a crié : « Le prompteur de gauche est HS ! »

En relâchant notre étreinte, Craig et moi avons échangé des sourires ultra-bright, façon « tout va bien, on est en direct », avant de partir chacun de notre côté. Pendant ce temps, je réfléchissais à deux cents à l'heure en essayant de comprendre ce qu'il venait de me dire. Je me suis dirigée vers le pupitre en saluant la foule de la main, mais j'avais l'impression d'être en dehors de mon corps, obnubilée par une seule question : *Qu'est-ce qu'il a dit ?*

Une fois devant le micro, j'ai fait de mon mieux pour reprendre mes esprits, profitant de la longue ovation pour trouver mes repères. Et c'est en jetant un coup d'œil vers la gauche que j'ai résolu le mystère en temps réel.

Un des deux téléprompteurs s'était éteint, victime de je ne sais quel problème technique. Ce qui signifiait que, chaque fois que je tournerais mon regard vers le côté gauche de la salle, je ne pourrais pas voir le texte de mon discours sur le petit écran prévu spécialement pour m'aider à garder le rythme et à respecter mon temps de parole. L'écran était blanc. Et moi j'étais là, en prime-time à la télé, censée parler pendant seize minutes d'affilée. Sans aucun moyen d'interrompre le show ni de demander une intervention. L'espace d'une seconde, je me suis sentie terriblement seule – et terriblement exposée.

J'ai continué à sourire. À agiter la main. À essayer de gagner du temps pour me calmer. La foule était debout, à présent, toujours en train de m'acclamer. J'ai vite tourné la tête vers la droite pour m'assurer que le second prompteur était en état de marche. *Ouf*, j'ai pensé, *c'est déjà ça.*

Je me suis aussi souvenue que j'avais un autre outil sur lequel m'appuyer, quelque chose qu'on appelle « l'écran de confiance », à savoir un immense écran numérique placé au centre de la fosse, légèrement au-dessus du public et juste sous la rangée des caméras des chaînes d'info qui ne rataient pas une seconde de l'événement. Comme les téléprompteurs, l'écran de confiance devait faire défiler mon texte en lettres géantes pour me permettre de regarder les caméras en face sans perdre le fil de mon discours. Nous avions procédé à une répétition générale en milieu de journée, dans l'écho caverneux du stade vide, et tout avait fonctionné comme sur des roulettes.

Sachant que le moment était venu de me lancer, j'ai regardé devant moi pour chercher à me rassurer par la présence de cet écran au centre de la salle.

Je me suis alors aperçue qu'il y avait un autre problème.

Avant mon arrivée, le Parti démocrate avait distribué à la foule des milliers de jolies pancartes bleu et blanc sur lesquelles était imprimé mon prénom : MICHELLE. On aurait dit qu'un spectateur sur trois en avait une et l'agitait énergiquement en l'air. Peut-être afin d'éviter que les gens les prennent dans la figure, elles avaient été conçues pour être verticales, et non horizontales : d'étroites bandes rectangulaires de près d'un mètre de haut, fixées sur un long manche.

Mais ce que personne n'avait anticipé, c'est qu'une fois les gens debout et brandissant leur pancarte pour exprimer leur soutien, toutes ces bandes formaient une immense palissade ondulante, si haute et si dense qu'elle me cachait le texte affiché sur l'écran de confiance. Je ne voyais quasiment plus rien.

UNE DES PLUS GRANDES leçons que la vie m'ait enseignées est que, paradoxalement, la préparation et la capacité d'improvisation sont deux choses liées. En ce qui me concerne, la préparation est un élément de mon armure. Je planifie, je répète et je révise avant tout ce qui peut ressembler de près ou de loin à un examen. Cela m'aide à rester calme dans des situations stressantes, car je sais que, quoi qu'il arrive, j'arriverai sans doute à m'en sortir. Être organisée et préparée me donne l'impression que le sol est plus solide sous mes pieds.

Comme je l'ai raconté dans *Devenir*, Craig avait pour habitude de nous imposer régulièrement et très sérieusement des exercices d'évacuation incendie, histoire de vérifier que chacun des membres de la famille connaissait toutes les issues possibles de notre petit appartement, que nous étions entraînés à ouvrir les diverses fenêtres, à localiser les extincteurs, et que, si nécessaire, nous pourrions porter notre père pour descendre l'escalier. Tout ça paraissait un peu excessif sur le moment, mais je comprends à présent pourquoi c'était important. Craig – je l'ai déjà dit – était d'une nature inquiète, et c'était sa façon de transformer son inquiétude en quelque chose de plus concret, sur quoi il avait prise. Il s'appliquait à faire de nous une famille plus agile en nous montrant toutes les sorties de secours, tous les moyens possibles de survivre à un coup dur. Il voulait qu'on ait toutes les cartes en main et, au-delà de ça, qu'on se soit exercés à utiliser tous les outils à notre disposition pour avoir le choix si un désastre venait à se produire. Cette leçon m'a marquée. La préparation devient un rempart contre la panique. Or la panique est le plus souvent ce qui conduit au désastre.

Ce soir-là, à Denver, je me suis appuyée sur la seule chose sur laquelle j'étais absolument sûre de pouvoir compter – et sur laquelle j'allais m'appuyer à bien des reprises au cours des huit années suivantes –, à savoir ma propre préparation. Grâce à des semaines de travail patient et légèrement anxieux, j'avais réussi à me prémunir contre la panique. J'avais mémorisé et répété chaque mot de ce discours. Je le connaissais sur le bout des doigts. J'avais passé des heures à le rédiger, puis à le réciter tout haut jusqu'à ce que les phrases s'enchaînent naturellement, que la cadence paraisse fluide et spontanée – le tout reflétant fidèlement ma pensée. Dans ce moment où j'étais vulnérable et exposée, il me restait un atout dans ma manche : j'avais fait l'exercice incendie. Je pouvais ignorer tout ce qui dysfonctionnait autour de moi et me fier à ce que j'avais dans la tête, et dans le cœur. Et, en effet, il s'est avéré que j'avais tout ce qu'il fallait, malgré le trac, malgré les dizaines de milliers de téléspectateurs en direct, malgré le prompteur en panne et l'écran de confiance caché derrière une marée de pancartes sautillantes. J'ai parlé pendant mes seize minutes, sans buter sur un seul mot.

PETITE, DÉJÀ, J'AIMAIS le sentiment de réussite, le fait de relever des défis en prenant sur moi pour vaincre ma peur. Je rêvais d'une vie hors du commun, même si je ne savais pas vraiment sous quelle forme, ni comment une fillette du South Side de Chicago pouvait y accéder. Je savais juste que je voulais mettre la barre très haut. Je visais l'excellence.

Comme beaucoup d'enfants, j'étais fascinée par les histoires de pionniers, d'explorateurs, de tous ceux qui avaient franchi des obstacles et fait bouger les lignes, repoussé les limites de ce qui paraissait possible. J'empruntais à la bibliothèque des livres sur Amelia Earhart, Wilma Rudolph et Rosa Parks. Je vénérais Fifi Brindacier, la rousse héroïne suédoise qui parcourait les mers du globe avec son singe de compagnie et une valise remplie d'or.

Le soir, je m'endormais la tête pleine de ces aventures. Je voulais moi aussi être une franchisseuse d'obstacles et une repousseuse de limites, mais je n'étais pas naïve non plus. Même jeune, j'étais consciente des contre-récits qui existaient pour les enfants dans mon genre. Déjà, je me sentais tirée vers le bas par le peu d'ambition qu'on plaçait en moi, ce sentiment latent qu'en tant que petite fille noire des quartiers populaires je n'étais pas destinée à aller très loin.

Et ce sentiment ne concernait pas que mon école, ni même ma ville, mais mon pays tout entier. C'est à la fois étrange et bien réel – et même, je crois, terriblement banal – de savoir, enfant, que vous êtes intelligent et capable de grandes choses, mais en même temps qu'une bonne partie du monde continue à vous voir autrement. C'est dur, comme point de départ. Cela peut engendrer un certain désespoir, et requérir une certaine vigilance. Dès l'entrée en primaire, mon école classait les élèves par niveau, sélectionnant les meilleurs pour les mettre dans une filière d'apprentissage accéléré et laissant les autres à la traîne en investissant moins sur eux, en les assignant à une place inférieure dans le système général. Nous étions sans doute trop jeunes pour mettre des mots sur ce qui se passait autour de nous, mais je pense que nous étions nombreux à nous en rendre compte. On savait bien qu'il suffisait d'une erreur, d'un faux pas, d'une crise à la maison pour risquer d'être immédiatement, et souvent définitivement, relégué dans le groupe d'en dessous.

Quand vous grandissez dans ce genre d'environnement, vous sentez de façon très palpable que vos chances seront rares et qu'elles s'éloigneront vite. La réussite est comme un canot de sauvetage dans lequel il faut bondir dès qu'il passe. Viser l'excellence est une tentative d'échapper à la noyade.

La bonne nouvelle, c'est que, lorsqu'on est jeune, l'ambition peut être d'une pureté incandescente ; une intime conviction qu'en dépit de tout on est inarrêtable, qu'on a tout pour y arriver. Cette combinaison de rêve et de volonté est quelque chose qui brûle au fond de vous, comme une flamme. C'est ce qu'exprimait Tiffany, l'adolescente dont je parlais plus haut, quand elle disait : « Je veux régner comme Beyoncé, mais en plus grand. »

Seulement, il y a toujours un moment où la vie va venir compliquer les rêves, qu'il s'agisse de percer dans un domaine professionnel particulier, de se produire dans un stade ou d'être à l'origine d'importants changements sociétaux. Les limites se profilent assez vite à l'horizon. Les obstacles surgissent. Les rabat-joie se font entendre. Les injustices obstruent la route. Et il y a aussi des problèmes pratiques.

Le manque d'argent. De temps. Il faut accepter de plus en plus de compromis. Vous pouvez demander à n'importe qui ayant réussi à atteindre ne serait-ce que la moitié de ses objectifs : si on veut aller au bout de ses rêves, on finit presque toujours, à un moment ou un autre, par devoir se battre.

C'est là que l'agilité fait la différence. Il faut savoir jouer à la fois en attaque et en défense, s'élancer vers l'avant et en même temps se replier pour économiser ses forces, progresser vers le but sans totalement s'épuiser en chemin. Ça peut vite devenir compliqué. Vous aurez aussi besoin de vous protéger. Quand on veut faire tomber des barrières et abattre des murs, je me suis aperçue qu'il fallait connaître et respecter ses propres limites, ménager son temps, son énergie, sa santé et son moral. Il se trouve que le monde est quadrillé de lignes et de frontières, certaines difficiles à franchir, d'autres qu'il est nécessaire de franchir, d'autres encore qu'il faudrait carrément pouvoir faire exploser. Beaucoup d'entre nous passons notre vie à essayer de décider lesquelles franchir ou pas.

Le fait est que nul ne peut survivre à une épopée héroïque sans défense. Le défi, quand on aspire à une vie hors du commun, c'est de trouver des façons de préserver ses rêves et sa volonté, de garder son armure sans trop se renfermer, de rester agile et ouvert, pour permettre aux autres de nous voir tel qu'on est. En somme, il faut apprendre à protéger sa flamme sans cacher sa lumière.

L'ARMURE QUE NOUS PORTONS

IL Y A ENVIRON deux ans, j'ai fait la connaissance d'une brillante et volubile jeune femme prénommée Tyne. Elle travaillait dans l'édition et elle était venue me voir à Washington avec quelques-uns de ses collègues pour parler de mon nouveau projet de livre.

Au cours de la discussion, Tyne mentionna une chose qui l'avait particulièrement marquée à la lecture de *Devenir*. C'était une brève anecdote dans laquelle je racontais que, lors de ma première visite au Royaume-Uni en tant que première dame, pendant une réception à Buckingham, sentant un moment de connivence dans la conversation, j'avais instinctivement posé une main affectueuse sur l'épaule de la reine Élisabeth. Sa Majesté, âgée de 82 ans à l'époque, n'avait nullement semblé s'en offusquer. Elle avait même réagi en me passant un bras dans le dos. Pourtant, cette interaction, immortalisée par les photographes, ne tarda pas à créer une onde de choc dans la presse britannique et à faire les gros titres dans le monde entier. « Michelle Obama ose étreindre la reine ! » Je fus accusée de lui avoir manqué de respect, d'avoir éhontément enfreint le protocole royal, bouleversé l'ordre établi. Le message implicite n'était pas très subtil : j'étais une intruse, indigne de cette noble compagnie.

J'ignorais totalement qu'on n'était pas censé toucher la reine d'Angleterre. Tout ce que j'avais essayé de faire pendant cette étrange année zéro à mon poste de première dame, et dans cet étrange décor de palais royal, c'était de rester moi-même.

Cette histoire occupe à peine une page de mes Mémoires, mais elle était restée gravée dans l'esprit de Tyne. Pourquoi ? Parce qu'elle avait su lire entre les lignes. Étant elle-même une femme noire, elle avait reconnu un sentiment particulier que nous partagions toutes les deux, à savoir ce défi permanent d'essayer de se sentir à l'aise dans des endroits où vous êtes une minorité.

Pour elle, avoir décroché un boulot dans l'édition – un milieu traditionnellement dirigé par des Blancs et modelé par leurs préoccupations – n'était pas si différent symboliquement d'une invitation à une réception au palais de Buckingham. Nous connaissions toutes les deux ce genre de situations inconfortables. Les lignes étaient partout. C'étaient des lieux truffés de règles tacites et de traditions bien ancrées, que les nouveaux venus étaient censés assimiler en vitesse accélérée et sans mode d'emploi. Il y avait un tas de signaux discrets pour nous rappeler que nous n'étions pas à notre place et que notre présence n'était qu'expérimentale, presque conditionnée au fait d'adhérer à ce que d'autres avaient défini comme le « bon comportement ». Personne n'avait même besoin de nous l'expliquer tout haut, car l'histoire avait laissé son empreinte : pendant très longtemps, les gens comme nous n'auraient même pas été autorisés à franchir les grilles.

Ce que j'ai appris, c'est qu'on ne se défait pas facilement de ce sentiment d'être un intrus, même une fois qu'on a réussi à entrer. Il reste toujours une tension qui vous colle à la peau. À certains moments, on ne peut pas s'empêcher de se demander : *Quand est-ce que ça va devenir moins dur ?*

Beaucoup pratiquent l'« alternance codique » pour s'en sortir, modifient leur façon d'être, leur apparence ou leur manière de parler pour mieux se fondre dans la culture de leur milieu professionnel. Comme de nombreux enfants, j'ai découvert très tôt la nécessité de savoir changer de code à bon escient. Mes parents nous harcelaient pour que nous adoptions ce qui était considéré comme la « bonne » diction, nous enseignant par exemple à dire « *aren't* » et non « *ain't* ». Mais quand je m'exprimais comme ça dans mon quartier, je me faisais chahuter par mes petits camarades, qui m'accusaient d'être snob ou de « parler comme une fille blanche ». Alors, ne voulant pas être exclue, je m'adaptais un peu, j'essayais de leur ressembler davantage. Plus tard, pendant mes années à Princeton et à Harvard, j'ai beaucoup misé sur ma diction prétendument snob pour ressembler cette fois aux étudiants qui m'entouraient, en espérant éviter d'être cataloguée.

Avec le temps, je suis devenue de plus en plus experte à décrypter l'environnement dans lequel je me trouvais, repérant de menus détails autour de moi. Je savais presque inconsciemment comment adapter mon comportement à l'ambiance et au contexte du moment, que ce soit une réunion de quartier dans le South Side avec principalement des femmes noires de la classe ouvrière, à l'époque où je travaillais pour la mairie de Chicago, ou le conseil d'administration d'une grande société avec principalement des hommes blancs et riches, et même finalement une audience auprès de la reine d'Angleterre. Je suis devenue polyvalente, souple dans ma manière de communiquer, et j'ai l'impression que ça m'a aidée à entrer en lien avec davantage de gens, à transcender les frontières de race, de sexe et de classe. Je n'ai même pas eu besoin d'y réfléchir car, pendant la majeure partie de ma vie, je n'avais pas eu d'autre choix que de m'adapter ainsi.

À cet égard, l'alternance codique constitue depuis belle lurette une technique de survie pour les personnes issues de minorités ethniques. Si c'est souvent, au départ, une réaction de défense contre les stéréotypes négatifs, cela peut aussi devenir une sorte de passeport. Personnellement, je m'en suis servie pour aller plus loin, pour traverser plus de frontières et m'introduire dans des territoires où, sans ça, je n'aurais certainement pas eu ma place.

Il y a pourtant des inconvénients à normaliser ce genre de pratique, ou à l'envisager comme un chemin viable vers l'égalité. Beaucoup de gens se rebiffent non seulement contre la pression de devoir continuellement s'adapter, mais contre l'injustice élémentaire du principe même, surtout quand ces adaptations supposent de dissimuler ou de minimiser son identité raciale, ethnique ou sexuelle pour pouvoir avancer dans sa carrière ou pour mettre plus à l'aise ceux qui ne sont pas marginalisés. Que sacrifions-nous au passage ? À qui cela profite-t-il ? Ne faisons-nous pas trop de compromis, ne nions-nous pas notre véritable identité pour nous faire accepter ? Cela pose une question importante et plus globale sur l'inclusivité : pourquoi les individus devraient-ils faire l'effort de changer quand, en vérité, c'est leur environnement professionnel qui doit changer ?

Le problème est que ce sont là des sujets de société complexes, et que ce n'est pas une mince affaire de s'y attaquer, surtout quand on essaie juste d'aller au bout de sa journée de travail. L'alternance codique peut être épuisante, mais pas plus que de se battre contre les préjugés systémiques, même quand il s'agit de choses aussi simples que porter des vêtements dans lesquels on se sent bien ou garder sa coiffure habituelle au boulot. Dans les deux cas, les choix peuvent être coûteux.

Ce jour-là, à Washington, Tyne me raconta que, même après des années de carrière et plusieurs promotions, elle avait parfois encore l'impression d'être une intruse dans son travail, de devoir décrypter une culture à laquelle elle se sentait étrangère. Souvent, disait-elle, elle devait évaluer les limites, car elle devinait que son acceptation dépendait de sa capacité à se conformer aux normes des autres – et peut-être à se présenter elle-même comme moins « autre ». Pourtant, elle s'appliquait désormais à limiter consciemment ses efforts d'adaptation au bureau, en espérant se débarrasser en partie du complexe d'être une femme noire au sein d'un environnement blanc. Elle pensait même que ça pourrait l'aider professionnellement si elle passait moins de temps à se soucier de ne pas enfreindre un quelconque code tacite et qu'elle essayait plutôt d'être davantage elle-même. Mais elle soupesait les risques, sachant que, pour quelqu'un comme elle, le moindre geste spontané pouvait être jugé déplacé.

« Au boulot, me confia-t-elle avec un mélange de lassitude et d'humour, c'est presque tous les jours que je dois décider si je pose une main sur l'épaule de la reine ou pas. »

J'AI BEAUCOUP REPENSÉ à ce commentaire de Tyne, frappée par la puissance de la métaphore. Ce qu'elle décrivait m'était familier, un sentiment avec lequel je me suis débattue pendant la majeure partie de ma vie professionnelle. Et qui faisait écho à la tension que nombre de mes amies disaient éprouver au sein de leur propre environnement de travail, aux difficultés qu'elles rencontraient à devoir slalomer entre des lignes invisibles, et à bien évaluer la différence entre « spontané » et « déplacé ».

Comme Tyne, elles calculaient le rapport bénéfice-risque qu'il y avait à laisser tomber une partie de leur armure afin d'être mieux vues et entendues telles qu'elles étaient vraiment. *Qui fixe les règles de ce jeu auquel je joue ? À quel point dois-je faire profil bas ? Ou au contraire m'affirmer ? Être moi-même ?* Bien souvent, elles essayaient de savoir si elles parviendraient à tenir le coup au poste où elles étaient ; si elles trouveraient suffisamment de latitude pour progresser et s'épanouir, ou si, à force de dissimulation et d'inquiétude, elles finiraient par craquer et faire un burn-out.

Il y a bien longtemps, quand j'ai débuté comme avocate d'affaires, j'ai côtoyé certaines des femmes plus haut placées que moi, qui avaient réussi, souvent contre vents et marées, à devenir associées dans le grand cabinet international où je travaillais. Elles avaient mis des années à grimper les échelons de la hiérarchie, à se hisser jusqu'au sommet d'une structure de pouvoir bâtie, entretenue et protégée presque exclusivement par des hommes, et qui remontait à la création de la firme par deux vétérans de la guerre de Sécession, en 1866. Ces femmes s'étaient toujours montrées chaleureuses et bienveillantes avec moi, elles souhaitaient sincèrement que je réussisse. Mais je ne pouvais pas m'empêcher de remarquer qu'elles avaient le comportement rugueux qui caractérise les pionniers.

La plupart étaient des femmes endurcies, toujours pressées, qui menaient leur barque d'une main de fer. Il était rare de les entendre parler de leurs enfants. Autant que je m'en souvienne, aucune ne quittait jamais le bureau précipitamment pour assister à un match de base-ball junior ou honorer un rendez-vous chez le pédiatre. Les frontières étaient solides et étanches. Ces femmes portaient leur armure, derrière laquelle on ne devinait rien de leur vie personnelle. Il n'y avait pas beaucoup de place pour les effusions et les confidences. Au contraire, leur excellence les rendait presque plus sévères. En intégrant l'équipe, je m'étais aperçue que deux de mes supérieures semblaient me jauger avec une certaine méfiance, se demandant, en gros, si je savais bosser. Elles essayaient discrètement d'évaluer si mes compétences juridiques et mon dévouement seraient à la hauteur des leurs, si j'allais pouvoir suivre le rythme et ainsi ne pas nuire à l'image des femmes de ce cabinet d'une manière générale. Ce qui, bien sûr, est un autre désagrément quand on fait partie des « exceptions » dans un château qui n'a pas été construit pour nous : on est tous mis dans le même panier, et ça ajoute à la pression qui pèse sur chacun. Nos destins sont liés. *Si tu foires, on sera tous vus comme des foireux.* Tout le monde a conscience des enjeux.

Le message que ces brillantes avocates essayaient de renvoyer – celui qu'elles *devaient* renvoyer, en fait – était qu'elles avaient un niveau d'exigence personnelle bien plus élevé que n'importe qui d'autre dans ce même cabinet. Elles avaient gagné leur place au sein du club, mais c'était comme si elles étaient en permanence sur un siège éjectable, comme si elles devaient sans cesse prouver qu'elles méritaient d'être là.

Je me rappelle avoir lu à l'époque dans le *New York Times* une étude qui montrait à quel point les avocats étaient globalement fatigués et insatisfaits dans leur travail, en particulier les femmes. Je m'étais alors posé une série de questions difficiles en songeant à tout ce que j'avais déjà investi dans ma jeune carrière à ce stade, à tous les emprunts que j'avais dû contracter pour payer mes études, à toutes les heures que j'avais déjà consacrées à ça. Il fallait que je réfléchisse à ce que je voulais pour mon avenir, au niveau de frustration que j'étais prête à endurer. Quelle responsabilité avais-je de montrer l'exemple et de viser la perfection, simplement pour justifier d'occuper un poste qui, sinon, échouerait à un homme ? Quelle était ma marge de manœuvre pour changer une culture qui fonctionnait sur ces bases-là ? Et quelle énergie pourrais-je mettre dans cette bataille ?

Les femmes qui avaient fait œuvre de pionnières pour se tailler une place dans le monde des cabinets d'affaires menaient, dans l'ensemble, des vies que je ne leur enviais pas, au prix de sacrifices que je n'étais pas sûre de vouloir ni de pouvoir consentir moi-même. Mais le simple fait que je puisse me poser ces questions, que j'en sois déjà arrivée là et que j'aie la liberté de me demander comment je voulais continuer était largement dû à leurs efforts, à l'armure qu'elles avaient revêtue. Ces femmes avaient accompli le plus gros du travail, elles avaient réussi à enfoncer des portes qui jusque-là leur étaient résolument fermées, pavant la voie à une nouvelle génération qui pourrait évaluer la situation plus à son aise et décider de poursuivre l'assaut ou de battre en retraite. Elles avaient érigé la plateforme sur laquelle je me tenais à présent.

Il est facile de critiquer nos prédécesseurs et leurs choix, de les juger pour leurs compromis ou de les tenir responsables des changements qu'ils n'ont pas réussi à opérer. Le type d'armure porté par les anciennes générations paraît souvent rigide et démodé aux plus jeunes, mais il est important de tenir compte du contexte. Le fait que, de nos jours, de plus en plus de femmes noires se sentent libres d'afficher leur style au travail, de porter par exemple des tresses ou des dreadlocks, que les jeunes puissent avoir des tatouages, des piercings ou les cheveux teints sans se sentir stigmatisés, ou que les femmes bénéficient d'endroits pour allaiter au bureau tient beaucoup aux combats menés par des pionnières comme ces associées de mon cabinet d'avocats. Elles ont dû prouver leur valeur, de façon que nous autres ayons un peu moins à faire nos preuves.

Finalement, j'ai su trouver mes propres limites. J'ai pris un risque en abandonnant le droit pour rechercher des milieux professionnels régis par des codes différents, des boulots qui me permettraient, au moins de temps en temps, de m'éclipser pour aller aux spectacles de danse et aux rendez-vous médicaux de mes filles. J'ai quitté la carrière juridique, en sachant que je serais plus investie et plus efficace ailleurs. Mais la leçon que j'avais reçue dans ce cabinet d'avocats, en particulier de la part des femmes ayant le plus d'ancienneté, s'est avérée fort utile quand je suis entrée à la Maison-Blanche. Elles m'avaient enseigné à bien choisir mes batailles et à gérer mes ressources. Elles m'avaient aidée à comprendre que, pour avoir une chance de commencer à faire bouger les choses, il fallait avoir la peau dure et redoubler d'efforts sur la discipline et le travail.

Rien de tout ça n'était idéal, mais c'était la réalité du moment. C'était aussi, à certains égards, le prolongement de mes expériences de vie en territoire inconnu, la confirmation de ce que j'avais appris à Princeton puis à Harvard –

pas dans les amphis, mais du fait d'appartenir à une double minorité, d'être une intruse dans ces bastions de l'entre-soi. Il fallait à la fois garder son armure et rester agile. S'endurcir pour s'en sortir.

PRESQUE TOUT LE MONDE, je crois, revêt au moins une petite armure au travail. Et à juste titre. En un sens, c'est même un des principes du professionnalisme : vous êtes censé présenter une version un peu plus dure, un peu plus forte de vous-même. Vous laissez vos vulnérabilités au vestiaire, vos tracas à la maison. Vous maintenez certaines frontières et attendez de vos collègues et supérieurs qu'ils en fassent autant. Vous êtes là pour faire votre boulot, après tout, pas forcément pour construire des amitiés à la vie à la mort ou résoudre vos problèmes personnels, ni d'ailleurs ceux des autres. Qu'il s'agisse d'éduquer des collégiens, de confectionner des pizzas, de diriger un dispensaire ou une société hi-tech, on vous demande de contribuer à l'effort collectif, de faire preuve de discipline et de garder vos états d'âme pour vous. Le travail devient votre priorité, votre obligation. C'est ce pour quoi on vous paie.

Pourtant, aucune entreprise humaine n'est jamais aussi aseptisée. Aucune ligne ne reste jamais aussi nette. Pour le meilleur ou pour le pire, la pandémie a abattu de nombreux murs, exposant au grand jour des disparités et des réalités ignorées jusque-là. Alors que nous avons dû tenir des vidéoconférences dans des cuisines en bazar, avec le petit dernier qui gigotait sur nos genoux, alors que beaucoup continuaient à essayer de travailler malgré les aboiements du chien et la promiscuité des colocataires, nous avons vu les frontières s'effriter et la pagaille domestique prendre de plus en plus de place. Tout ça ne faisant que révéler ce qui a sans doute toujours été vrai : nous sommes des gens entiers et indivisibles, tout comme nos vies sont entières et indivisibles. Nos tracas nous suivent parfois au travail. Nos vulnérabilités remontent à la surface, nos soucis débordent. Il n'est pas si facile de faire entrer notre personnalité dans un moule.

Est-ce que je suis faite pour ce boulot ? Est-ce que ce boulot est fait pour moi ? Quels ajustements puis-je effectuer ? Quels ajustements puis-je raisonnablement attendre des gens autour de moi ? À quel point avons-nous le droit ou pas d'être humains ? Où sont les lignes ? Sur qui puis-je compter ? Comment tenir le coup ? Voilà quelques-unes des questions que Tyne se posait ce jour-là.

Je sais d'expérience combien notre armure nous est souvent utile – et même indispensable –, mais je crois aussi que, dans certaines circonstances, elle peut nous nuire. Ou en tout cas nous épuiser. Quand on la garde trop longtemps, quand on est trop sur la défensive, toujours prêt au combat, elle risque de nous ralentir, d'entraver notre façon de bouger, notre souplesse, notre capacité de progression. Lorsqu'on se cache derrière un masque, il arrive qu'on finisse par se couper de soi-même. Lorsqu'on essaie de rester endurci et invulnérable, on peut échouer à nouer des relations professionnelles authentiques qui nous aideraient à grandir, à avancer et à utiliser toute notre palette de compétences. Si on présume toujours le pire des gens autour de nous, ils auront vraisemblablement tendance à présumer le pire de nous à leur tour. Chaque choix qu'on fait a un coût. Et, finalement, quand on passe trop de temps à s'inquiéter de savoir si on est à sa place ou pas – quand on doit sans cesse se contorsionner, s'adapter, se cacher et se protéger –, on se prive d'occasions de se montrer sous son meilleur jour, tel qu'on est au naturel, expressif, productif, débordant d'idées.

Voilà toute la difficulté de se sentir différent. Nous perdons une énergie et un temps précieux à essayer de comprendre le protocole, de percevoir la nuance entre spontané et déplacé. Nous sommes obligés de bien réfléchir à nos ressources et à la façon de les dépenser. Qu'est-ce que je risque à exprimer mon opinion dans une réunion ? Est-il légitime de proposer un point de vue ou une solution à un problème qui soient inspirés de ma différence ? Ma façon de penser sera-t-elle jugée irrespectueuse ? Ma créativité sera-t-elle perçue comme de l'insubordination ou comme une remise en question des normes ?

***

QUAND J'AI EMMÉNAGÉ à Washington en 2009, je ne savais pas grand-chose de la vie à la Maison-Blanche. En revanche, je savais assez bien ce que c'était que de commencer un nouveau boulot.

Je l'avais déjà fait un certain nombre de fois, à ce stade, et j'avais aussi supervisé beaucoup de nouvelles embauches dans le cadre des divers postes de direction que j'avais occupés. Ayant travaillé dans un cabinet d'avocats, pour une municipalité, dans le secteur associatif et dans la santé, j'étais consciente qu'on ne pouvait pas tout simplement débarquer quelque part et s'attendre à ce que le rôle nous convienne sur mesure. Il faut se renseigner un peu, prendre le temps d'observer et de réfléchir de façon stratégique afin de trouver ses marques. Il faut d'abord se fondre dans le décor, en somme, avant de songer à changer la tapisserie.

J'ai déjà commenté le fait que le rôle de première dame des États-Unis était une curieuse sorte de non-métier – pourtant doté d'un curieux pouvoir. Il ne s'accompagne d'aucun salaire, d'aucun patron et d'aucun mode d'emploi. En éternelle bonne élève, j'étais pourtant bien décidée à m'en acquitter dignement. Je voulais arriver préparée. Dès l'élection de Barack, je me suis efforcée de comprendre ce qu'on attendrait de moi et comment je pourrais y répondre le mieux possible tout en essayant d'y insuffler ma propre énergie et ma propre créativité. Et je me suis dit que peut-être, si je ne m'en sortais pas trop mal, je pourrais un peu modifier l'image que les gens avaient de cette fonction.

Une des premières choses que j'ai faites fut de demander à ma nouvelle cheffe de cabinet d'éplucher jour après jour et semaine après semaine le calendrier officiel de Laura Bush, afin de compiler une liste de ses apparitions publiques et des événements qu'elle avait organisés. Mon plan était de passer la première année à faire scrupuleusement la même chose que Laura, et pendant ce temps je pourrais établir mes propres priorités et planifier mes futures initiatives. Mais, au moins, on ne me reprocherait pas d'avoir brûlé les étapes. C'était une forme de police d'assurance, encore un outil. En tant que première femme noire à occuper ce rôle, j'étais consciente que l'exercice serait périlleux. Et qu'on m'attendrait au tournant. Ce qui signifiait que j'allais devoir relever mon niveau d'exigence. Je voulais absolument prouver que j'étais capable d'accomplir toutes les tâches qui me reviendraient, pour qu'on ne puisse pas m'accuser d'être paresseuse ou de ne pas respecter la fonction.

Je découvris qu'une grande partie des responsabilités incombant à une première dame avaient été fixées par la tradition, souvent des siècles de tradition. Rien n'était écrit nulle part; mais tout allait de soi. J'étais censée jouer les maîtresses de maison lors d'un tas d'événements, des dîners d'État à la chasse aux œufs de Pâques. J'étais censée prendre le thé avec les épouses des dignitaires en visite et donner mes consignes pour les décorations de Noël. À part ça, je pouvais choisir les causes que je voulais soutenir et les sujets que j'avais envie de mettre en avant.

Ce que je n'avais pas vraiment anticipé, c'étaient certaines des attentes plus subtiles, moins médiatisées. Alors que nous nous préparions pour la prestation de serment de Barack, on m'informa, par exemple, que mes quatre prédécesseures portaient toutes le jour de l'investiture un sac à main de luxe dessiné par le même grand couturier new-yorkais. J'appris qu'un autre couturier iconique, Oscar de la Renta, aimait raconter qu'il avait habillé toutes les premières dames depuis Betty Ford, ce qui laissait entendre qu'il comptait continuer avec moi. Personne ne m'obligeait explicitement à faire les mêmes choix, mais ça paraissait fortement suggéré.

On sentait, tandis que Barack et moi nous apprêtions à entrer dans ce haut-lieu et ces fonctions historiques, que les choses s'étaient toujours faites d'une certaine manière, que même certains menus détails relevaient d'une tradition qui perpétuait une forme d'honneur, un raffinement transmis d'époque en époque. Ne pas s'y conformer semblait dénoter un soupçon d'insolence. Et n'importe quel Noir ayant grandi dans ce pays connaît les dangers qu'il encourt à être taxé d'insolent.

FINALEMENT, JE N'AI PAS porté la marque de sac à main prescrite le jour de l'investiture, et j'ai attendu six ans pour m'habiller en Oscar de la Renta, préférant me servir de ma visibilité pour mettre en lumière le talent de couturiers sous-représentés. C'étaient des choix que je me sentais autorisée à faire, des lignes que je franchissais volontiers, en partie parce qu'il s'agissait de mon apparence personnelle, de ce que je mettais sur mon corps. Mais, à part ça, je restais prudente avec mon image, mes mots, mes plans et mes projets. J'étais prudente dans chacun de mes choix, consciente du risque de paraître « déplacée ». Le fait même que nous soyons arrivés jusqu'à la Maison-Blanche semblait déjà radical aux yeux de certains, un bouleversement de l'ordre établi. Nous savions que, si nous voulions faire avancer les choses, nous devrions être très attentifs à notre crédibilité et à notre façon de l'utiliser.

Barack avait hérité, entre autres, de deux guerres compliquées sur des territoires étrangers et d'un début de récession économique qui s'aggravait de semaine en semaine. Les conseillers en communication de la Maison-Blanche nous firent clairement comprendre que sa réussite était liée, au moins en partie, à la mienne (*Si tu foires, on sera tous vus comme des foireux*). Tout faux pas de ma part – toute gaffe, toute déclaration ou initiative qui engendrerait des critiques – risquait de faire chuter la cote de popularité de Barack dans l'opinion, ce qui aurait pour conséquence de diminuer son influence auprès du Congrès et ses chances de faire passer des projets de loi importants, ce qui par la suite pourrait aller jusqu'à lui coûter sa réélection, et donc mettre au chômage beaucoup de gens au sein du gouvernement. Non seulement ça, mais j'étais aussi consciente que, si le premier président non-blanc échouait ou décevait, cela fermerait vraisemblablement la porte à double tour aux futurs candidats de couleur.

Ces mises en garde ne me quittaient jamais. Je les avais dans la tête chaque fois que je m'entretenais avec un journaliste, chaque fois que je lançais une nouvelle initiative. Chaque fois que j'apparaissais en public et que je voyais l'océan de téléphones portables brandis en l'air, toutes ces centaines de petits miroirs déformants braqués vers moi, toutes ces impressions indélébiles que j'allais laisser aux gens.

En même temps, je savais que, si je m'inquiétais trop de ces choses-là, je n'arriverais jamais à être moi-même. Il fallait que je réussisse à tracer une frontière entre les préoccupations des autres et les miennes. Que je fasse confiance à mon intuition, que je me souvienne de qui j'étais, en évitant de me rigidifier à force de me censurer, ou de disparaître derrière l'armure de mon anxiété. Je devais essayer de rester agile, de faire la navette entre les rivages familiers de la prudence et de l'audace. Il me suffirait d'appliquer le code que j'avais appris pendant mon enfance à Euclid Avenue, qui plaçait toujours la préparation et l'adaptabilité loin devant la peur.

Mais, parallèlement, je me battais aussi contre une autre étiquette, encore plus insidieuse, dont je n'arrivais pas à me débarrasser.

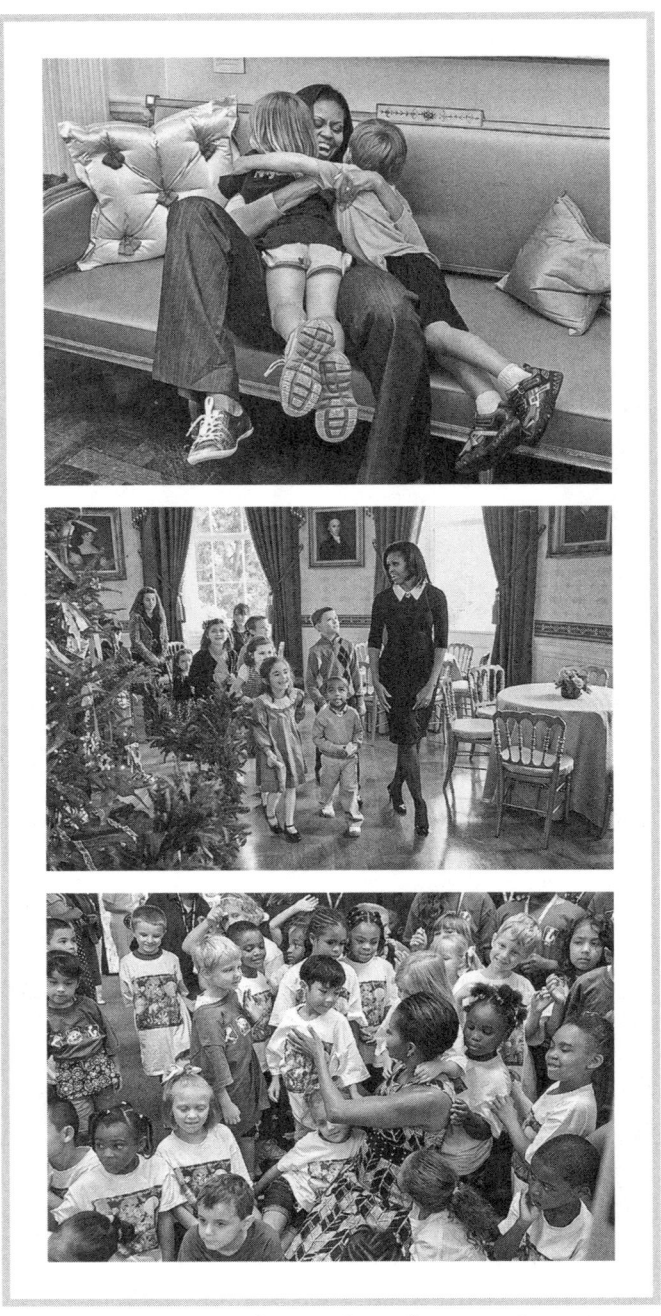

La compagnie des enfants est le meilleur remède que j'aie trouvé face aux défis soulevés par l'injustice, la peur ou le deuil.

CHAPITRE DIX
S'ÉLEVER

Q UAND BARACK S'EST PRÉSENTÉ à l'élection présidentielle, j'ai vite appris à mes dépens que les stéréotypes finissaient par engendrer leur propre forme de « vérité ». Plus je le soutenais publiquement – et plus j'étais visible dans l'espace médiatique –, plus mes gestes étaient manipulés et mal interprétés, mes propos déformés, les expressions de mon visage caricaturées. La foi ardente que j'avais dans la candidature de mon mari, ma conviction qu'il avait quelque chose à offrir à notre pays ont régulièrement été dépeintes sous les traits de l'hystérie.

À en croire les images véhiculées par la droite, j'étais une sorte de harpie déchaînée. Je me promenais avec les sourcils perpétuellement froncés, crachant du feu et fulminant de rage. Cela correspondait hélas à une perception plus générale et plus enracinée, que des recherches récentes ont analysée dans le monde du travail[9] : quand une femme noire exprime quoi que ce soit qui ressemble à de la colère, les gens sont davantage enclins à le prendre comme un trait de sa personnalité que comme une réaction à un élément déclencheur précis, ce qui bien sûr rend cette colère plus facile à balayer d'un revers de main. Tout ce que vous faites risque d'être perçu comme outrepassant les limites. À vrai dire, on peut même vous considérer comme quelqu'un qui n'a pas de limites. Le contexte ne compte plus dès l'instant où cette étiquette vous est accolée : « Femme noire en colère ! ». Vous êtes réduite à ça.

Ce n'est pas très différent de la façon dont un quartier peut se voir qualifier de « ghetto ». Voilà une marque de mépris rapide et efficace, un préjugé destiné à prévenir les braves gens de se tenir à l'écart, de prendre leurs jambes à leur cou et d'aller investir leur argent ailleurs. Peu importe votre richesse, votre dynamisme, votre singularité et votre potentiel, vous êtes condamné aux marges. Et que se passe-t-il si ce bannissement vous met en colère ? Que se passe-t-il si le fait de vivre dans un quartier délaissé par les investisseurs provoque chez vous le comportement de quelqu'un qui se sent bel et bien coincé et désespéré ? Eh bien, dans ce cas, votre comportement ne fera que confirmer et aggraver le stéréotype, et vous coincer encore davantage en délégitimant ce que vous pourriez avoir à dire de cette situation. Vous vous retrouvez sans voix, ignoré de tous, à vivre les échecs que d'autres auront écrits pour vous.

C'est un sentiment terrible. Un sentiment que je connais bien.

J'avais beau rester calme et me consacrer assidûment à mon travail de première dame, il semblait parfois impossible de contrecarrer l'image qu'on véhiculait de moi : une femme agressive, hargneuse et donc indigne de respect. Quand, en 2010, j'ai commencé à m'exprimer sur l'épidémie d'obésité infantile dans notre pays et à appeler de mes vœux des solutions relativement simples pour offrir une alimentation plus

S'ÉLEVER

saine à l'école, plusieurs célèbres commentateurs de droite se sont emparés du bon vieux stéréotype et l'ont utilisé pour m'attaquer. Ils m'ont faite passer pour une furie excitée qui se mêlait de ce qui ne la regardait pas et cherchait à détruire le bonheur des enfants. J'allais bientôt mettre les gens en prison, disaient-ils, pour avoir mangé des frites. Je voulais imposer un régime alimentaire étatique. Il n'en fallait pas plus pour que les théories du complot s'emballent. « Si le gouvernement a le droit de nous dicter ce qu'on mange, quelle sera la prochaine étape ? s'est emporté un chroniqueur de Fox News. Est-ce qu'il décidera aussi de la personne qu'on doit épouser et du boulot qu'on doit faire ?[10] »

Rien de tout ça n'était vrai, bien entendu. Mais quand les mensonges s'appuient sur des stéréotypes profondément ancrés, ils deviennent plus faciles à propager. Or, défaire un stéréotype est une tâche laborieuse. Je me suis vite aperçue qu'il y avait des pièges partout. Quand j'essayais d'évoquer le problème de front, d'en parler au cours d'une interview chaleureuse et enjouée (en l'occurrence avec Gayle King dans l'émission « CBS This Morning » en 2012), voici un exemple de ce qu'on me renvoyait[11] :

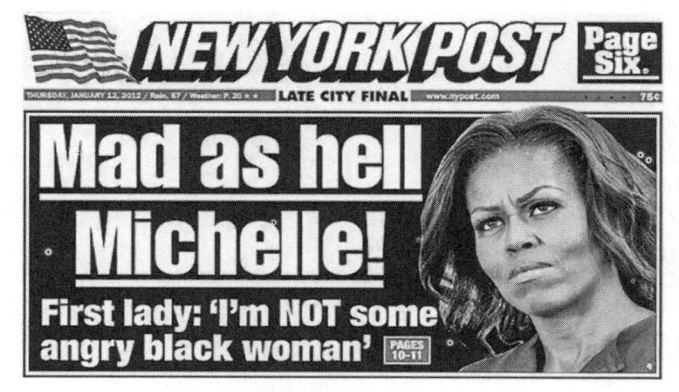

« Michelle est furibarde ! »
« La première dame : "Je ne suis PAS une femme noire en colère." »

Y avait-il de quoi devenir dingue à force de passer pour une dingue ? Évidemment, mais à qui cela aurait-il profité ? Jusqu'où allais-je devoir m'abaisser ?

À la place, il fallait au contraire que je m'élève.

PARMI TOUTES LES QUESTIONS qu'on me pose, il y en a une qui revient plus souvent et de manière plus prévisible que les autres. Presque chaque fois que je donne une interview ou que je participe à une rencontre, je peux être sûre que quelqu'un va me la poser, tandis que les autres vont se pencher pour mieux écouter la réponse.

Que signifie « s'élever », au juste ?

J'ai l'impression que je pourrais passer des années à répondre à cette question. Alors laissez-moi essayer ici.

La première fois que j'ai prononcé en public la phrase « Quand ils s'abaissent, nous nous élevons » (« *When they go low, we go high* »), c'était dans mon discours à la convention nationale démocrate de 2016, à Philadelphie. Hillary Clinton était candidate à la présidence, face à Donald Trump. Mon rôle était de rallier les électeurs démocrates en rappelant à chacun de rester mobilisé jusqu'au bout et de faire son maximum pour mener notre candidate à la victoire, notamment en allant voter le jour du scrutin. Comme je le fais souvent, j'ai expliqué que les problèmes du pays me concernaient au premier chef en tant que mère de deux adolescentes, et que les choix que Barack et moi faisions étaient toujours guidés par les valeurs que nous voulions leur transmettre.

En toute honnêteté, je ne me doutais pas que la formule « nous nous élevons » me collerait à la peau pendant des années, devenant quasiment synonyme de mon nom. Je ne faisais là que partager une maxime simple à laquelle Barack et moi nous efforcions de nous tenir, un raccourci commode que nous utilisions pour nous souvenir de nous accrocher à notre intégrité quand d'autres semblaient perdre la leur. « S'élever » résumait le choix que nous faisions de toujours mettre la barre plus haut et réfléchir davantage. C'était une simplification de nos idéaux, une tambouille d'ingrédients variés qui nous restaient de notre enfance respective et avaient mijoté en nous avec le temps : *dire la vérité, traiter les autres du mieux possible, garder du recul, rester fort.* Voilà, en gros, la recette qui nous a toujours permis de nous en sortir.

En privé, Barack et moi avons souvent dû renouveler cet engagement, surtout lorsque nous traversions des campagnes et des batailles politiques où tous les coups étaient permis, tout en essayant de nous habituer à vivre sous le feu des projecteurs. Nous invoquons ce mantra chaque fois que nous sommes sous pression ou confrontés à un dilemme moral, pour nous rappeler de rester calmes. Que faire quand les autres donnent à voir le pire d'eux-mêmes ? Comment réagir quand on se sent attaqué ? Certaines fois, la solution s'impose, comme une évidence ; d'autres fois, elle peut être plus délicate, les circonstances plus ambiguës, le chemin à suivre moins facile à identifier.

S'élever revient à tracer une ligne dans le sable, une frontière qu'on matérialise afin de pouvoir l'examiner sereinement. De quel côté de cette ligne ai-je envie de me ranger ?

C'est une façon de s'obliger à faire une pause et à réfléchir, une invitation à réagir autant avec son cœur qu'avec sa tête. Prendre de la hauteur est toujours une épreuve. Voilà pourquoi j'ai voulu évoquer cette idée à la convention de 2016, devant des millions de spectateurs : notre pays était mis à l'épreuve, nous étions confrontés à un dilemme moral. Nous avions le devoir de réagir. Ce n'était ni la première ni la dernière fois de notre histoire.

Mais le problème avec un slogan trop simple, je suppose, est qu'il peut être plus facile à retenir et à répéter (ou à imprimer sur un mug, un tee-shirt, un sac en toile, une casquette, des crayons à papier, une gourde en Inox, des chaussettes, un pendentif, du papier peint – toutes choses que l'on trouve en vente sur Internet) qu'à mettre en œuvre au quotidien.

Suivez vos rêves. Lâchez prise. Croyez en vous.

OK, génial, je ne demande pas mieux. Maintenant, dites-moi *comment*.

Désormais, quand on me prie d'expliquer ce que j'entends par « s'élever », je sens parfois poindre en arrière-plan une autre question un peu moins aimable, teintée d'un certain scepticisme, un sentiment nourri de lassitude, qui germe quand nos efforts nous paraissent vains et les épreuves sans fin :

Mais, attendez, vous avez vu ce qui se passe dans le monde, dernièrement ? Ça ne fait qu'empirer ! Où voulez-vous qu'on trouve l'énergie pour se battre ?

Après la mort de George Floyd, étouffé par le genou d'un policier sur sa nuque dans une rue de Minneapolis en mai 2020, des gens m'ont écrit pour savoir si « s'élever » était vraiment la bonne réponse. Après l'assaut du Capitole, après que des élus républicains ont continué à soutenir des déclarations mensongères et destructrices sur nos élections, on m'a posé la même question. Les mauvaises nouvelles s'enchaînent. Nous avons vu plus d'un million d'Américains mourir à cause d'une pandémie qui a mis en lumière toutes les inégalités de notre système. Nous avons vu les troupes russes massacrer des civils en Ukraine. En Afghanistan, les talibans ont interdit aux filles d'aller à l'école. Aux États-Unis, nos propres dirigeants ont fait le choix de criminaliser l'avortement, cependant que certaines communautés sont régulièrement victimes des armes à feu et de la haine. Le droit de vote, les droits des trans, des gays, des femmes restent menacés. À chaque nouvelle injustice, à chaque nouvelle explosion de violence, à chaque nouveau cas de corruption ou de violation des droits, je reçois des lettres et des e-mails qui soulèvent tous plus ou moins cette même question.

Est-ce qu'on est toujours censés s'élever ?

OK, et maintenant ?

Ma réponse est oui. Encore et encore. Nous devons continuer à essayer de nous élever. Nous devons renouveler notre engagement, aussi souvent que nécessaire. Agir avec intégrité importe et importera toujours. C'est un outil.

Mais, en même temps, je voudrais être claire : s'élever est quelque chose qu'on fait, pas seulement qu'on ressent. L'idée n'est pas de se reposer sur ses lauriers en attendant le changement ou en regardant les autres mener le combat à sa place. Il ne s'agit pas d'accepter les conditions de l'oppression ni de fermer les yeux sur la cruauté et les dérives du pouvoir. Quand on parle de s'élever, la question n'est pas de savoir si nous sommes obligés de lutter pour obtenir davantage d'égalité, de justice et de décence dans ce monde, mais de savoir *comment* lutter, *comment* s'y prendre pour résoudre les problèmes que nous rencontrons, *comment* tenir le coup suffisamment longtemps pour être efficaces et ne pas craquer. Certains voient ça comme un compromis injuste et vain, une recherche de respectabilité au nom de laquelle nous nous conformerions aux règles plutôt que de les remettre en question pour pouvoir nous en sortir. *Pourquoi est-ce qu'on devrait toujours être aussi raisonnables ?* se demandent les gens, à juste titre.

Je comprends qu'on puisse penser que la raison ne laisse pas de place à la colère, que s'élever signifie en quelque sorte se mettre en retrait et rester indifférent à tout ce qui, sinon, risquerait de nous ulcérer.

Mais ce n'est pas ça du tout.

Quand j'ai prononcé cette phrase sur la scène de la convention démocrate à Philadelphie en 2016, je n'étais ni en retrait ni indifférente. À vrai dire, j'étais même assez agitée. J'avais eu largement le temps d'être ulcérée par les torrents de bile déversés à intervalles réguliers par les élus républicains. J'étais fatiguée d'avoir vu pendant près de huit ans le travail de mon mari dénigré et sa personne salie, y compris par des tentatives honteuses de mettre en doute sa citoyenneté (encore ce refrain : *Tu n'es pas digne de ce que tu as*). Et j'étais furieuse que l'instigateur en chef de ce fanatisme soit désormais candidat à la présidence.

Mais où résidait mon réel pouvoir ? Pas dans mes blessures ni dans ma colère, du moins telles qu'elles existaient à l'état brut, mais dans ce que je pouvais réussir à en faire, ce en quoi je pouvais les transformer, la destination que je choisissais de leur donner. Et cela dépendait de ma faculté à hisser ces émotions vers quelque chose qui serait plus difficile à disqualifier, c'est-à-dire un message clair, un appel à l'action et un résultat pour lequel j'étais prête à me battre.

Voilà ce que j'appelle « s'élever ». Prendre un sentiment abstrait – et généralement négatif – et travailler à le convertir en un plan concret, passer de l'état brut à une solution plus large.

J'insiste sur le fait que c'est un processus, et pas toujours rapide. Il peut falloir du temps et de la patience. Ce n'est pas grave de laisser mijoter un moment, de se sentir désemparé par l'injustice, la peur ou le chagrin, d'exprimer sa douleur. Ce n'est pas grave d'avoir besoin d'espace pour se remettre ou se rétablir. En ce qui me concerne, prendre de la hauteur commence généralement par m'astreindre à une pause avant de réagir. C'est une forme de self-control, une ligne qu'on trace entre ses meilleurs et ses pires instincts. En s'élevant, on refuse de se laisser aller à la fureur vaine et au mépris corrosif, et on cherche au contraire à répondre d'une voix claire à tout ce qui est vain et corrosif autour de soi. C'est tout l'intérêt de transformer une réaction à chaud en une réponse longuement mûrie.

Car, voyez-vous, les émotions ne sont pas des plans. Elles ne résolvent pas les problèmes et ne réparent pas les torts. On peut les ressentir, bien sûr – et c'est inévitable –, mais il faut faire attention à ne pas se laisser guider par elles. La colère est comme un pare-brise sale, la douleur un volant détraqué. La déception ne sera pas d'une grande aide, à bouder sur la banquette arrière. Si vous n'en faites pas quelque chose de constructif, elles vous entraîneront droit dans le fossé.

Or mon pouvoir a toujours reposé sur ma capacité à ne pas tomber dans le fossé.

QUAND LES GENS M'INTERROGENT sur le sens de « s'élever », j'explique que, selon moi, ça consiste à faire ce qu'il faut pour que vos efforts comptent et que votre voix soit entendue, en dépit des *en dépit de*. Une des techniques est de savoir rester agile et de s'adapter au changement lorsqu'il se présente. Et mon expérience m'a appris que cela devenait plus facile quand on était préparé et entraîné à manier tout l'arsenal des outils à sa disposition. S'élever ne concerne pas seulement ce qui se passe un jour précis, ni même un mois précis ou dans le cadre d'une campagne électorale particulière. C'est le travail d'une vie, d'une génération entière. S'élever est un exemple à donner, la volonté de montrer à ses enfants, ses amis, ses collègues et sa communauté comment on peut vivre dans l'amour et se comporter avec probité. Car, au bout du compte, ce qu'on choisit d'adresser aux autres – que ce soit de l'espoir ou de la haine – ne fera que susciter la même chose en retour.

Mais qu'on ne s'y méprenne pas : s'élever, c'est du boulot – souvent difficile, laborieux, désagréable et même douloureux. Ça demande d'ignorer les messages de haine et de scepticisme. De dresser des murs entre vous et ceux qui préféreraient vous voir échouer. Et de poursuivre l'effort quand d'autres autour de vous se seront peut-être lassés ou, gagnés par le cynisme, auront jeté l'éponge. C'est ce que s'efforçait de nous rappeler le regretté John Lewis, figure du mouvement pour les droits civiques, quand il écrivait : « La liberté n'est pas un état, c'est une action. Ce n'est pas une sorte de jardin enchanté au sommet d'un lointain plateau, où nous pourrions enfin nous asseoir et nous reposer[12]. »

Nous vivons à une époque où réagir est devenu presque trop simple, trop commode. La colère se propage aisément, ainsi que l'outrage, la déception et la panique. Informations et désinformations semblent se diffuser au même rythme. Nos pouces nous attirent des ennuis, en devenant les vecteurs faciles de notre fureur. On peut taper quelques mots rageurs et les lancer tels des missiles dans la stratosphère numérique, sans jamais savoir précisément où, comment ni qui ils frapperont. Certes, notre rage est souvent justifiée, ainsi que notre désespoir. Mais la question est de savoir ce qu'on veut en faire. Peut-on la discipliner afin d'en tirer quelque chose de plus durable que du simple bruit ? L'autosatisfaction est à portée de main, de nos jours : il suffit de « liker » ou de « retweeter » pour se considérer comme un activiste, après un effort de trois secondes. Nous avons pris l'habitude de faire du bruit et de nous en féliciter les uns les autres, mais on oublie parfois de faire le boulot. Avec un investissement de trois secondes, on produit peut-être une impression, mais pas un changement.

Est-ce qu'on réagit, ou est-ce qu'on répond ? Ça vaut la peine d'y réfléchir, parfois. En ce qui me concerne, je me pose la question avant de poster quoi que ce soit sur les réseaux sociaux ou de me livrer à tout commentaire public. Est-ce juste une pulsion, histoire de me sentir mieux après ? Ai-je réussi à accrocher mes émotions à quelque chose de concret, ou est-ce que je me fais balader par elles ? Suis-je prête à fournir le vrai travail nécessaire pour parvenir à un changement ?

Dans mon cas, le processus d'écriture peut se révéler un outil incroyablement efficace quand il s'agit de prendre de la hauteur. C'est une façon de passer en revue mes émotions et de les filtrer pour n'en garder que le principe utile. Pendant la campagne de Barack et mes huit années à la Maison-Blanche, j'ai eu la chance de travailler avec des plumes talentueuses, des gens qui s'asseyaient à côté de moi et me laissaient déverser verbalement le contenu de mon cerveau ; ils prenaient des notes pendant que j'exprimais mes sentiments les plus viscéraux, puis m'aidaient à leur donner une cohérence et à les mettre en forme.

Formuler les choses à voix haute à un interlocuteur de confiance m'a toujours poussée à tester mes idées au grand jour. Ça me permet de déballer mon courroux et mes inquiétudes, et de commencer à chercher un raisonnement plus large. Je peux faire le tri entre ce qui est productif ou non, et ne retenir que l'essence de ce qui constitue ma vérité profonde. J'ai constaté que mes premières pensées étaient rarement très intéressantes ; ce n'est que le point de départ à partir duquel avancer. En voyant les choses couchées sur le papier, je continue ensuite à affiner, corriger, reformuler, jusqu'à aboutir à un résultat qui ait véritablement du sens. L'écriture est ainsi devenue un de mes outils les plus puissants.

Si ce premier discours à la convention de Denver en 2008 a été une sorte de tremplin pour moi, la rampe de lancement vers ma vie de première dame, celui que j'ai donné en 2016 m'a un peu fait l'effet d'une rampe d'atterrissage – le début de la fin.

J'avais préparé mes mots, mon message, le cœur de ce que je voulais dire. Tout était mémorisé et répété, gravé dans ma tête. Pourtant, cette fois encore, les choses ne se sont pas passées exactement comme prévu. Ce n'était pas un prompteur en panne, ce coup-ci, mais un orage d'été homérique qui vint se placer au-dessus de Philadelphie pile au moment où notre avion entamait sa descente.

Je voyageais avec quelques assistants et j'étais censée commencer mon discours environ une heure plus tard lorsque, soudain, des turbulences ont violemment secoué l'appareil. Le pilote de notre Air Force a pris le micro pour nous demander d'attacher nos ceintures. Et il a ajouté qu'il faudrait peut-être dévier notre avion pour atterrir dans le Delaware en raison des conditions météorologiques, ce qui déclencha aussitôt un vent de panique parmi les membres de mon équipe, qui se mirent à discuter avec animation de la manière de faire face à ce retard : j'étais l'oratrice principale lors de cette soirée à la convention, tout le programme de prime-time avait été construit autour de mon intervention.

Bientôt il s'avéra que les turbulences n'étaient qu'une mise en bouche puisque, une minute après, l'avion bascula brutalement sur un côté, comme s'il avait été écarté d'une pichenette par quelque gigantesque monstre nocturne qui flottait je ne sais où sous la pluie battante. L'espace de quelques secondes, il sembla que nous avions totalement perdu le contrôle et que nous risquions bel et bien de plonger. J'entendais les gens crier et sangloter autour de moi alors que les éclairs illuminaient le ciel derrière nos hublots et que l'avion s'enfonçait dans les nuages. J'apercevais vaguement les lumières d'une ville en contrebas. Je ne pensais pas à la mort ; je voulais seulement pouvoir prononcer mon discours.

Cela faisait alors près de huit ans que j'étais première dame. J'avais rendu visite à des soldats victimes d'épouvantables blessures de guerre. J'avais pleuré avec la mère d'une adolescente de 15 ans tuée par balle dans un parc de Chicago alors qu'elle rentrait de l'école. Je m'étais tenue dans la minuscule cellule de prison où Nelson Mandela avait passé quasiment vingt-sept ans à l'isolement et avait pourtant trouvé la force de continuer. Nous avions célébré l'adoption par le Congrès de la loi sur la réforme du système de santé, l'affirmation par la Cour suprême du droit au mariage pour tous, et des dizaines d'autres victoires, petites et grandes. Et j'étais descendue dans le Bureau ovale pour prendre Barack dans mes bras, tous les deux brisés et sans voix, le jour où un homme avait abattu vingt enfants dans une école primaire du Connecticut.

Encore et encore, j'avais été déconcertée, étonnée et secouée par le monde dans lequel nous vivions. J'avais connu des hauts et des bas. Il me semblait avoir été exposée à la condition humaine sous à peu près tous ses angles, sans cesse ballottée entre des vagues de joie et d'angoisse, comme pour me rappeler qu'on ne pouvait guère prédire quoi que ce soit et que, chaque fois qu'on faisait deux pas en avant, il y avait toujours quelque chose qui venait rouvrir de vieilles blessures et nous retarder.

Il s'écoulait rarement une journée sans que je repense à mon père et à la maladie qui l'avait peu à peu privé de sa force et de sa mobilité ; à la patience et à l'élégance dont il avait fait preuve face aux difficultés physiques et émotionnelles en travers de son chemin ; à la façon dont il avait continué à être là pour nous, en réaffirmant jour après jour sa foi en l'avenir de façon à pouvoir avancer. Il m'avait donné le modèle de quelqu'un qui « s'élève ». J'étais consciente de ce que notre pays avait à affronter en cette année 2016 : une nouvelle élection, et un choix qui paraissait plus difficile que jamais. À bord de cet avion, j'étais nerveuse, inquiète, mais je portais mon armure. Je savais que, pour me faire dévier de mon cap, il faudrait quelque chose de beaucoup plus costaud qu'une zone de turbulences au-dessus de Philadelphie.

Nous avons réussi à nous poser. Nous avons réussi à rejoindre le lieu de la convention. J'ai réussi, en quatrième vitesse, à enfiler ma robe et mes talons, à mettre du rouge à lèvres et à monter sur scène dans les temps. J'ai rassemblé mon calme, vérifié les téléprompteurs et l'écran de confiance, salué la foule en souriant, et j'ai attaqué mon discours.

Ça peut paraître étrange, mais quand on l'a fait une ou deux fois, on commence à se sentir relativement à l'aise devant une salle de vingt mille spectateurs. Ou peut-être que, plus exactement, on s'habitue à l'inconfort de la situation. On devient plus à l'aise avec sa peur. Le stress et l'adrénaline qui montent, toutes les incertitudes inhérentes à la présence d'un public surchauffé… tout ça vous perturbe moins que la première fois. Au lieu de vous tétaniser, c'est une sensation qui vous galvanise. Surtout quand vous avez vraiment quelque chose à dire.

Le discours que j'ai prononcé à Philadelphie venait autant du fond du cœur que celui de Denver huit ans plus tôt. La différence, c'est que nous étions sur le départ. Quelle que soit l'issue de cette convention et de l'élection qui suivrait, quel que soit le nom du futur président, ma famille quitterait la

Maison-Blanche six mois plus tard et partirait en vacances. D'une manière ou d'une autre, nous serions débarrassés du fardeau de la présidence.

J'étais traversée par toutes sortes de sentiments, ce soir-là. Mais je m'efforçais de les canaliser pour les rendre utiles. J'ai rappelé aux gens que rien n'était joué d'avance, et qu'on ne pouvait pas se permettre d'aborder l'élection à venir avec lassitude, agacement ou cynisme. Nous devions faire le choix de nous élever. Et nous allions devoir aller chercher la victoire en frappant aux portes et en mobilisant tout le monde. J'ai conclu mon discours en disant : « Et maintenant, au boulot. »

Puis je suis retournée à l'aéroport et je suis remontée dans l'avion, qui a décollé malgré l'orage.

CE QUE J'AI DIT ce soir-là a peut-être contribué à faire entrer dans l'air du temps la formule « Quand ils s'abaissent, nous nous élevons », mais au bout du compte, le reste du message n'est pas passé. Si beaucoup ont entendu l'appel, nous avons été trop peu à faire le boulot. Plus de quatre-vingt-dix millions d'électeurs sont restés chez eux le jour de l'élection en novembre 2016. Et on a fini dans le fossé. Nous avons vécu quatre ans avec les conséquences de ce scrutin. Nous vivons encore avec elles.

Comment se redresser au milieu d'une tempête qui ne donne aucun signe d'accalmie ? Comment trouver de la stabilité quand les turbulences sont continues et que le sol semble bouger constamment sous nos pieds ? Je crois que ça commence, entre autres, lorsqu'on parvient à garder son cap et sa détermination malgré les secousses, lorsqu'on se souvient qu'un petit pouvoir peut faire une grande différence. Aller voter a de l'importance. Aider un voisin a de l'importance. Consacrer du temps et de l'énergie à une cause à laquelle on croit a de l'importance. Dire quelque chose quand on est témoin d'une tentative de dénigrement ou de déshumanisation contre une personne ou un groupe de personnes a de l'importance. Montrer à quelqu'un qu'on est heureux de l'avoir dans sa vie, que ce soit son enfant, un collègue de travail ou même un inconnu dans la rue, a de l'importance. Vos petites actions vous confèrent davantage de visibilité, de stabilité, et renforcent votre sentiment d'être relié aux autres. Elles peuvent vous aider à vous souvenir que, vous aussi, vous avez de l'importance.

Les problèmes auxquels nous sommes aujourd'hui confrontés ne font qu'aggraver les choses. Nous allons devoir redécouvrir notre confiance dans les autres, restaurer une partie de la foi que nous avons perdue – tout ce qui a été abîmé au cours des dernières années. Rien ne se fera tout seul. Et très peu se fera tout court si nous restons enfermés dans nos bulles d'entre-soi, à n'échanger qu'avec les gens qui partagent exactement notre point de vue, à parler davantage que nous écoutons.

Quelques jours avant ce discours à Philadelphie, le magazine en ligne *Slate* avait publié un article intitulé « 2016 est-elle la pire année dans l'histoire ? », citant pêle-mêle l'apparente popularité de Trump, les bavures policières, le virus Zika et le référendum sur le Brexit[13]. Mais ce qui est intéressant, voyez-vous, c'est que nous n'avions pas encore connu

2017, qui allait devenir, d'après une vaste étude sur la santé mentale menée par l'institut Gallup, « la pire année dans le monde depuis au moins une décennie[14] ».

Cela fut suivi, bien sûr, par une nouvelle année, puis une autre, chacune marquée par des crises et des catastrophes. Le magazine *Time* a qualifié 2020 de « pire année de tous les temps[15] », même si beaucoup argueraient que 2021 n'a finalement guère été meilleure. Tout ça pour dire que l'incertitude est une constante ; nous allons continuer à nous battre, à affronter nos peurs, à chercher des moyens d'action. Et puis, il est toujours difficile de se repérer à l'échelle du moment historique qui est le nôtre. La tendance est-elle à l'amélioration ou à l'aggravation ? Pour qui ? Comment, d'ailleurs, le mesurer ? Ce qui est une bonne journée pour vous peut être une journée exécrable pour votre voisin. Un pays peut prospérer tandis qu'un autre souffre. La joie et la douleur cohabitent souvent de très près ; elles se mêlent. Pour la plupart, nous évoluons dans l'entre-deux, en suivant le plus inné des réflexes humains : s'accrocher à l'espoir. Ne pas baisser les bras. Poursuivre les efforts.

Ça aussi, c'est important.

QUAND J'AI EU DES ENFANTS et que j'ai interrogé ma mère sur la façon de bien les éduquer, un des conseils qu'elle m'a donnés était : « Ne fais pas semblant d'avoir toutes les réponses. Ce n'est pas grave de dire "Je ne sais pas". »

J'ai commencé ce livre en citant certaines des questions que les gens me posent régulièrement. Je le terminerai en vous rappelant que je n'ai pas tant de réponses que ça à offrir. Je crois que les vraies réponses émanent d'échanges plus longs, plus profonds – d'une conversation qu'on essaierait d'avoir tous ensemble.

On ne peut pas savoir ce que l'avenir nous réserve, mais je crois qu'il faut se rappeler que nous ne sommes pas non plus impuissants face à ce qui nous inquiète. Nous avons le pouvoir d'être les acteurs du changement, un changement qui soit une réponse aux problèmes plutôt qu'une simple réaction. Nous pouvons appuyer nos actes sur l'espoir plutôt que sur la peur, associer la raison à la colère. Mais il nous faudra sans cesse nous souvenir de quoi nous sommes capables. Je songe au credo muet de mon père chaque fois que sa canne le trahissait et qu'il finissait par terre : *Tu tombes, tu te relèves, tu continues.*

Un slogan comme « nous nous élevons » ne sert à rien si on se contente de l'entendre et de le répéter. On ne peut pas seulement se payer de mots. On ne peut pas dire qu'on est triste, en colère, déterminé ou plein d'espoir et rester assis les bras croisés. C'est une leçon qui n'en finira pas de se rappeler à nous. Comme nous l'avons vu lors de l'élection de 2016, il peut être présomptueux de croire que tout va bien se passer, et dangereux de laisser son destin aux mains des autres quand il s'agit d'élire ses dirigeants. Nous devons faire des choix ambitieux et nous investir encore et encore dans les efforts qu'ils requièrent. La liberté n'est pas un jardin enchanté, comme le disait John Lewis. C'est un haltère qu'il faut continuer à soulever bien haut.

Parfois, « s'élever » suppose d'accepter d'agir dans un certain cadre, même si ce cadre lui-même est une provocation. Vous devrez peut-être grimper jusqu'au palier du grand escalier pour être mieux vu et entendu quand vous vous adresserez à tous les invités du bal.

Quand nous étions à la Maison-Blanche, je savais que je devais garder mon armure, et aussi mettre de l'eau dans mon vin, car j'avais conscience de représenter davantage que moi-même. Il fallait que je reste concentrée sur mon travail, mes projets, mes espoirs – sur l'action plutôt que la réaction. Me montrer sur la défensive se retournerait contre moi. Je devais construire ma légitimité et ma crédibilité pas à pas, en faisant des détours pour éviter les pièges, en essayant de ne pas verser dans le fossé. Est-ce que ça demandait de la stratégie et des compromis ? Oui. Il faut parfois dégager la route avant de pouvoir l'emprunter soi-même, et la préparer pour d'autres. Comme je l'ai dit, c'est souvent un travail laborieux, désagréable et douloureux. Mais, d'après mon expérience, on ne peut pas en faire l'économie si on veut défricher de nouveaux territoires.

Il y a un type de questions que me posent souvent les jeunes qui se sentent à la fois motivés et impatients, qui en ont ras-le-bol des choses telles qu'elles sont. Ce sont des questions sur la nature même de l'activisme, de la résistance et du changement en général : quelle est la part de ce qu'on doit accepter et de ce qu'on doit refuser ? Faut-il renverser nos systèmes ou se montrer patient et les réformer de l'intérieur ? Sommes-nous plus efficaces en nous mobilisant dans les marges ou au cœur de la société ? En quoi consiste la véritable audace ? À quel moment la civilité devient-elle une excuse à l'inaction ?

Ce ne sont pas des questions nouvelles. Le débat est ancien. Chaque génération le redécouvre et se le réapproprie. Et les réponses ne sont pas simples. Ce qui explique d'ailleurs que le débat reste vif et les questions ouvertes. Avec un peu de chance, vos propres enfants et petits-enfants viendront vous voir à leur tour, enflammés, frustrés et impatients de passer à l'action, en s'interrogeant sur le cadre même que vous avez essayé d'élargir pour eux, et en vous posant à nouveau ces questions.

J'avais à peine un an quand John Lewis et environ six cents autres militants pour les droits civiques ont défilé sur le pont Edmund Pettus dans la ville de Selma, en Alabama, où ils ont été violemment réprimés par la police locale, sur les ordres d'un shérif ségrégationniste, alors qu'ils réclamaient que le droit de vote soit garanti par une loi fédérale. J'étais trop jeune pour me souvenir du jour où Martin Luther King, devant le capitole de l'État d'Alabama, à Montgomery, s'est adressé non seulement aux vingt-cinq mille personnes qui avaient fini par rejoindre la marche, mais aussi à tout un pays qui s'intéressait enfin à leur lutte. Le pasteur King, ce jour-là, leur a dit entre autres choses que le combat était loin d'être terminé, la destination loin d'être atteinte. « Je sais que vous vous demandez aujourd'hui : "Combien de temps ça va prendre ?" » a-t-il lancé[16].

Et la réponse qu'il a donnée, tout en appelant les Américains à embrasser la non-violence et à continuer d'œuvrer pour la justice, tout en exhortant chacun à garder sa foi et sa vigueur, fut : « Pas longtemps. »

Je me dis parfois que, lorsque nous débattons de la nature du changement et du progrès, nous discutons en fait du sens de l'expression « pas longtemps ». Est-ce que ça prendra des années, des décennies ou des générations pour se rapprocher de la paix et de l'égalité ? Y parviendrons-nous un pas après l'autre, par grandes enjambées, ou par bonds ? Quelles sont les bonnes stratégies ? Quels compromis sont nécessaires ? À quels sacrifices faut-il consentir ? Combien de temps ça dure, « pas longtemps » ?

Quand les parents de Barack se sont mariés à Hawaï en 1961, le mariage mixte était considéré comme illégal dans presque la moitié du pays, interdit dans vingt-deux États. J'avais 10 ans quand les femmes américaines ont obtenu le droit de demander une carte de crédit sans l'autorisation de leur époux. Mon grand-père avait grandi dans le Sud, à une époque où les Noirs se faisaient tirer dessus quand ils mettaient les pieds dans un bureau de vote. J'y pensais chaque fois que je me tenais sur le balcon Truman de la Maison-Blanche et que je regardais mes deux filles à la peau foncée jouer sur la pelouse.

En tant que première dame noire, j'étais une « exception ». Ce qui signifiait que je devais aider le monde à s'habituer et à s'adapter à moi, en même temps que je m'habituais et que je m'adaptais moi-même à ce rôle. Pareil pour Barack en tant que président. Nous étions différents, certes, mais pas tant que ça. Et nous devions le montrer encore et encore, avec ce que ça comportait de défis à notre intégrité. Il nous fallait rester agiles et éviter les pièges. Je connais beaucoup de gens qui sont confrontés à cette même difficulté dans leur sphère personnelle ou professionnelle, qui se retrouvent à devoir à la fois éduquer, expliquer et donner l'exemple, y compris s'ils n'en ont pas spécialement envie. Cela demande de la patience, de l'habilité, et souvent une armure un peu plus épaisse.

La Maison-Blanche avait beau ressembler à un palais, je n'en restais pas moins moi-même, à l'intérieur. Je m'y suis sentie de plus en plus à l'aise, osant de plus en plus me montrer telle que j'étais. Si j'avais envie de danser, rien ne m'en empêchait. Si j'avais envie de faire des blagues, non plus. À mesure que j'apprenais le métier, je m'autorisais davantage à tester les limites, à laisser libre cours à mon expressivité et à ma créativité, afin que mon travail de première dame reflète plus fidèlement ma personnalité. Par exemple, je pouvais être invitée dans une émission de télé et m'amuser à danser avec Jimmy Fallon ou à faire des pompes avec Ellen DeGeneres pour promouvoir mon initiative Let's Move! («Bougeons!») contre l'obésité infantile. Je pouvais sauter à la corde et jouer au foot avec des enfants sur la pelouse de la Maison-Blanche. Je pouvais rapper avec une star de «Saturday Night Live» pour rappeler aux jeunes l'importance de suivre des études supérieures. Mon but était toujours de faire du bon boulot de façon joyeuse, pour montrer aux gens ce qui était possible quand on choisissait de s'élever.

Je m'étais dit que le meilleur moyen de lutter contre les stéréotypes avilissants était de rester moi-même, de continuer à prouver combien ils étaient faux, même si ça devait prendre des années, même si certaines personnes n'en démordraient jamais. En parallèle, j'essayais d'agir avec détermination pour changer les systèmes qui avaient forgé ces stéréotypes. Je devais utiliser ma voix et mon pouvoir intelligemment, d'une façon qui, je l'espérais, élargirait le cadre pour les générations futures. Et je savais que j'avais plus de chances d'y parvenir si je concentrais mes efforts sur les objectifs que je m'étais fixés, et si j'évitais de me laisser distraire ou détourner par ceux qui rêvaient de me voir échouer. Je le prenais comme un challenge, une sorte de mise à l'épreuve morale. Comme toujours, je prenais soin d'économiser mon énergie ; je comptais mes pas.

La juge de la Cour suprême Ketanji Brown Jackson raconte une histoire intéressante sur son expérience d'étudiante à Harvard. Ayant grandi en Floride, elle était arrivée sur le campus en 1988, impatiente d'entamer son cursus en sciences politiques. Passionnée de théâtre, elle passa des auditions pour des rôles amateurs. Et elle adhéra à l'Association des étudiants noirs.

Quand un élève blanc accrocha ostensiblement un drapeau confédéré à une fenêtre donnant sur la cour d'une des résidences universitaires, l'association s'empressa d'organiser la contestation. Ketanji Brown Jackson fut de ceux qui arrêtèrent tout pour faire circuler des pétitions, distribuer des tracts et préparer des manifestations, ce qui réussit à mettre la direction de l'université sous pression et à attirer une importante couverture médiatique nationale. La contre-offensive fut un succès, mais la future juge à la Cour suprême était déjà assez maligne pour repérer un piège.

« Pendant que nous étions occupés à cette noble cause, nous n'étions pas à la bibliothèque en train d'étudier[17] », a-t-elle résumé par la suite. Il y avait un coût à tous ces efforts, à devoir constamment se défendre. Cela leur prenait de l'énergie et les détournait des répétitions de théâtre, des amphis et des soirées étudiantes. Cela les privait d'occasions de se montrer dans d'autres contextes, comme des personnes créatives, pleines de ressources et d'idées intéressantes. « Je me souviens d'avoir pensé que c'était très injuste », dit-elle.

Elle a alors compris qu'en vérité tout ça faisait partie du mécanisme général de l'exclusion, que c'était une façon d'empêcher les gens extérieurs au club de trop s'approcher de la piste de danse, de les dégager du grand escalier et de la salle de bal. Et de conclure : « C'était exactement ce que voulait l'étudiant qui avait accroché ce drapeau, au fond : nous détourner de nos études pour que nous rations nos examens et qu'ainsi nous venions renforcer le stéréotype selon lequel nous n'avions rien à faire dans un endroit comme Harvard. »

ÊTRE À L'EXTÉRIEUR du club est déjà difficile. Se battre pour l'égalité et la justice depuis l'extérieur, encore plus. Voilà pourquoi je pense qu'il faut choisir ses batailles, ménager ses sentiments et réfléchir à ses objectifs à long terme. Les gens les plus pragmatiques ont bien compris que c'était crucial, une condition sine qua non pour réussir à s'élever.

Je discute souvent avec des jeunes qui s'interrogent sur la meilleure façon de dépenser leur énergie, leur temps et leurs ressources intérieures. Beaucoup se sentent sous pression, tiraillés entre deux mondes, en proie à une forme de culpabilité du survivant après avoir quitté leur famille ou leur communauté pour poursuivre de nouveaux rêves. Quand vous commencez à vous faire une place, des gens qui vous ont toujours considéré comme un des leurs se mettent à vous regarder différemment, à vous trouver changé. Ils s'imaginent que, puisque vous avez réussi à franchir les grilles du palais, vous menez désormais la vie de château. Et cela vous donne une autre difficulté à surmonter, des écueils supplémentaires à éviter. Vous pouvez avoir obtenu une bourse d'études et faire la fierté de votre famille ou de votre quartier, mais ça ne veut pas dire que vous avez dorénavant les moyens de payer la facture d'électricité de votre oncle ou de rentrer de la fac tous les week-ends pour vous occuper de votre grand-mère ou de vos frères et sœurs en bas âge. La réussite implique de faire des choix compliqués et de poser les limites qui vont avec, en vous fiant à l'idée que vos progrès finiront par porter leurs fruits avec le temps, à condition de ne pas vous disperser en route. Il suffit de vous répéter en boucle : « Pas longtemps. »

La juge Ketanji Brown Jackson a dit que le plus beau cadeau que ses parents lui aient offert dans son enfance était une forme de dureté, d'assurance obstinée. Ayant grandi avec un prénom typiquement africain, faisant souvent figure d'« exception » à l'école et plus tard dans sa carrière juridique, elle avait appris à dresser un mur mental entre elle et le jugement des autres, à rester résolument concentrée sur ses objectifs, refusant de laisser l'injustice ou l'agressivité la faire dévier de son cap. Elle attribue sa réussite à trois choses : un travail acharné, des coups de chance et une cuirasse endurcie. La partie « cuirasse » suppose de savoir quoi faire de sa colère et de ses blessures, où les mettre, comment les convertir en véritable pouvoir. Ça suppose de choisir une destination et de comprendre qu'il faudra du temps pour y arriver. « La meilleure chose que vous puissiez faire pour vous-même et pour votre communauté, c'est de rester concentré[18] », a-t-elle affirmé devant un groupe d'étudiants noirs en 2020.

Quand on veut « s'élever », il faut apprendre à laisser le poison à l'extérieur et à garder son pouvoir à l'intérieur. Cela demande d'être clair dans ses convictions, et judicieux dans l'usage qu'on fait de son énergie. On va foncer à certains moments, et se refréner à d'autres, histoire de se ménager des temps de repos et de récupération. C'est comme gérer un budget : en matière de capacité d'attention, de disponibilité, de crédibilité et de bonne volonté envers autrui, nous avons tous une réserve de ressources limitée mais renouvelable. Nous passons notre vie à remplir et vider nos poches. On gagne, on épargne, on dépense.

« Est-ce qu'on est riches ? » a demandé un jour mon frère à mon père quand on était petits.

Mon père s'est contenté de rire et de répondre « non ». Mais lorsqu'il a reçu le chèque de sa paie suivante, il l'a porté à la banque et, au lieu de le déposer sur son compte, il s'est fait remettre le montant en espèces. Il est rentré à la maison avec une grosse liasse de billets, qu'il a étalés sur son lit pour que Craig et moi puissions voir chaque dollar. J'avais l'impression qu'il y en avait une infinité.

L'espace de quelques minutes, on aurait même pu croire qu'on était riches.

Ensuite, mon père est allé chercher les factures qui arrivaient tous les mois au courrier et il a ouvert les enveloppes une par une en nous expliquant combien on devait pour chaque chose : tant pour l'électricité, tant pour l'emprunt de la voiture, tant pour le gaz indispensable à la cuisine et pour les courses qui remplissaient notre frigo. Il a entrepris de glisser dans chaque enveloppe la somme approximative correspondante, tout en continuant la liste de nos dépenses : l'essence, le loyer qu'on versait à tante Robbie, de nouveaux habits pour l'école, notre semaine de vacances annuelle dans une base de loisirs du Michigan, et quelques économies pour l'avenir.

Facture après facture, il a réduit la montagne de cash jusqu'à ce qu'il n'y ait plus sur le lit qu'un billet de vingt dollars, censé représenter l'argent qu'il nous restait pour des petits plaisirs comme une glace ou un film au drive-in.

Nous n'étions pas riches, nous faisait ainsi comprendre mon père, mais nous étions malins. Nous étions prudents, avisés. On voyait peut-être le bord, mais ça ne voulait pas dire qu'on passerait par-dessus. Si on gérait intelligemment nos dépenses, cherchait-il à nous montrer, on n'aurait jamais de problèmes. On pourrait manger des glaces. Aller au cinéma. Faire des études, un jour. Notre prévoyance était ce qui nous permettait de nous en sortir.

J'ai adopté cette approche dans mon travail de première dame, en étant toujours attentive à mes ressources – combien j'avais à donner, et combien il fallait encore que je gagne. J'ai essayé de me montrer stratégique dans mes efforts, de m'en tenir à des projets concrets et de laisser la rage stérile à d'autres. J'ai porté l'armure la plus positive possible. J'ai entretenu ma forme. Je me suis alimentée sainement et j'ai donné la priorité au sommeil. J'ai nourri mon bonheur et ma stabilité affective grâce à des moments passés en famille et entre amis, puisant de la force dans ma Table de cuisine. Quand mon cerveau peureux s'emballait, je lui parlais pour le calmer. Quand je sentais mes émotions gronder – quand quelque chose me mettait en colère, que j'étais contrariée, prête à exploser –, je prenais le temps d'examiner ces émotions en privé, en me reposant souvent sur l'oreille critique de ma mère et de mes amis jusqu'à réussir à trouver une issue plus satisfaisante.

Je connaissais mon histoire. Je savais qui j'étais. Et je savais aussi que je ne pourrais pas plaire à tout le monde. Cela m'a aidée à m'endurcir contre les critiques les plus virulentes et les mauvaises interprétations. J'étais consciente de mes priorités et j'avais des années d'expérience dans l'art de maintenir des frontières, ce qui m'a permis de dire non clairement mais élégamment à nombre des demandes que je recevais. Je m'en suis remise au pouvoir des petites choses en limitant mon terrain d'action, en choisissant de travailler sur quelques thématiques clés qui me tenaient à cœur tout en gardant du temps pour me consacrer à ma famille. Et j'ai essayé d'être indulgente avec moi-même, non seulement de protéger et de partager ma lumière, mais de profiter de celle, infinie, que m'offraient les autres, la multitude de gens que j'ai rencontrés en chemin, aux quatre coins de ce monde beau et abîmé.

Chaque fois que je sentais mon niveau de stress monter ou mon cynisme se réveiller, je m'efforçais d'aller visiter une école ou d'inviter un groupe d'enfants à la Maison-Blanche, ce qui avait le don de rétablir instantanément la distance que j'avais perdue et de m'aider à clarifier de nouveau mes objectifs. Les enfants me permettent de ne jamais oublier que nous sommes tous nés pleins d'amour et ouverts d'esprit, dénués de haine. Ils sont ce qui nous motive à endosser une armure et à continuer de nous battre pour dégager la route. En regardant un enfant devenir adulte, vous comprenez combien ce processus est à la fois banal et profond, lent et rapide ; il se fait pas à pas, mais aussi à grandes enjambées. Vous commencez à comprendre le sens de « pas longtemps ».

MES FILLES ADORENT ressortir nos vieilles photos de famille et pouffer en les regardant – pas seulement les photos d'elles bébés ou celles de leurs anniversaires d'enfants, mais les plus anciennes aussi. Elles peuvent éclater de rire en tombant sur une image de moi à la mode des années 1980, avec une coupe afro, habillée en jean de la tête aux pieds, ou de Barack petit garçon, le visage tout rond, qui joue dans les vagues à Hawaï. Ou bien elles s'émerveillent devant un portrait sépia de ma mère, jeune et élégante, à la fin des années 1950. Elles disent qu'on n'a pas changé et voient ça presque comme un miracle, cette constance à travers le temps.

Il y a du vrai et du faux là-dedans. C'est vrai qu'on nous reconnaît – la courbe intemporelle de la joue de ma mère, la familière exubérance du sourire de Barack –, mais bien sûr nous ne sommes pas les mêmes qu'alors. Nos vêtements, nos coiffures, nos peaux lisses, la qualité même des photos : tout trahit les années qui ont passé, les chemins parcourus, les pertes et les gains, le cycle sans fin des générations. C'est d'ailleurs ce qui rend les vieilles photos si fascinantes, si amusantes à regarder : elles nous montrent notre permanence, et aussi combien nous changeons.

Un jour, nous nous retournerons sur l'époque que nous sommes en train de vivre. Nous l'observerons depuis une perspective historique différente, depuis un ensemble de circonstances futures que nous ne pouvons pas encore prédire. Je me demande ce que nous en penserons, ce qui nous paraîtra reconnaissable et ce que nous trouverons antédiluvien. Quelles histoires raconterons-nous ? Quels changements aurons-nous réussi à effectuer ? Qu'aurons-nous oublié et qu'aurons-nous précieusement conservé ?

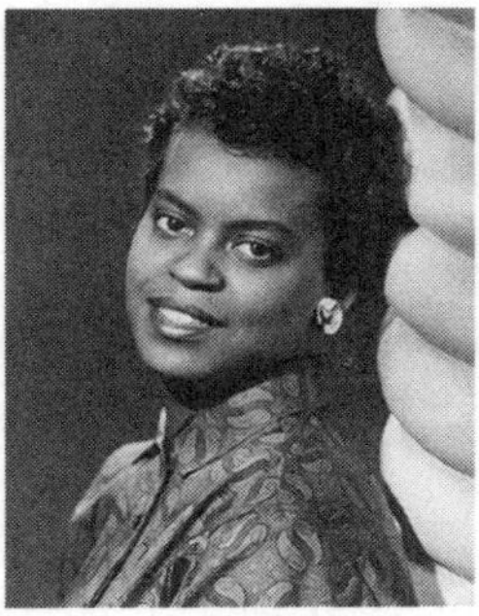
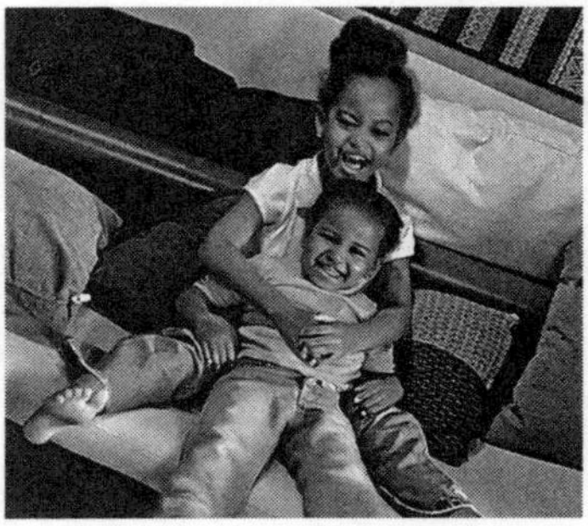
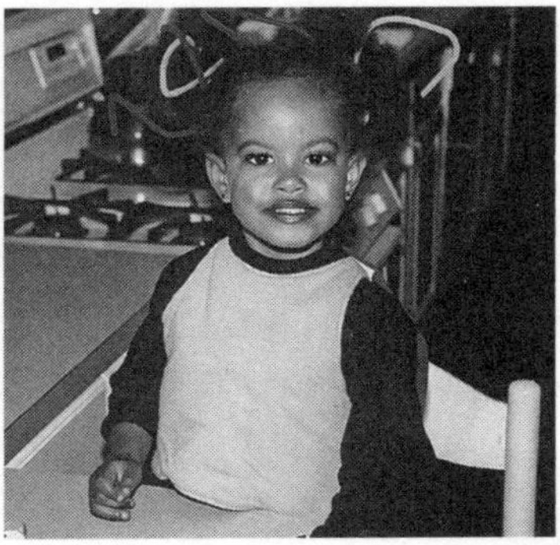
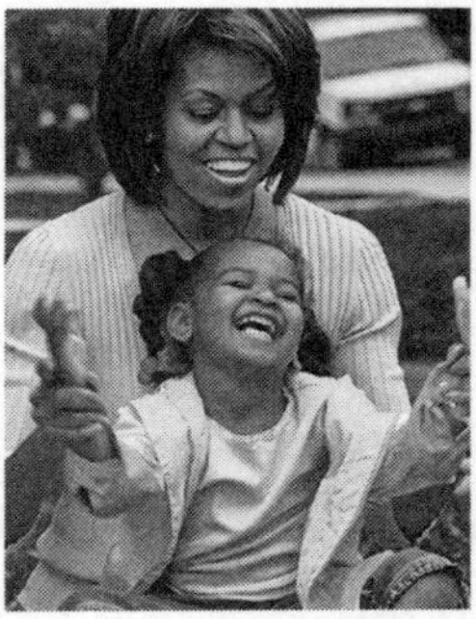
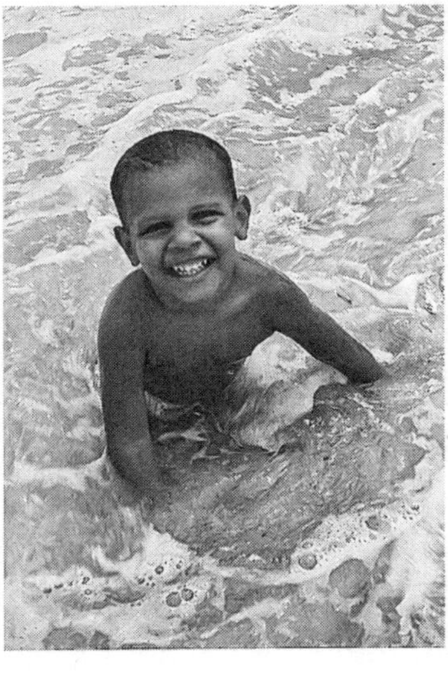
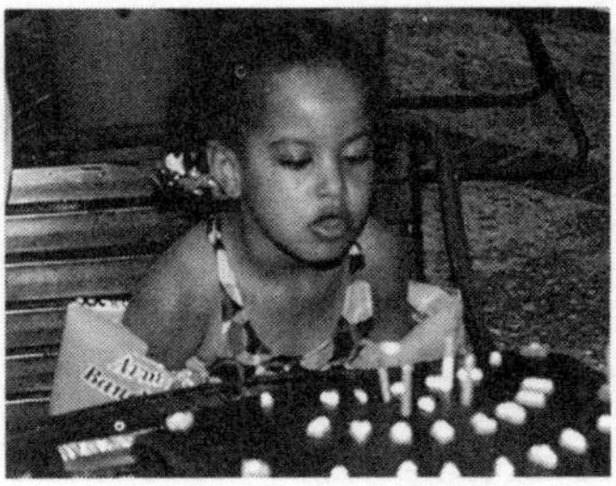
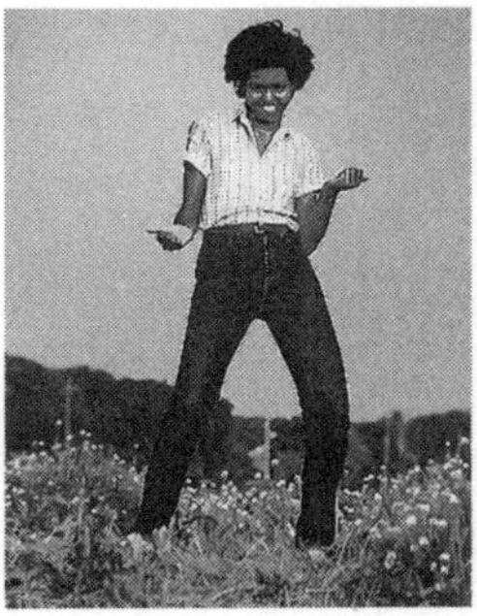

Il peut être difficile de parler d'idées porteuses d'espérance – des choses comme la régénération, la résilience et la réinvention –, notamment parce que, à côté de tout ce qui nous a effrayés et endeuillés ces dernières années, de toutes nos souffrances concrètes et perceptibles, ces concepts peuvent sembler ridiculement abstraits. Mais le progrès requiert de la créativité et de l'imagination. Cela a toujours été le cas. L'ingéniosité naît de l'audace. Il faut être capable d'imaginer ce qui est possible, de le faire surgir de l'inconnu – tout ce qui n'existe pas encore, le type de monde dans lequel nous espérons vivre – pour pouvoir commencer à élaborer un plan qui nous y mènera.

Les rêves enfouis, quels qu'ils soient, n'éclosent que lorsque quelqu'un les envisage avec bienveillance. Quand un professeur dit : « Je suis content que tu sois venu à l'école aujourd'hui. » Ou qu'un collègue dit : « Je suis content que tu exprimes ta pensée. » Ou que le compagnon de toute une vie dit : « Je suis heureux, après toutes ces années, de toujours me réveiller à tes côtés. » Nous pouvons nous souvenir de faire passer ce genre de messages, de leur donner la priorité. *Je suis heureuse de travailler avec toi. Je suis heureuse de t'avoir dans ma vie. Et je suis heureuse d'être qui je suis.* Voilà la lumière que nous avons en nous, et que nous sommes capables de partager.

ET CETTE HISTOIRE de « s'élever », alors ? Est-ce qu'on le peut encore ? Est-ce qu'il le faut ? Face à tout ce qui nous accable, nous angoisse et nous révolte dans le monde, est-ce que ça sert seulement à quelque chose ? Où l'intégrité nous mène-t-elle quand les temps sont si durs ?

J'entends toutes les émotions brutes qui entourent ces questions : la colère et la déception, la souffrance et la panique que nous sommes si nombreux à ressentir, et c'est compréhensible. Mais n'oubliez pas qu'elles auront vite fait de nous envoyer dans le fossé.

Voici ce que je veux vous dire, ce que je ne cesserai jamais de vous rappeler : s'élever est un engagement qu'on prend – et qui n'a rien de particulièrement glamour – à continuer d'avancer. Ça ne marche que si on fait le boulot.

Une devise personnelle reste creuse si on se contente de la répéter et de l'imprimer sur des produits qu'on vend en ligne. Il faut l'incarner, s'investir à fond dedans – et même y investir notre frustration et notre souffrance. C'est quand on soulève l'haltère qu'on obtient des résultats.

Pour finir, je vous conseillerais donc de cultiver votre vigueur et votre foi, votre humilité et votre empathie. Dites la vérité, traitez les autres du mieux possible, gardez du recul, tenez compte du passé et du contexte. Restez prudent, restez fort et restez indigné.

Mais, surtout, n'oubliez pas de faire le boulot.

Je continuerai à ouvrir vos lettres. Je continuerai à répondre aux questions. Et quant à savoir s'il est important de s'élever, je n'en démordrai pas.

C'est oui. Toujours oui.

REMERCIEMENTS

J'AI LA CHANCE d'avoir reçu le soutien d'une pléiade de personnes extraordinaires tout au long de l'élaboration de cet ouvrage. À chacune d'entre vous, du fond du cœur, j'aimerais dire : je suis heureuse de vous avoir dans ma vie.

À Sara Corbett, merci d'être une vraie partenaire et une amie depuis toutes ces années. Merci pour ta passion, ton implication et ta foi inébranlable en ce livre. Merci de t'être plongée dans ce travail avec grâce et audace, d'avoir sillonné le pays à mes côtés, de m'avoir écoutée partager mes réflexions et mes idées. Tu t'es glissée dans ma tête et dans ma vie, toujours prompte à me prêter une oreille perspicace et bienveillante. Je ne pense pas que j'aurais pu écrire ce livre avec quelqu'un d'autre. Tu es un don du ciel.

Chez Crown, Gillian Blake a habilement piloté chaque étape du projet. C'est une éditrice éclairée, infatigable et talentueuse sans qui cet ouvrage ne serait pas ce qu'il est. Maya Millett a mis son cœur généreux et sa sagacité littéraire au service du texte, proposant des suggestions et offrant des encouragements essentiels. Ensemble, elles m'ont aidée à préciser ma pensée et à organiser mes idées, me faisant bénéficier d'une présence amicale et apaisante pendant ces quelques mois trépidants. Je vous suis profondément reconnaissante à toutes les deux, ainsi qu'à Daniel Crewe, qui nous a fourni des suggestions éditoriales précieuses depuis la Grande-Bretagne.

Quand on publie deux livres en quatre ans, l'un des avantages, et non des moindres, c'est qu'on a l'occasion de retravailler avec beaucoup de gens, et que c'est encore mieux la seconde fois. David Drake a joué un rôle clé dans la genèse de ces deux ouvrages. Il est prodigue de ses conseils judicieux, accueille les idées originales avec une simplicité rafraîchissante et ne ménage pas sa peine pour s'assurer de l'excellence du résultat. Il s'est attiré la sympathie de toute mon équipe. Madison Jacobs nous a apporté un soutien enjoué et indéfectible ; elle a participé à tous les aspects de la publication, et nous avons noué avec elle une véritable relation amicale.

Une fois de plus, je tire mon chapeau à Chris Brand, à qui l'on doit la superbe couverture de cet ouvrage et qui en a supervisé la création artistique. Merci à Dan Zitt qui a produit le livre audio en langue anglaise. Gillian Brassil s'est de nouveau chargée des recherches documentaires et de la vérification des informations. C'est un plaisir de travailler avec une collaboratrice aussi rigoureuse, curieuse, joyeuse et efficace. Miller Mobley, mon photographe préféré, est l'auteur des portraits en couverture de mes deux ouvrages. Son équipe et lui font toujours preuve d'un professionnalisme et d'une énergie admirables, et ils savent me mettre à l'aise. Je tiens à leur exprimer tout mon respect et ma gratitude.

J'ai la chance de continuer à bénéficier de l'immense talent de la styliste Meredith Koop, dont l'œil affûté et la bonne humeur m'enchantent. Yene Damtew et Carl Ray me coiffent et me maquillent depuis le début de l'aventure. Grâce à leur sens artistique et à leur gentillesse, je me sens plus sûre de moi. Katina Hoyles nous a tous soutenus de mille façons. Ces personnes signifient beaucoup plus pour moi que leur titre ne peut l'exprimer. Elles occupent des places de choix à ma Table de cuisine et font désormais partie de la famille.

Au sein de notre bureau de Washington, je suis épaulée par des femmes exceptionnelles qui partagent avec moi leur lumière au quotidien. Leur zèle, leurs efforts et leur optimisme enrichissent tout ce que je fais. Merci à Crystal Carson, Chynna Clayton, Merone Hailemeskel et Alex May-Sealey. Et, bien sûr, à Melissa Winter qui dirige l'équipe avec un talent prodigieux et un calme imperturbable. Je suis heureuse de connaître chacune d'entre vous.

Chez Penguin Random House, je salue le travail et la fidélité de Markus Dohle, dont l'enthousiasme et l'attachement à la qualité éditoriale forcent l'admiration. Madeline McIntosh, Nihar Malaviya et Gina Centrello ont orchestré ce projet avec professionnalisme, exigence et élégance. Merci pour tout.

Je suis également reconnaissante à l'équipe de Crown – Sally Franklin, Linnea Knollmueller, Elizabeth Rendfleisch et Mark Birkey – ainsi qu'à Denise Cronin d'avoir aidé ce livre à trouver son public à l'étranger. Michelle Daniel, Janet Renard, Lorie Young, Liz Carbonell et Tricia Wygal ont accompli un travail de relecture et de correction remarquable ; Scott Cresswell a coproduit le livre audio ; Jenny

Pouech s'est occupée des recherches photographiques ; Michelle Yenchochic et son équipe de Diversified Reporting se sont chargées des transcriptions, et North Market Street Graphics de la composition. Je suis heureuse que vous ayez été à mes côtés, vous aussi. Merci à la talentueuse équipe élargie de Penguin Random House : Isabela Alcantara, Todd Berman, Kirk Bleemer, Julie Cepler, Daniel Christensen, Amanda D'Acierno, Annette Danek, Michael DeFazio, Camille Dewing-Vallejo, Benjamin Dreyer, Sue Driskill, Skip Dye, Lisa Feuer, Lance Fitzgerald, Lisa Gonzalez, Carisa Hays, Nicole Hersey, Brianna Kusilek, Cynthia Lasky, Sarah Lehman, Amy Li, Carole Lowenstein, Sue Malone-Barber, Matthew Martin, Lulu Martinez, Annette Melvin, Caitlin Meuser, Seth Morris, Grant Neumann, Ty Nowicki, Donna Passannante, Leslie Prives, Aparna Rishi, Kaitlyn Robinson, Linda Schmidt, Matt Schwartz, Susan Seeman, Damian Shand, Stephen Shodin, Penny Simon, Holly Smith, Pat Stango, Anke Steinecke, Kesley Tiffey, Tiana Tolbert, Megan Tripp, Sarah Turbin, Jaci Updike, Valerie Van Delft, Claire von Schilling, Gina Wachtel, Chantelle Walker, Erin Warner, Jessica Wells et Stacey Witcraft.

L'idée de ce livre est née d'une série de tables rondes et de discussions que j'ai menées ces dernières années, virtuellement et en face à face. Je pense en particulier aux rencontres avec des jeunes femmes à Chicago, Dallas, Hawaï et Londres, à un débat mémorable avec des étudiants de vingt-deux universités américaines, sans parler des innombrables échanges dans le cadre de clubs de lecture et d'associations durant la tournée de *Devenir*. Ces expériences aussi profondes que stimulantes sont un rappel salutaire de ce qui est véritablement précieux en ce monde. Merci à tous ceux qui ont partagé leurs réflexions, leurs inquiétudes et leurs espoirs avec moi, et qui m'ont fait suffisamment confiance pour se révéler sans fard. Votre lumière compte pour moi plus que vous ne l'imaginez.

À Tyne Hunter, Ebony LaDelle, Madhulika Sikka et Jamia Wilson : un immense merci pour votre finesse, votre franchise et vos conseils avisés lorsque je me suis lancée dans cette entreprise. Nos échanges m'ont permis de toucher du doigt certains des thèmes centraux de ce livre.

Enfin, je remercie ma famille et le reste de ma Table de cuisine : votre amour et votre solidité sont incomparables. C'est ce qui m'a aidée à garder le cap et à ne pas céder au désespoir durant ces temps étranges et incertains. Merci de toujours me mener à bon port.

NOTES

Exergue

1. « Pour un fauteur de troubles parmi tes ascendants » Alberto Ríos, *Not Go Away Is My Name*, Port Townsend (État de Washington), Copper Canyon Press, 2020, p. 95.

INTRODUCTION

1. **On recense chez les jeunes** Barbara Teater, Jill M. Chonody et Katrina Hannan, « Meeting Social Needs and Loneliness in a Time of Social Distancing Under COVID-19: A Comparison Among Young, Middle, and Older Adults », *Journal of Human Behavior in the Social Environment* 31, n° 1-4, 2021, p. 43-59, doi.org/10.1080/10911359.2020.1835777 ; Nicole Racine *et al.*, « Global Prevalence of Depressive and Anxiety Symptoms in Children and Adults During

COVID-19: A Meta-Analysis », *JAMA Pediatrics* 175, n° 11, 2021, p. 1142-1150, doi.org/10.1001/jamapediatrics.2021.2482.
2. **plus de 7,9 millions d'enfants** Imperial College London, COVID-19 Orphanhood Calculator, 2021, imperialcollegelondon.github.io/orphanhood_calculator/ ; Susan D. Hillis *et al.*, « COVID-19-Associated Orphanhood and Caregiver Death in the United States », *Pediatrics* 148, n° 6, 2021, doi.org/10.1542/peds.2021-053760.

PREMIÈRE PARTIE

1. **« Rien ne peut faire pâlir »** Maya Angelou, *Rainbow in the Cloud: The Wisdom and Spirit of Maya Angelou*, New York, Random House, 2014, p. 69.
2. **Les études montrent que plus on est heureux** Kostadin Kushlev *et al.*, « Do Happy People Care About Society's Problems ? », *Journal of Positive Psychology* 15, n° 4, 2020, p. 467-477, www.tandfonline.com/doi/full/10.1080/17439760.2019.1639797.
3. **Fox News a fait défiler** Brian Stelter et Oliver Darcy, *Reliable Sources*, 18 janvier 2022, web.archives.org/web/20220119060200/https://view.newsletters.cnn.com/messages/1642563898451efea85dd752b/raw.
4. **« propergol »** *CBS Sunday Morning*, « Lin-Manuel Miranda Talks Nerves Onstage », 2 décembre 2018, www.youtube.com/watch?v=G_LzZiVuw0U.
5. **Il cherchait les issues de secours** *The Tonight Show Starring Jimmy Fallon*, « Lin-Manuel Miranda Recalls

His Nerve-Wracking Hamilton Performance for the Obamas », 24 juin 2020, www.youtube.com/watch?v=wWk5U9cKkg8.
6. « **J'étais très nerveux** » « Lin-Manuel Miranda Daydreams, and His Dad Gets Things Done », *Taken for Granted*, 29 juin 2021, www.ted.com/podcasts/taken-for-granted-lin-manuel-miranda-daydreams-and-his-dad-gets-things-done-transcript.
7. « **Quand un enfant entre** » *The Oprah Winfrey Show*, « Oprah's Book Club: Toni Morrison », 27 avril 2000, rediffusé le 10 août 2019, www.facebook.com/ownTV/videos/the-oprah-winfrey-show-toni-morrison-special/2099095963727069/
8. **lorsqu'un enseignant prend le temps** Clayton R. Cook et al., « Positive Greetings at the Door: Evaluation of a Low-Cost, High-Yield Proactive Classroom Management Strategy », *Journal of Positive Behavior Interventions* 20, n° 3, 2018, p. 149-159, doi.org/10.1177/1098300717753831.
9. **ce n'est pas une généralisation** « Toughest Admissions Ever », *Princeton Alumni Weekly*, 20 avril 1981, p. 9, books.google.com/books?id=AxNbAAAAYAAJ&pg=RA16-PA9 ; « Slight Rise in Admissions », *Princeton Alumni Weekly*, 3 mai 1982, p. 24, books.google.com/books?id=IhNbAAAAYAAJ&pg=RA18-PA24.
10. **Pour quelques-uns, aller à Princeton** « Toughest Admissions Ever », *ibid*.
11. « **C'est une sensation bizarre** » W.E.B. Du Bois, *Les Âmes du peuple noir*, traduit par Magali Bessone, Paris, éditions Rue d'Ulm, 2004, p. 11.

12. **Selon une étude récente portant sur les monuments** Monument Lab, *National Monument Audit*, 2021, monumentlab.com/audit.
13. **Stacey Abrams, femme politique et militante** Stacey Abrams, « 3 Questions to Ask Yourself About Everything You Do », novembre 2018, www.ted.com/talks/stacey_abrams_3_questions_to_ask_yourself_about_everything_you_do/transcript ; Jim Galloway, « The Jolt: That Day When Stacey Abrams Was Invited to Zell Miller's House », *The Atlanta Journal-Constitution,* 10 novembre 2017, www.ajc.com/blog/politics/the-jolt-that-day-when-stacey-abrams-was-invited-zell-miller-house/mBxHu03q5Wxd4uRmRklGQP/
14. **« Je n'ai aucun souvenir »** Sarah Lyall et Richard Fausset, « Stacey Abrams, a Daughter of the South, Asks Georgia to Change », *The New York Times*, 26 octobre 2018, www.nytimes.com/2018/10/26/us/politics/stacey-abrams-georgia-governor.html.
15. **« J'ai passé ma vie »** « Stacey Abrams: How Can Your Response to a Setback Influence Your Future ? » *TED Radio Hour,* 2 octobre 2020, www.npr.org/transcripts/919110472.

DEUXIÈME PARTIE

1. **« Les fruits d'un seul »** Gwendolyn Brooks, *Blacks*, Third World Press, 1991, p. 496.
2. **Selon une enquête de 2021** Daniel A. Cox, « The State of American Friendship: Change, Challenges, and Loss », 8 juin 2021, Survey Center on American Life, www.americansurveycenter.org/research/the-state-of-american-friendship-change-challenges-and-loss/
3. **« Des hommes, des femmes et des enfants »** Vivek H. Murthy, *Together: The Healing Power of Human Connection in a Sometimes Lonely World*, New York, HarperCollins, 2020, xviii.
4. **Le Dr Murthy** *Ibid.*, xvii.
5. **Le cerveau devient hypersensible** Munirah Bangee *et al.*, « Loneliness and Attention to Social Threat in Young Adults: Findings from an Eye Tracker Study », *Personality and Individual Differences*, 63, 2014, p. 16-23, doi.org/10.1016/j.paid.2014.01.039.
6. **Quand nous sommes coupés des autres** Damaris Graeupner et Alin Coman, « The Dark Side of Meaning-Making: How Social Exclusion Leads to Superstitious Thinking », *Journal of Experimental Social Psychology*, 69, 2017, p. 218-222, doi.org/10.1016/j.jesp.2016.10.003.
7. **« On a les mêmes cheveux »** Tracee Ellis Ross, publication Facebook, 27 décembre 2019, facebook.com/TraceeEllisRossOfficial/posts/10158020718132193.
8. **Si vous avez un réseau social solide** Julianne Holt-Lunstad, Timothy B. Smith et J. Bradley Layton,

« Social Relationships and Mortality Risk: A Meta-Analytic Review », *PLOS Medicine* 7, n° 7, 2010, doi.org/10.1371/journal.pmed.1000316 ; Faith Ozbay *et al.*, « Social Support and Resilience to Stress », *Psychiatry* 4, n° 5, 2007, p. 35-40, www.ncbi.nlm.nih.gov/pmc/articles/PMC2921311/

9. **Les recherches indiquent** Geneviève Gariépy, Helena Honkaniemi et Amélie Quesnel-Vallée, « Social Support and Protection from Depression: Systemic Review of Current Findings in Western Countries », *British Journal of Psychiatry,* 209, 2016, p. 284-293, doi.org/10.1192/bjp.bp.115.169094 ; Ziggi Ivan Santini *et al.*, « Social Disconnectedness, Perceived Isolation, and Symptoms of Depression and Anxiety Among Older Americans (NSHAP): A Longitudinal Mediation Analysis », *Lancet Public Health 5*, n° 1, 2020, doi.org/10.1016/S2468 2667(19)30230-0 ; Nicole K. Valtorta *et al.*, « Loneliness and Social Isolation As Risk Factors for Coronary Heart Disease and Stroke: Systematic Review and Meta-Analysis of Longitudinal Observational Studies », *Heart* 102, n° 13, 2016, p. 1009-1016, dx.doi.org/10.1136/heartjnl-2015-308790.

10. **Même les échanges les plus anodins** Gillian M. Sandstrom et Elizabeth W. Dunn, « Social Interactions and Well-Being: The Surprising Power of Weak Links », *Personality and Social Psychology Bulletin* 40, n° 7, 2014, p. 910-922, doi.org/10.1177/0146167214529799.

11. **« l'émotion par défaut »** Edelman Trust Barometer, « The Trust 10 », 2022, www.edelman.com/sites/g/files/aatuss191/files/2022-01/Trust%2022_Top10.pdf.

12. **Ainsi que le souligne le sociologue Jonathan Haidt** Jonathan Haidt, « Why the Past 10 Years of American Life Have Been Uniquely Stupid », *The Atlantic*, 11 avril 2022, www.theatlantic.com/magazine/archive/2022/05/social-media-democracy-trust-babel/629369/
13. **« C'est l'amie de mon esprit »** Toni Morrison, *Beloved*, traduit par Hortense Chabrier et Sylviane Rué, Paris, 10/18, 1989, p. 376.
14. **Des chercheurs de l'université de Virginie** Simone Schnall *et al.*, « Social Support and the Perception of Geographical Slant », *Journal of Experimental Social Psychology* 44, n° 5, 2008, 1246-1255, doi.org/10.1016/j.jesp.2008.04.011.
15. **« Si quelqu'un »** Scott Helman, « Holding Down the Obama Family Fort, "Grandma" Makes the Race Possible », *The Boston Globe*, 30 mars 2008.
16. **Aux États-Unis, le coût élevé des frais de garde** Matt Schulz, « U.S. Workers Spend Up to 29 % of Their Income, on Average, on Child Care for Kids Younger Than 5, LendingTree », 15 mars 2022, www.lendingtree.com/debt-consolidation/child-care-costs-study/

TROISIÈME PARTIE

1. « **Ce qu'on ne voit pas** » *Octavia E. Butler: Telling My Stories*, guide de l'exposition, Huntington Library, Art Collections, and Botanical Gardens, 2017, media.huntington.org/uploadedfiles/Files/PDFs/Octavia_E_Butler_Gallery-Guide.pdf.
2. **Les statistiques gouvernementales montrent** David Murphey et P. Mae Cooper, *Parents Behind Bars: What Happens to Their Children?*, Child Trends, octobre 2015, www.childtrends.org/wp-content/uploads/2015/10/2015-42ParentsBehindBars.pdf.
3. « **Pendant longtemps, j'ai vu ça** » « "Unity with Purpose": Amanda Gorman and Michelle Obama Discuss Art, Identity, and Optimism », *Time*, 4 février 2021, time.com/5933596/amanda-gorman-michelle-obama-interview/
4. « **Il suffit de changer de perspective** » Ariel Levy, « Ali Wong's Radical Raunch », *The New Yorker*, 26 septembre 2016, www.newyorker.com/magazine/2016/10/03/ali-wongs-radical-raunch.
5. « **Pendant longtemps, j'en ai eu honte** » Hadley Freeman, « Mindy Kaling: "I Was So Embarrassed About Being a Diversity Hire" », *The Guardian*, 31 mai 2019, www.theguardian.com/film/2019/may/31/mindy-kaling-i-was-so-embarrassed-about-being-a-diversity-hire.
6. **Elle avait l'impression** Antonia Blyth, « Mindy Kaling on How *Late Night* Was Inspired by Her Own "Diversity Hire" Experience & the Importance of

Holding the Door Open for Others », *Deadline*, 18 mai 2019, deadline.com/2019/05/mindy-kaling-late-night-the-office-disruptors-interview-news-1202610283/

7. « **Il m'a fallu un moment** » Hadley Freeman, « Mindy Kaling », *op. cit.*

8. « **La langue est un lieu** » Jeanette Winterson, « Shafts of Sunlight », *The Guardian*, 14 novembre 2008, www.theguardian.com/books/2008/nov/15/ts-eliot-festival-donmar-jeanette-winterson.

9. **des recherches récentes** Daphna Motro *et al.*, « Race and Reactions to Women's Expressions of Anger at Work: Examining the Effects of the "Angry Black Woman" Stereotype », *Journal of Applied Psychology* 107, n° 1, 2021, p.142-152, doi.org/10.1037/apl0000884.

10. « **Si le gouvernement a le droit** » John Stossel, « Michelle Obama and the Food Police », *Fox Business*, 14 septembre 2010, web.archive.org/web/20101116141323/http://stossel.blogs.foxbusiness.com/2010/09/14/michelle-obama-and-the-food-police/

11. **[coupure de journal]** *New York Post*, 12 janvier 2012, nypost.com/cover/post-covers-on-january-12th-2012/

12. « **La liberté n'est pas un état** » John Lewis, *Across That Bridge: Life Lessons and a Vision for Change*, New York, Hyperion, 2012, p. 8.

13. *Slate* **avait publié un article** Rebecca Onion, « Is 2016 the Worst Year in History? », *Slate*, 22 juillet 2016, www.slate.com/articles/news_and_politics/history/2016/07/is_2016_the_worst_year_in_history.html.

14. **d'après une vaste étude** Jamie Ducharme, « Gallup: 2017 Was the World's Worst Year in at Least a Decade »,

Time, 12 septembre 2018, time.com/5393646/2017-gallup-global-emotions/

15. « **pire année de tous les temps** » « The Worst Year Ever », Une du *Time*, 14 décembre 2020, time.com/5917394/2020-in-review/

16. « **Je sais que vous vous demandez** » Martin Luther King, « Our God Is Marching On! », discours, Montgomery (Alabama), 25 mars 1965, American RadioWorks, americanradioworks.publicradio.org/features/prestapes/mlk_speech.html.

17. « **Pendant que nous étions occupés** » Ketanji Brown Jackson, « Three Qualities for Success in Law and Life: James E. Parsons Award Dinner Remarks », discours, Chicago (Illinois), 24 février 2020, www.judiciary.senate.gov/imo/media/doc/Jackson%20SJQ%20Attachments%20Final.pdf.

18. « **La meilleure chose que vous puissiez faire** » *Ibid.*

CRÉDITS PHOTOGRAPHIQUES

PAGE 10 : Avec l'aimable autorisation des Archives de la famille Obama-Robinson.

PAGE 21 : Photos d'Isaac Palmisano.

PAGE 34 : Photo de Merone Hailemeskel.

PAGE 64 : Photos de Pete Souza, avec l'aimable autorisation de la bibliothèque présidentielle Barack Obama.

PAGE 92, EN HAUT : Photo de Chuck Kennedy, avec l'aimable autorisation de la bibliothèque présidentielle Barack Obama.

PAGE 92, AU MILIEU À GAUCHE : Photo d'Amanda Lucidon, avec l'aimable autorisation de la bibliothèque présidentielle Barack Obama.

PAGE 92, AU MILIEU À DROITE : Photo de Chuck Kennedy, avec l'aimable autorisation de la bibliothèque présidentielle Barack Obama.

PAGE 92, EN BAS : Photo de Samantha Appleton, avec l'aimable autorisation de la bibliothèque présidentielle Barack Obama.

PAGE 104 : Avec l'aimable autorisation des Archives de la famille Obama-Robinson.

PAGE 138, EN HAUT : Photo de Lawrence Jackson.

PAGE 138, EN BAS : Photo de Jill Vedder.

PAGE 170 : Avec l'aimable autorisation des Archives de la famille Obama-Robinson.

PAGE 206 : Avec l'aimable autorisation des Archives de la famille Obama-Robinson.

PAGE 236 : © DOD photo/Alamy.

PAGE 268 : © Gary Caskey/UPI/Alamy.

PAGE 294, EN HAUT : Photo de Sonya N. Herbert, avec l'aimable autorisation de la bibliothèque présidentielle Barack Obama.

PAGE 294, AU MILIEU : Photo de Lawrence Jackson, avec l'aimable autorisation de la bibliothèque présidentielle Barack Obama.

PAGE 294, EN BAS : Photo de Samantha Appleton, avec l'aimable autorisation de la bibliothèque présidentielle Barack Obama.

PAGE 325 : Avec l'aimable autorisation des Archives de la famille Obama-Robinson.

TABLE

INTRODUCTION		11

PREMIÈRE PARTIE

CHAPITRE UN	La vertu des petites choses	35
CHAPITRE DEUX	Décoder la peur	65
CHAPITRE TROIS	Commencer sur une note bienveillante	93
CHAPITRE QUATRE	Suis-je visible ?	105

DEUXIÈME PARTIE

CHAPITRE CINQ	Ma Table de cuisine	139
CHAPITRE SIX	Être bien accompagné	171
CHAPITRE SEPT	Je vous présente ma mère	207

TROISIÈME PARTIE

CHAPITRE HUIT Nous, tout entiers 237

CHAPITRE NEUF L'armure que nous portons 269

CHAPITRE DIX S'élever 295

Remerciements 329
Notes 335
Crédits photographiques 345

NORD COMPO
multimédia

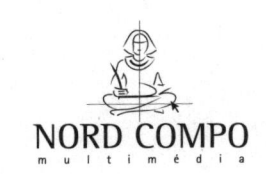

Composition et mise en pages
Nord Compo à Villeneuve d'Ascq ;
d'après une création d'Elizabeth Rendfleisch.

Imprimé au Canada chez l'imprimerie Marquis
N° d'édition : 557516
Dépôt légal : novembre 2022